suhrkamp taschenbuch 719

Dolf Sternberger, geboren am 28. 7. 1907 in Wiesbaden, ist Professor für Politische Wissenschaft an der Universität Heidelberg. Schriften: *Panorama oder Ansichten vom 19. Jahrhundert* 1938; *Figuren der Fabel* 1950; *Lebende Verfassung* 1956; *Über den Jugendstil und andere Essays* 1956; *Gefühl der Fremde* 1958; *Begriff des Politischen* 1961; *Grund und Abgrund der Macht* 1962; *Kriterien* 1965; *Aus dem Wörterbuch des Unmenschen* (gemeinsam mit G. Storz und W. E. Süskind) 1957, neue, erweiterte Ausgabe 1968, Taschenbuchausgabe 1970; *›Ich wünschte ein Bürger zu sein‹, Neun Versuche über den Staat* 1967 und 1970; *Nicht alle Staatsgewalt geht vom Volke aus* 1971; *Heinrich Heine und die Abschaffung der Sünde* 1972; *Gerechtigkeit für das neunzehnte Jahrhundert, Zehn historische Studien* 1975. Die sechsbändige Ausgabe der *Schriften* erscheint im Insel Verlag.

Dieser Band vereinigt Arbeiten literarisch sehr verschiedener Art aus vierzig Jahren, die ihr Gegenstand verbindet. Die früheste ist die akademische Dissertation unter dem satirischen Titel »Der verstandene Tod« (1930/32), die sich mit dem Todesbegriff bei Martin Heidegger auseinandersetzt. Aus den »Petites Perceptions«, in den Jahren 1966 bis 1977 niedergeschrieben, »spricht eine Art Heiterkeit des Denkens«, bemerkte die *Stuttgarter Zeitung.* »Sternberger kommt auch hier auf den Umstand zu sprechen, daß das ganze Gebäude unseres Glaubens auf dem Fundament des Todes errichtet worden ist.«

Es folgen drei größere, ältere Arbeiten, die den Tod am Beispiel Goethe, Montaigne und Pascal philosophisch und historisch umkreisen.

Dolf Sternberger
Über den Tod

Suhrkamp

Umschlagbild: *L'Inconnue de la Seine*
Bildarchiv Foto Marburg

suhrkamp taschenbuch 719
Erste Auflage 1981

Lizenzausgabe mit freundlicher Genehmigung des
Insel Verlags Frankfurt am Main

Druck: Nomos Verlagsgesellschaft, Baden-Baden
Printed in Germany
Umschlag nach Entwürfen von
Willy Fleckhaus und Rolf Staudt

Inhalt

Vorwort

Die Schriften, die in diesem Band gesammelt erscheinen, sind literarisch von sehr verschiedener Art. Von der akademischen Dissertation, die gerade vor fünfzig Jahren entstanden ist, über die drei Essays bis zu den »Petites Perceptions«, die dem höheren Lebensalter zugehören, sind sie jedoch durch die Einheit des Gegenstandes verbunden. Es ist ein Gegenstand, den wir nicht verstehen können.
Das wollte auf satirische Weise schon die Überschrift der Dissertation ausdrücken: Der verstandene Tod. Martin Heideggers großer Wurf, das Fragment »Sein und Zeit«, war erst wenige Jahre alt, als ich diese kritische Untersuchung unternahm. Der Tod ist gewiß der äußerste Punkt, an den sein verstehendes Denken geraten konnte, an dem es sich zu beweisen hatte. Demgegenüber versuchte ich, die Härte und Unverstehbarkeit der existentiellen Erfahrung fühlbar und geltend zu machen. Niemand erfährt seinen eigenen Tod, jedermann aber kann den Tod des Anderen, des Nächsten erfahren. In meinem Exemplar von »Sein und Zeit« (von 1927) finde ich eine heftige Randglosse dort, wo Heidegger das »Sterben Anderer« als ein »Ersatzthema« abtut. Nach der Erfahrung, notierte ich, »daß ein geliebter Mensch stirbt«, werde hier gar nicht gefragt, alles sei schon »solipsistisch verbaut«. Es war die Lieblosigkeit, die mich zum philosophischen Widerspruch reizte. Heute sind mir manche Subtilitäten der Methode etwas ferngerückt. In der Sache selbst habe ich nichts zu widerrufen.
Manche Momente und Figuren kehren in diesen Beiträgen mehrmals wieder, aber jeweils in anderem Licht. An Montaignes Lektion des Gleichmuts gegenüber dem eigenen Tod bestach mich zuerst (in der Dissertation, am Anfang des 4. Kapitels) die Einsicht, daß das Sterben ein »Naturzufall« ist, daß ihm also kein eigner Sinn innewohnt. In dem Essay

über »Montaignes Tod« wird gerade der intendierte Gleichmut getadelt, als dem Menschen unnatürlich. Dort halte ich es mit Pascal, der gegen Montaigne den Schrecken des Todes hervorkehrt: er duldet keinen Gleichmut. In einigen der Notizen aus den letzten Jahren, die in diesem Bande den Anfang machen, herrscht dieselbe Stimmung. Die Nichtigkeit erscheint hier wohl noch schärfer ausgesprochen, das Moment der Hoffnung weiter entrückt.
Alle diese Formulierungen sind nur verschiedene Wege, die Unbegreiflichkeit des Todes deutlich werden zu lassen.

April 1981 Dolf Sternberger

Petites Perceptions

(1966–1977)

1. Windsor-Knoten
(1966)

Heller kalter Morgen. Das Glockenspiel von Rockefeller Chapel war schon zu hören, gab gute Laune. Ich stand vor dem Spiegel, meine Krawatte zu binden. Hernach würde ich spazierengehen zum See-Ufer, bis dahin wäre wohl die Sonne heraus, auf der Fußgängerbrücke über dem Highway würde sich die ganze Wasserweite darbieten, später bei Gordon's frühstücken oder auch bei Morton's, wo es Croissants gibt und wo Ölgemälde an den purpurnen Tapeten hängen, mein Manuskript ist fertig, ich kann mir's bequem machen, vielleicht gehe ich mit H. ins Kino. Nicht alle Hemdenkragen erlauben denselben Knoten. Einige sind eng und hoch geschnitten, sie verlangen einen kleinen Knoten in der Krawatte, einmal geschlungen und das lange Ende einmal von oben durchgezogen. Die meiste Zeit kannte ich gar keine andere Art, die Krawatte zu knüpfen, jedenfalls während meiner ganzen Jugend – soweit ich damals überhaupt Krawatten trug. Bei flacheren Kragen empfiehlt sich ein doppelter Knoten, ich habe ihn vor ungefähr zwölf Jahren kennengelernt, hier in Amerika sogar, weiß noch genau, wie Vetter Troy mir diesen Rat gab, bei einer Abendgesellschaft kam die Rede darauf, und er ging auf der Stelle daran, mir's vorzumachen: zuerst das lange Ende einmal von oben durchziehen, das gibt Halt und festen Sitz, dann die gewohnte Prozedur. Die Belehrung erwies sich als nützlich, ungefähr ein Jahrzehnt verfuhr ich nach dieser Regel und war des Glaubens, dies sei der »Windsor-Knoten«. Bis der Hemdenschneider daheim, der junge Wiederspan, mir eine neue, noch etwas umständlichere Knüpfung zeigte – einmal von oben durchziehen, dann von rechts unten eine erste schräge und halbe, zuletzt die altgewohnte große Schlaufe zu binden. Das sei es, sagte er, was man den Windsor-Knoten nenne. Dieser Vorschrift folge ich seither, wenn der Kragen weit genug auseinanderfällt, denn die Krawatte nimmt auf diese Art eine massigere Gestalt, der Knoten mehr Raum ein, manchmal könnte man fast an ein Plastron denken, wie es ehedem zum Gehrock getragen wurde. Heute kann ich also diesen richtigen Windsor-Knoten binden – wenn es denn der richtige ist, wenn ich mich auf die Autorität des jungen Wiederspan verlassen kann. Unterderhand, während des Bindens, frage ich mich gelegentlich, ob ich denn sicher sein könne, und ich nehme mir vor, mich da oder dort doch noch einmal zu erkundigen, aber es fällt mir dann nie jemand rechter ein, und bis die Krawatte sitzt, sind solche halben Erwägungen und angefangenen Absichten verflogen, und so wird wohl niemals etwas dieser Art unternommen werden. Zudem spricht ein Umstand stark für Wiederspans Lehre: die Krawatte, die nach seinem Verfahren gebunden wurde, sitzt erstaunlich fest, und ein solcher Knoten gibt so leicht nicht nach. Man braucht nicht zu fürchten, daß er ins Gleiten kommt und die obere Kragenöffnung, gar einen Hemdknopf in unordentlicher Weise sichtbar werden läßt. Darum eben bereitet es eine Genugtuung, diese Handlung zu vollbringen und diesen Knoten zu schlingen, mag es nun der authentische Windsor-Knoten sein oder nicht. Ich fühle, es ist ein Fortschritt in meinem Leben erzielt, seitdem ich diese unscheinbare Kunst, diese simplen Handgriffe beherrsche. Vielmehr, nicht eigentlich ein Fortschritt, das ist nicht das richtige Wort. Es ist mehr als ein Fortschritt, es ist der endgültige und vollkommene Knoten, alle früheren waren bestenfalls bloße Vorstufen oder Vorformen, wahrscheinlich sogar Irrtümer. Nun endlich, nach so vielen Jahren, Jahrzehnten der Unkenntnis, ist mir die rechte Weisung und das Geheimnis zuteil geworden, und ich freue mich dessen.

Dies waren ungefähr meine Gedanken, während ich den Schlips band. Oder besser gesagt: ungefähr in dieser Weise lassen sich die flüchtigen und beiläufigen Empfindungen auseinanderlegen, die mir da vor dem Spiegel durch den Sinn gingen. Aber in demselben Augenblick, da ich mich freuen oder mich meiner Freude überlassen wollte, da fuhr es wie ein feiner scharfer Schnitt dazwischen und machte alles Behagen, auch alle jene müßigen Erwägungen im Nu zunichte. Ich nenne es einen Schnitt, könnte es auch einen Stich oder einen Blitz nennen. Das Gefühl, die Erfahrung war mir nicht ganz unbekannt, doch wiederum nicht so vertraut, daß ich es sogleich hätte begreifen und also gleichsam zu den Akten legen können. Es brauchte eine Zeit, ein winziges Teilchen Zeit nur, aber eben doch eine Zeit, bis ich es aufzuklären vermochte. Und indem ich es mir aufklärte, war ich mir doch zugleich bewußt, daß kein Begriff und kein Wort zureicht, die Schärfe des Schnittes, die alles durchdringende Spitzigkeit des Stiches und das Versengende, auch Verfinsternde dieses Blitzes aufzufassen. Du wirst sterben, hieß das. Ich werde sterben. Du wirst dich, ich werde mich dieser Kunst nicht mehr lang erfreuen. Lange hast du, habe ich gebraucht, sie zu erlernen, nun kennst du sie, nun kenne ich sie, aber das wird nicht dauern. Das sind alles im Grunde ganz ohnmächtige Versuche, diese Winzigkeit von einem Gefühl wiederzugeben. Es klingt auch alles irgendwie falsch, viel zu pathetisch; falsch ist vor allem der Eindruck, den ich da zu erwecken suche, als ob ein anderer und Fremder aufgetreten wäre, der sich für meinen Windsor-Knoten und für meine triviale Genugtuung hämisch interessierte und mich mit seinem Memento mori schrecken wollte. Nein, niemand hat mich da angerufen noch angeredet, der Dialog-Ton ist ganz fehl am Platz. Im Gegenteil, ich war ganz allein in diesem Augenblick, völlig allein, absolut allein – mit meinem Hemdkragen und meiner Krawatte und mit meinem Windsor-Knoten. Das scheint mir gerade wichtig, sogar entscheidend wichtig zu sein, wenn ich mir die Natur dieses Schrecks vor Augen führen will. Er meldete sich – und ich versetzte ihn mir – gerade auf der Höhe meiner stolzen Erkenntnis, daß ich nun im Besitz einer unwiderruflich endgültigen Verfahrensweise sei, die Krawatte zu binden. So solle es nun bleiben, ein für allemal, endlich weiß ich es, wie man's macht, für immer. In bezug auf das Krawattenbinden hat das eigentliche Leben also eben erst begonnen: so läßt sich das Wohlgefühl auslegen, das, ohne sich noch auszubreiten, auch schon von jenem Schreck mittendurch- und abgeschnitten wurde. Zwischen jenem Behagen und diesem Schreck besteht, scheint mir nun, ein zwingend enger Zusammenhang. Der Stich konnte gar keine Sekunde früher noch später auftreten. Er stach in diesen Gedanken des »immer« und des »endgültig« mitten hinein.

Lasse ich meine Erinnerung jetzt los, so gerate ich in eine starke Versuchung zu ethischen Gemeinplätzen. Das »Memento mori« als Korrektiv der Vermessenheit. Wenn es sich hier auch um nichts weiter handelte als um die Kunst, eine Krawatte zu binden, so könnte man trotzdem eine solche Vermessenheit eben in dem behaglichen Sonntagmorgen-Bewußtsein erblicken, es gehe nun ewig so fort, dieses Leben auf der höheren Stufe und in der Vollendung des Windsor-Knotens. Ethisch wäre der Schreck daher heilsam, und man müßte ihn sich zu Herzen nehmen. Aber das sind Flausen. Meine genaue Erinnerung enthält von dergleichen überhaupt nichts. Eher das Gegenteil: Endlich bin ich auf demjenigen Niveau angelangt, auf dem ich nun in der rechten Weise fort und fort leben könnte, endlich sind alle Irrgänge und unvollkommenen Nebenwege abgetan, endlich sind die Zeiten der ahnungslosen Versuche, der Vergeblichkeiten und der Stümpereien beendigt, endlich ist die Stufe erreicht, die von Hause aus möglich und im Grunde von je gemeint war, endlich ist es gelungen und geglückt – da meldet sich dieser Schreck und Schmerz der Sterblichkeit, diese unglaubliche, unglaub-

würdige, ja ungehörige Zumutung, das alles könne, nein: werde zu Ende sein, wie nie gewesen.
Der Tod, mein Tod, ist mir durchaus nichts Natürliches, sondern etwas ganz und gar Unnatürliches. Wozu habe ich nun das Leben erlernt? Denn das ist es doch, was ich tue, indem ich lebe: ich lerne. Ich lerne gehen, sprechen, schreiben, reden, lieben, sehen, wahrnehmen, verstehen, zum Beispiel fremde Sprache verstehen, auch gebrauchen, erst grob, dann feiner, alte Bücher verstehen, die Bibel zum Beispiel, die Bergpredigt zum Beispiel, man plappert es jahrzehntelang nach, bis es einem eines Tages aufgeht, und man lebt in einer anderen Luft; oder man lebt und lernt ein Stück nach dem andern von der Welt kennen, den Rheingau, Paris, Kopenhagen, das Tivoli dort – und doch habe ich noch immer keine sommerabendliche Pantomime gesehen, wie man sie da spielt – und ein kleines Stück von Asien, und New York und San Francisco und Chicago, wo ich mich gerade befinde, diese Stube mit dem Ausblick auf den winterlichen Tennisplatz, den japanischen Gärtner, der da morgens tätig ist, die monströse Rockefeller Chapel mit ihrem Glockenspiel – und warum soll es mir verwehrt sein, die ganze Welt zu kennen, da ich mich doch auf dieser Welt befinde und sie mir also auch zugedacht ist? Wird die Welt mich überleben? Wird sie noch ganz ebenso dasein, wenn ich nicht da bin, der sie kennenzulernen begonnen hat? Das kann ich nicht wissen. Zudem ist es auch gleichgültig. Ich weiß wohl, wie anmaßlich das klingt, da doch drei Milliarden andere Menschen in oder auf dieser selben Welt sind, die sie ganz ebenso kennenzulernen begonnen haben oder beginnen werden wie ich, denn sie sind allesamt meinesgleichen und sorgen an meiner Statt für die Erhaltung der Welt durch Erfahrung, so kommt es auf mich nicht an. Es kommt aber doch auf mich an. Denn auch die drei Milliarden anderen leben nur, sofern ich es weiß. Der Hinweis hilft mir wenig

oder nichts. Aber in was für eine überholte Philosophie gerate ich da!
Ich entsinne mich ganz gut, wie mich der Schnitt und Stich und Blitz schon einmal durchfuhr. Es ist Jahre her, vielleicht zehn Jahre. Da stand ich vor einer Litfaßsäule zu Haus in Frankfurt, gerade um die Ecke von unserer Wohnung, las die Anschläge, den Theaterzettel, die Kinoprogramme, Mercedes, Reval, Opalstrümpfe. Ringsum die Kastanienbäume standen in ihrem vollen Grün, üppig. Leute liefen vorüber. Da stand ich mitten in der gewohnten Welt, gleichsam verpackt, versteckt, winzig, kaum zu finden, ich konnte mir zusehen, konnte mein Dasein von weitem wahrnehmen wie durch ein Fernrohr, durch den Feldstecher. Da durchzuckte es mich ganz ebenso wie jetzt: Du bist weg, ich bin weg, plötzlich nicht mehr zu entdekken mit diesem Fernrohr, der Punkt, der da war, ist nicht mehr da, die Stelle ist leer vor der Litfaßsäule zwischen den Kastanienbäumen. Ist denn aber die Litfaßsäule noch da, der Theaterzettel, die Kinoprogramme, die Werbeplakate? Stehen die Kastanien noch – sei es grün, sei es entlaubt? Wie kann ich's wissen. Mit dem Tod ist alles aus und verschwunden, nichtig.
Der Tod. Ihn kann ich nicht lernen. Der Tod ist in mir selbst, und dennoch gehört er mir nicht zu. Er ist in mir und gegen mich. Und nicht einzuholen. Niemals zu begreifen, niemals. Er läßt sich auch nicht annehmen oder hinnehmen. Er ist eine Kränkung, die tiefste Kränkung, die sich nur denken läßt. Nicht daß ich ihn fürchte – ich habe lange genug Gift bei mir getragen in der Zeit der Bedrängnis. Der Tod ist mir so absolut fremd, daß ich ihn noch nicht einmal fürchten kann. Und doch ist er mir gewiß. Das ist es, was dieser Stich und Schnitt und Blitz bedeutet. Sobald ich seine Bedeutung derart auseinanderlege und auszusprechen versuche, wird der Gedanke des Lebenden an den Tod zu einer ungeheuerlichen Überhebung. Und

doch bin ich fast sicher, daß im Grunde alle so empfinden oder doch so empfänden, wenn sie es sich nur klarmachten. Auch die Frommen. Auch der legendäre Sokrates, von dem es heißt, er allein sei imstande gewesen, dem Tode mit einer ganz gewöhnlichen Miene zu begegnen, »d'un visage ordinaire«. Wir betrügen uns, wenn wir glauben oder erkennen oder jedenfalls behaupten, der Tod sei natürlich. Mir ist er nicht natürlich. Uns ist der Tod nicht natürlich.

11. Schulbild
(1973)

Da ist das Schulbild, sehr gut erhalten. Die Jahreszahl ist angegeben, es ist genau sechzig Jahre her, daß es aufgenommen wurde. Man sieht schräg in das Klassenzimmer hinein. Fünf oder sechs Reihen blanker Pultbänke, an jedem Platz ein eingebautes Tintenfaß. Meist sitzen drei in einer Bank, manchmal nur zwei. Man kann zweiundzwanzig Schüler zählen, es war die erste Vorschulklasse. Rückwärts im Mittelgang steht der Lehrer, mit gepflegtem, spitzgeschnittenem Vollbart, das Jackett offen, so daß man die helle Weste und die doppelte Uhrkette sehen kann, ein würdiger Mann, es war Herr Schauß, er spielte auch die Orgel in der Hauptkirche. Die Wände sind kahl, zur halben Höhe mit grauer Ölfarbe gestrichen, darüber geweißt, aber das Weiß ist schon unansehnlich, über dem Heizkörper in der Ecke zieht sich ein breiter dunkler Streifen hinauf. An der Rückwand zwei einfache Schränke. Von der Decke hängen vier Gaslichter, der Arm hält jeweils einen Brenner, man sieht nur die milchweißen Schirme, die Glaszylinder ragen hervor. Alle Schüler haben ein aufgeschlagenes Buch vor sich, blicken aber nicht hinein, vielmehr aus dem Bild heraus zum Betrachter, zum Photographen. Einige, deren Plätze weiter entfernt sind, wurden geheißen, in der Bank aufzustehen, damit man sie ebenso gut erkenne wie die vorne sitzenden.

Ich kenne sie alle ganz genau. Bei einigen wüßte ich heute zwar die Namen nicht mehr, aber die Gesichter, die leiblichen Beschaffenheiten insgesamt sind mir vollkommen gegenwärtig, und zwar nicht bloß als eine Wahrnehmung, die registriert und gespeichert wäre, sondern als ein akutes Körpergefühl. Zum Beispiel Stössel, er war sehr dünn, mit den schmalen Schultern voraus, kalkweiß im Gesicht wie ein Clown, rasch und flatternd in allen Bewegungen, als wollte er sich jeden Augenblick vom Erdboden lösen, der weiße Kragen viel zu weit, die große bunte Schleife stets wehend. Und am anderen Ende Schrempf, ruhend wie Teig, fast stumm, der Kopf ein klein wenig zur Schulter gebeugt, kurzes Haar, das Gesicht pockig, ich weiß sonst nichts von ihm, aber die Empfindung seiner physischen Konsistenz ist mir geblieben. Zwei sind auf dem Bilde, die von dem allgemeinen Ernst abweichen, ein leises Lächeln zeigen. Der eine ist Rosenstein, obwohl recht massiv gebaut, neigt er seinen runden Kopf mit der festen schwarzen Haarkappe dort wie horchend zur Seite, macht eine Miene der Freundlichkeit, während die anderen zumeist einen stutzenden Blick ins Unbekannte richten. Der andere ist Udo, er war mein Freund, hübsch angezogen, mit einer bunten Borte, die senkrecht am Kittel herunterläuft, wohlgestaltet, grad aufgerichtet; sein Lächeln ist von anderer Art, nicht angenommen, sondern eingeboren, es ist wie ein Flimmern, sitzt oben zwischen den hochgeschobenen Wangen und den leicht eingekniffenen Augen, etwas furchtsam, es sucht Versöhnung; er litt am Stottern, doch ging immer etwas Sanftes, eine Wärme von ihm aus.

Bis jetzt habe ich nur vier von den zweiundzwanzig Klassengenossen genannt – ja indem ich sie bei ihren Namen nenne, ist auch schon die ganze Erscheinung, die ganze individuelle Substanz aufgerufen, so dicht sitzt der Name der Person an. Ich könnte fortfahren mit dem strammen Wölfchen, das mit gesammelter Schnellkraft hockt und bockt; mit der zarten Winzigkeit des Aufhäuser; mit dem grauen Hellmuth, der dreinschaut, als bedrücke ihn der eigene Kopf mit der ausgebeulten Stirn; mit dem dunklen Russen Klatkin, der immer hochgeschlossen gekleidet ging; mit dem dicken Buz in seinem Matrosenanzug: jeder ganz und gar unverwechselbar, schon mit sechs Jahren. Nur meine eigene Erscheinung in dem Gruppenbilde weckt mir kein Gefühl, das ist merkwürdig. An diesem Platz sitzt einer, den ich eigentlich nicht kenne und nicht zu beschreiben, kaum wahrzunehmen imstande bin. Das Ich ist wie eine leere Stelle mitten in der Vielfalt der Gestalten. Meiner selbst werde ich nie recht ansichtig. Der da meinen eigenen Namen trägt, ist mir doch ohne Bedeutung, ohne Merkmal, ohne Eigenschaft, nicht vertraut, doch auch nicht fremd, ohne Charakter und Charakteristikum, unempfindbar. Mit jedem anderen kann ich mich gleichsam identifizieren, insofern ich seine Eigenart auch selber in den Nerven, in den Gliedern habe, ich könnte flattern wie Stössel, schwer sein wie Schrempf, mich angenehm machen wie Rosenstein, flimmern wie Udo, grau scheinen wie Hellmuth. Nur so kann ich nicht sein, wie der ist, der meinen Namen trägt, wie ich. In mich kann ich mich nicht hineinfühlen. Das Ich hat offenbar keine Individualität, ist wie substanzlos, kernlos, ein Nebel, ein Medium wie Wasser und Luft.

Die Namen sind unten auf dem Passepartout der Reihe nach verzeichnet, in schöner künstlicher Rundschrift, ich glaube, mein Vater hat das geschrieben oder in seinem Büro schreiben lassen.

Auf dem Bild sind zweiundzwanzig deutlich, überdeutlich identifizierbare Einzelne, Kinder. Oder genauer: Einundzwanzig Individuen und ein Ich, zweiter von links in der zweitletzten Reihe, second from left unidentified (wie man auf Bildunterschriften in amerikanischen Zeitungen zuweilen liest). Ich weiß nicht, wie viele von diesen jetzt noch leben. Jeder von ihnen hatte und hat seine einzigartige Prägung, hat sie mir auch bewahrt, keine davon ist mit der anderen zu vertauschen noch zu verwechseln, wohl auch mit keiner früheren und keiner späteren, unerachtet aller Ähnlichkeiten der Familie, der Sippe, der Rasse, des Jahrgangs, der Epoche, der Religion, der Landschaft. Und die etwa gestorben sind, finden keinen Ersatz. Niemals und nirgends sonst wird es einen solchen dünnen und weißen Stössel, einen solchen teigigen und stummen Schrempf, einen solchen zarten und winzigen Aufhäuser, ein solches strammes Wölfchen und einen solchen dicken Buz geben. (Nur das Ich gibt es immer und überall.) Auch die Toten, die anderen Toten, bleiben, wer und was und wie sie waren, und sind doch tot.

Wie ist es möglich, daß so viel Bestimmtheit, so unendlich viel Endlichkeit hervorgebracht wird und doch untergeht? Heute leben, zählt man, etwa drei Milliarden Menschen auf der Erde. Drei Milliarden Individuen, wohl gruppierbar nach Farbe, Wuchs, Konstitution, Bekenntnis, nach allen möglichen Kriterien der anthropologischen Wissenschaften, dennoch kein einzelner wie der andere einzelne, jeder einzig. Wahrscheinlich ist das nicht einmal spezifisch menschlich. Gewiß kann ein Huhn auch die Hühner individuell und in ihrer Individualität wahrnehmen, ein Elefant die Elefanten, am Ende gar eine Biene die Bienen. Nur kümmert uns das wenig.
Der christliche Unsterblichkeitsglaube hat wahrhaftig nur dann einen Sinn, wenn das »Fleisch« in die Auferstehung mit einbegriffen oder mit hinaufgerissen wird. Wie denn die Auferstehung des Fleisches in den Glaubensartikeln mitbekannt wird, gemäß den Lehren des Apostels Paulus. Ein bedeutender Biologe unserer Tage, Adolf Portmann, hat die Unsterblichkeit der Seele verworfen, weil solche spiritualistische Zerschneidung oder Abspaltung mit der Erkenntnis der lebendigen Individualität schlechterdings nicht übereinkomme. Könnte man an die Auferstehung glauben, so müßte es die Auferstehung des Fleisches sein. Die Individualität sitzt im Fleische, nämlich in der genauen, unverwechselbaren Beschaffenheit des Einzelnen. Darum kommen mir die verklärten Leiber des Augustinus recht fade vor, die alle zwar gewiß Personen, aber physisch

auf ein Idealmaß gebracht, also über einen Kamm geschoren sind. Man brauche, sagt dieser mächtige Denker des Unausdenkbaren (im XXII. Buch De Civitate Dei), um die Mageren und die Dicken nicht besorgt zu sein, ne ibi etiam tales sint, quales si possent nec hic esse voluissent. Im Gegenteil: Könnte ich hoffen, hoffte ich gerade, daß die Mageren mit ihrem mageren, die Dicken mit ihrem dicken Fleische auferstünden. Wie sollte ich den flattrigen Stössel und den teigigen Schrempf sonst wiederfinden! Oder sollen es lauter Ichs sein, unspezifisch, weder eigenartig noch einzigartig, weder fremd noch vertraut? Soll nur das Ich sich selber wiederfinden, das nebelhafte? Liegt darin das Geheimnis der Verklärung? Das ganze Geheimnis?

III. Goethe tot
(1973)

Auch die Erinnerung der anderen, die mehr oder minder kurze Weile, da ich im Gedächtnis der Hinterbliebenen fortlebe, vielleicht in der Literaturgeschichte oder der Wissenschafts-Chronik noch geführt werde, kann mir nicht helfen. Dante, Goethe, Tolstoj wissen nichts von ihrem Nachruhm, sowenig wie Galilei, Newton, Einstein, sowenig wie Caesar und Napoleon, sowenig wie Nero, Hitler, Stalin, die Fluchwürdigen. Die ganze emsige und beharrliche Mühe, mit der die Generationen Steine herbeitragen zum Gebäude der Geschichte, wenn es auch schwankt, das Gewimmel, Gerenne, Geschrei und Gezänk um den babylonischen Turmbau der Überlieferung, um das Bleibende, den Kanon der Gestalten, Werke, Leistungen – das alles ist eine Beschäftigung nur der Lebenden, überall unterminiert, jeden Augenblick desavouiert vom Tod, von der Sterblichkeit. Dante ist tot. Goethe ist tot. Ja, Goethe selber ist wirklich tot, nichts ist so schwer auszudenken wie diese Banalität, da er doch im »Gedächtnis der Menschheit« lebt oder, wenn nicht der Menschheit, so doch des Okzidents und seiner Kultur oder wenigstens in der fortlebenden Genossenschaft derer, die seine Sprache verstehen, jedenfalls soweit sie Bücher lesen, ihnen ist er selbstverständlich gegenwärtig mitsamt den Daten seiner Geburt und auch seines Todes, sogar mitsamt seinen letzten Worten, das ist so notorisch, nämlich geschichtsnotorisch, daß wir ebendeswegen und ebendadurch über die Tatsache seiner radikalen und absoluten Abwesenheit hinweggehen, hinwegleben, hinwegdenken. Die Geschichte ist das Interesse der Lebenden, obwohl sie von lauter Toten handelt. Sie ist ein Wall gegen den Tod, aber vergeblich. Der Tote weiß nichts von seiner geschichtlichen Bedeutung. Wie es Eliot ausgesprochen hat:

O dark dark dark. They all go into the dark
. . . .
The captains, merchant bankers, eminent men of letters,
The generous patrons of art, the statesmen and the rulers,
Distinguished civil servants, chairmen of many committees,
Industrial lords and petty contractors, all go into the dark,
And dark the Sun and Moon, and the Almanach de Gotha
And the Stock Exchange Gazette, the Directory of Directors,
And cold the sense and lost the motive of action.
Und wir alle gehn mit ihnen in dem schweigenden Leichenzug,
Niemandes Leichenzug, denn niemand ist da zum Begraben.

IV. Inconnue de la Seine
(1977)

Jeder Tote ist jemandes Toter. Er ist ein Toter nur für Lebende. Nicht für sich selbst ist der Tote ein Toter, er kann es nicht sein.

Auch der keine Angehörigen hinterläßt, der aufgefunden wird, ohne daß ihn jemand kennte, ist ein Toter doch noch für jemanden, mindestens zum Beispiel für die Polizei, für die Friedhofsverwaltung, für die Vermischten Nachrichten und ihre Leser, gelegentlich, wie im Falle der Inconnue de la Seine, für die Schwärmerei eines Kontinents.

Wenn die Lebenden nicht wären, so wären auch keine Toten. Wären alle Lebenden gestorben, so gäbe es nicht etwa nur noch Tote, sondern es gäbe auch keine Toten mehr. Wenn es keine Lebenden mehr geben wird, wird es auch keine Toten mehr geben.

v. Im Gedächtnis

(1977)

Die Toten, von denen ich weiß, sind meine Toten. Sie bevölkern meine Erinnerung. »Sie leben in meinem Gedächtnis.« Der Ausdruck ist treffend. Man muß nur hinzufügen erstens, daß sie nur in meinem Gedächtnis leben und sonst nirgends, und zweitens, daß sie in meinem Gedächtnis nicht allein leben, sondern auch tot sind, und abermals, daß sie auch Tote sind nur in meinem Gedächtnis und sonst nirgends.

Mein Großvater väterlicherseits war mein erster Toter. Ich hatte ihn fast nur als krank gekannt, er saß in einem korbgeflochtenen Lehnstuhl am Hoffenster, ich entsinne mich an seinen schönen langen Bart, doch nicht an seine Stimme, er sprach wohl kaum. Später folgte der andere Großvater, ihn betrachtete ich auf seinem Sterbelager, das Schlafzimmer hatte ich zuvor nie betreten, der Sterbende sah beinern aus und hatte dicke Schläfenadern, die Augen waren geschlossen. Nach einer Weile folgten die beiden Großmütter, die eine liebte ich, zumal wenn sie Weihnachtslieder sang, die andere besuchte ich der Pflicht wegen, und ich weiß nicht mehr, wie sie aussah. Die nächste ist meine Schwester, sie war erst dreißig, starb kurz nach Kriegsende, im Kindbett. Auch sie ist jetzt fast nur noch meine Tote, denn seither starben auch die Eltern, der Vater zuerst, die Mutter kürzlich, und alle drei Tanten, auch der listige Onkel Adolf und danach seine Frau, nur ein Vetter mag noch am Leben sein und Freundinnen, die sich meiner Schwester erinnern, ein paarmal bin ich nach ihr gefragt worden. Sie war im Gesichtsausdruck dem Onkel Adolf eigentlich recht ähnlich, kniff die Lider ein wie er, daß nur ein kleiner Augenspalt blieb, aber dies nicht nur aus vergnügtem Anlaß, sondern ebenso bei ernstem Zuhören und Nachdenken.

Und Recha Schott ist eine Tote in meinem Gedächtnis, sie hatte gleichsam zur Familie gehört, eine Hausfreundin und Nenntante, ein zartes Fräulein, sie war Buchhalterin in einer Zigarettenfabrik gewesen, ein paarmal hatte ich sie durchs Fenster zu ebner Erde an ihrem Pult sitzen sehen, ihre Kindheit, wußte ich, hatte sie in jenem fremdartigen kuppelverzierten Haus aus roten und weißen Steinen verbracht, das zur Synagoge auf dem Michelsberg gehörte, sie ist deportiert worden, man wußte den Tag voraus, sie verschwand, hinterließ meines Wissens keine Angehörigen, die Freunde nannten ihren Namen allenfalls noch flüsternd, dies wohl auch aus Scham. Nun vollends ist sie wahrscheinlich nur noch meine Tote.

Ach, so viele sind da noch, die in meinem Gedächtnis leben und tot sind. Gewaltsam Getötete ohne Grab und Zeichen. Und solche, die im Bett gestorben sind, zu Hause oder im Altersheim. Verwandte und Nichtverwandte, aber Geliebte oder Verehrte oder auch Verabscheute oder auch ganz Gleichgültige, die dennoch in meinem Gedächtnis und in demjenigen anderer Lebender als Tote existieren. Vorletztes Jahr sind in London mein Freund Hugo und in New York meine Freundin Hannah gestorben, diese im Sessel bei sich zu Hause, unter Gästen, im Gespräch.

Alle meine Lehrer sind tot, Jaspers und Tillich und Heidegger und Viktor von Weizsäcker und Ernst Robert Curtius, ihre Namen sind berühmt, das heißt, daß sie im Gedächtnis nicht nur einiger, sondern vieler Leute »fortleben«, indem sie tot sind, und daß sie in ihren Werken, also namentlich in Büchern, noch für irgendeine kürzere oder längere Zeit, Jahre, Jahrzehnte oder vielleicht Jahrhunderte, einer gewissen größeren oder geringeren Zahl Menschen in einigen hohen Schulen unseres Landes oder mehrerer Länder oder auch mehrerer, vielleicht gar aller Kontinente gegenwärtig bleiben, bekannt oder viel zu wenig bekannt oder noch unbekannt oder zu Unrecht vergessen oder auch zu Recht vergessen, wie es zum Geschick der großen Namen gehört, Gegenstände des Studiums, Anlässe des Verstehens und Mißverstehens, der Nachforschung, der Nacheiferung und der Verwerfung, des Fleißes von Lesern, Auslegern und Übersetzern, anheimgegeben der Überlieferung mit aller ihrer Willkür und auch der Vergeßlichkeit, verschollen und wiederausgegraben, abermals hin- und hergezerrt, gepriesen, gewürdigt, bezweifelt und beschwatzt, eingereiht unter die Klassiker und aus ihrer Reihe auch wieder verstoßen oder stillschweigend verschwunden: das ist alles Sache der lebenden und nachlebenden Generationen. Insofern sind diese gewiß nicht nur meine Toten, sondern die Toten einer ganzen gelehrten Welt.

Aber in meinem Gedächtnis sind Momente, Mienen, Worte, Stimmen, die in keinem anderen, in keines anderen Lebenden oder Nachlebenden Gedächtnis sind. Zum Beispiel, daß Jaspers dem Studenten (etwa 1928) sagte, zwischen Leben und Werk müsse er eine Entscheidung treffen, und daß er dreißig Jahre später, als ich ihn daran zu erinnern versuchte, für unmöglich hielt, eine solche Äußerung je getan zu haben. Oder daß Curtius Tränen weinte, während er mir ein Gedicht von Kerr vorlas. Aber diese Beispiele sind noch zu sensationell. Daß Walter Benjamin in Schierstein am Rhein ein Straßenschild und eine Gans wahrnahm und uns die Mitteilung machte: »Die Gans biegt in Thieles Privatstraße ein.« Auch das ist vielleicht noch zu bedeutungsvoll, wenn auch nur auf komische Weise, aber es ist jedenfalls eine Einzelheit, die in keines anderen Menschen Gedächtnis sein kann, so viele auch im übrigen von Benjamin etwas wissen. Man sollte ganz unbedeutende Vorkommnisse, ganz unscheinbare Bewegungen schildern können, das, was sich aller Überlieferung entzieht, was zwischen die historischen Maschen fällt und was doch unverwechselbar eigentümlich war, daher niemals wieder sein wird. Und diese Einzelheit mit der Gans, alle solche Einzelheiten, als welche die berühmten und die unberühmten Toten in meinem Gedächtnis existieren, werden mit mir aus der Welt verschwinden, sie werden ausgelöscht sein, wenn auch ich tot bin.

Diese Einzelheiten, die in meinem Gedächtnis sind, machen einen Teil der Individualität etwa von Benjamin oder von Hausenstein aus oder von Hannah oder von Hugo, andere Einzelheiten sind in anderer Leute, manche in vieler Leute Gedächtnis, und mit jedem neuen Toten aus dieser Zahl geht auch irgendein Element der Individualität dessen verloren, der in seinem Gedächtnis war. Manche aber, die gelebt haben und Individualität hatten, scheinen gleichsam auf mich allein angewiesen, indem niemand sonst mehr ist, der sich ihrer zu erinnern vermag. Scherben ihrer Bilder, verlorne Klänge ihrer Stimmen, Fetzen ihrer Geister ziehen mit mir, werden mit mir untergehen. Dann ist von jenen nichts mehr in der Welt. Und sie waren doch jeder ein Einziger, unersetzbar und wert zu dauern.

VI. Todesfälle
(1977)

So sehr ich versuche, mich mit meinem eignen Tod vertraut zu machen, so ertappe ich mich doch dabei, daß ich die Todesfälle ringsum, sie mögen mir noch so nahegehen, wie fremde Zufälle registriere, historische Vorkommnisse, die ihre Spuren hinterlassen, aber vorübergehen.
Selbstverständlich weiß ich, daß ich selber sterben muß. Selbstverständlich weiß ich auch, daß das Ende mir immer näherrückt, ich richte mich darauf ein, treffe praktische Vorbereitungen. Selbstverständlich weiß ich gewiß und bestimmt, daß ich sterben werde, daß ich nicht mehr sein werde. Aber es ist sonderbar: Wenn ich genau darauf achte – im geheimsten glaube ich nicht daran. Wahrscheinlich ist es uns gar nicht möglich, im Ernst daran zu glauben, daß wir sterben müssen. »Herr, lehre uns bedenken, daß wir sterben müssen!« Wir bitten darum wie der Psalmist, aber wir können es gar nicht wirklich lernen.

VII. Wiesbaden, Rheinstraße
(1977)

Wenn ich jetzt, wie es gelegentlich geschieht, nach Wiesbaden komme, so ist mir, als wäre einzig hier alles an seinem Platz. (Vielleicht ist es das, was das Wesen von Heimat ausmacht.) Diese Art des Wiedererkennens ist gar nicht mit einer Empfindung verknüpft, nicht einmal einer wohligen, vielmehr liegt diese »petite perception« offenbar tief unterhalb aller Regungen des Gefühls wie auch des Denkens. Darum fällt es schwer, sie in Worte zu fassen. Immerhin weiß ich, wie und wann mir's plötzlich aufging, vor zwei oder drei Jahren erst, also bei recht vorgerücktem Alter. Ich stand gerade vor der Hauptpost, das ist im unteren Teil der Rheinstraße, war im Begriff, einen Brief einzuwerfen, als ich diese Erleuchtung hatte: Diese schnurgerade Rheinstraße mit der doppeltürmigen Ringkirche am Kopf dort oben und mit allen ihren sonstigen eindeutigen Merkmalen – das ist fester Grund, Orthometrie, Kosmos. Was ich da als Erleuchtung bezeichne, war eigentlich nichts als ein neuer Blick, nur durch einen winzigen Ruck von dem gewöhnlichen Blick unterschieden, etwa so, wie wenn man auf einer Landkarte mit einem Mal die Schraffuren beachtet, die das Relief darstellen. Es war durchaus derselbe Blick die Rheinstraße hinauf, den ich unzählige Male getan hatte, ohne eigentlich etwas wahrzunehmen, und neu war daran nur das Moment der Erkenntnis, daß es dieser selbe und immer selbe und allerselbe Blick sei. Die ganze weite und breite, nicht zu lange, daher gut zu überschauende, aufwärts leicht ansteigende Rheinstraße mit dem sie am oberen Ende gleichsam verschließenden Bau der Ringkirche erschien mir für diesen Augenblick wie unverrückbar, wie von Ewigkeit und für die Ewigkeit. Die Perspektive hatte etwas absolut Fragloses, sie war und ist mir weder schön noch häßlich, weder traulich noch großartig noch irgend sonst mit Einschätzungen beladen, gar von vergangenen Erlebnissen erfüllt. Es war auch ganz untunlich, den Sinn der Namen zu erforschen, sie liegen der Erscheinung so dicht an und auf, daß ihnen eine eigne Bedeutung und Fragwürdigkeit überhaupt nicht zukommt: Dies war die Rheinstraße und das da droben war die Ringkirche, sie war es selbst und von Natur.

Nirgend sonst ist mir dergleichen je begegnet, auch nicht in Frankfurt, nicht im geliebteren Heidelberg, geschweige in Paris oder Rom. Natürlich läßt sich das Phänomen psychologisch erklären, und leicht stellt sich der einschlägige Terminus ein: es liegen hier archetypische Erfahrungen der Kindheit zugrunde. Meinetwegen. Weder wird die Sache davon verständlicher noch verliert sie dadurch an Wunderlichkeit. Denn es ist widersinnig, daß diese Häuserzeilen, deren Bestandteile gewiß schon häufigen Veränderungen unterworfen wurden seit der Zeit vor dem Ersten Weltkrieg, die jeder Art von Verfall und Zerstörung ausgesetzt sind, irgend etwas Ewiges an sich haben sollen, daß diese Kirche, der die Herkunft aus dem ausgehenden neunzehnten Jahrhundert an der niederen Stirn geschrieben steht, in irgendeinem Sinne der Vergänglichkeit enthoben sein soll. Jedem fremden Besucher der Stadt, auch dem wohlwollendsten, müssen derartige Erleuchtungen einfach lächerlich vorkommen. Dennoch ist meine Erfahrung stärker. Sie mag wissenschaftlich erklärt, sie mag mit Gründen widerlegt oder sie mag verspottet werden, sie bleibt doch gültig.

Aber sie ist vom Tode bedroht, von meinem Tode. Dieser Kosmos stürzt ein, diese Namen werden gelöscht, dieser Archetypos geht unter. Nicht einmal das Ewige überlebt mich.

VIII. Das ewige Leben
(1977)

Auch Jesus ist tot. Gewiß, er ist auferstanden am dritten Tage und aufgefahren zum Himmel, sitzet zur Rechten Gottes des Vaters, von wannen er kommen wird zu richten die Lebendigen und die Toten. So lehrt es der Glaube, und davon soll nichts gestrichen oder weggeätzt werden. Aber der Glaube ist der Glaube der Lebenden, der jeweils Lebenden, und sie geben ihn an die nachfolgenden Lebenden weiter, Lebende an Lebende an Lebende. Über alle Tode hinweg.

Die Botschaft spricht von der Überwindung des Todes. »Tod, wo ist dein Stachel!« Und sie verspricht ewiges Leben, entweder als ewige Seligkeit oder als ewige Höllenpein. Aber es ist doch offenbar nicht dasjenige Leben, das wir kennen. Das ewige Leben ist nicht das zeitliche Leben, auch keine Verlängerung oder gar Wiederholung davon. Das zeitliche Leben ist weder ein himmlisches noch ein höllisches Leben, sondern ein irdisches, und schon darum ist es ein anderes als das ewige Leben.

Das zeitliche Leben, unser gewöhnliches Leben, unser gewöhnliches einziges, einmaliges und unersetzliches Leben ist endlich. Mit dem Tod geht es zu Ende. Der Tod ist das Ende des Lebens, gar nichts anderes und weiter nichts, aber gerade das ist das Unerträgliche. Ob es einen mit dreißig trifft wie meine Schwester Erika oder mit siebzig wie Hugo oder mit neunzig wie meine Mutter, das macht zwar einen großen Unterschied hinsichtlich des Lebens, aber es macht keinen Unterschied hinsichtlich seiner Beendigung, seiner Vernichtung. Biologische Argumente verschlagen hier gar nichts, die Biologie ist die Wissenschaft vom Leben und nicht die Wissenschaft vom Tode, eine solche gibt es nicht. Und ob einer im Bett stirbt wie die Großeltern oder in die Gaskammer geschickt wurde wie das Fräulein

Schott, das macht einen ungeheuren Unterschied in Hinsicht auf die Sünde der Lebenden, der Täter und der Zeugen, und gewiß in Hinsicht auf das Sterben der Sterbenden, aber auch dies macht keinen Unterschied hinsichtlich des Todes, insofern er nichts ist als das Ende des Lebens.
Jesus ist hingerichtet worden, er starb am Kreuz. »Heute noch wirst du mit mir im Paradiese sein«, sagte er zu dem zutraulichen von den beiden Schächern. Aber die Gewißheit des ewigen Lebens hat nichts daran geändert, daß das zeitliche Leben endigte, auch sein eignes. Denn daß ihn dort der Tod traf, das ist ausdrücklich berichtet: »Er neigte das Haupt und verschied.« Ebensowenig ändert die allgemeine Verheißung des ewigen Lebens, sei es das der Seligen oder das der Verdammten, irgend etwas daran, daß unser zeitliches Leben endlich ist, daß der Tod ihm das Ziel setzt, daß es im Tod vernichtet wird. Und auf dieses zeitliche Leben kommt es uns gerade an.
Zu denken, daß das ganze gewaltige und komplizierte Gebäude des Glaubens über der Endlichkeit des Lebens, also über dem bodenlosen Abgrund des Todes errichtet ist! Daß die Verheißung ewigen Lebens weitergetragen wird von Tod zu Tod, wie wenn einer im Strom von Eisscholle zu Eisscholle springt, und eine nach der anderen schmilzt und zergeht unter seinem Fuß! Der Glaube ist wahrhaftig ein Wunder. Der Glaube ist unglaublich, doch immer noch glaublicher als der Tod.

Hauch, Laut und Einbildung.

Über die verschiedenen Berichte von Goethes letzten Worten

(1962)

Daß es mit jenem vielberufenen letzten Worte »Mehr Licht!« eine recht zweifelhafte Bewandtnis hat, ist schon lange und weitherum bekannt. Der Verfasser der ersten Goethe-Biographie, die ich zu lesen bekam – es war ein Konfirmationsgeschenk, aber auch damals nicht mehr neu –, hatte allerdings noch keine Bedenken, diesen Bericht weiterzugeben. Es war ein gewisser Doktor Prem, seinerzeit, wie auf dem Titel angegeben, Professor am Zweiten Staatsgymnasium in Graz, und sein Buch war in neuer und vermehrter Fassung zur Feier von Goethes hundertfünfzigstem Geburtstag, im Jahre 1899, herausgekommen. Sein Ehrgeiz ging einzig auf eine zuverlässige geschichtliche Darstellung. Aber leider zeigt es sich nun, daß von seiner Schilderung der Todesstunde nur weniges stimmt. »Nachdem er noch ›mehr Licht‹ verlangt« – so heißt es dort auf Seite 482 – »und den Blick aufgerichtet hatte, sank kurz vor halb 12 Uhr mittags sein Haupt ruhig gegen die linke Seite des Lehnstuhls.« Wir wollen dem verschollenen Autor die Unbeholfenheit nicht mit allzuviel Spott vergelten, das pathetische Wort in einen Nebensatz hineinzustopfen: man merkt ihm an, wie er den hundertfach nachgeseufzten Ausspruch nur eben pflichtgemäß repetiert, und nun ist es ihm so geraten, als sei es nicht der Erzähler, sondern der sterbende Dichter selbst, der sein Pensum erledigt, um die Nachgeborenen, Nachrühmenden nicht zu enttäuschen. Doktor Prem wäre womöglich erleichtert gewesen zu erfahren, der Ruf »Mehr Licht« sei eine Legende.

Es war aber ein Ruf nach Verklärung gewesen, beinahe ein Zeichen der Verklärung, der nahen Verwandlung, des Übergangs, und es war doch wie eine Bürgschaft gewesen, daß man es noch aus seinem eigenen Munde zu wissen meinte. Das Wort mochte mit den Versen der Mater gloriosa aus der letzten Faust-Szene zusammenstimmen oder verschwimmen – wo es heißt: »Komm! hebe dich zu höhern Sphären! Wenn er dich ahnet, folgt er nach.« Er schien zu ahnen, schien nachzufolgen – und es war nicht einmal nur der erdichtete Faust, sondern der wirkliche, der historische Goethe. Noch hienieden im Lehnstuhl gar, an einem ganz bestimmten Tage, zu einer ganz bestimmten Uhrzeit, hatte er ›mehr Licht‹ verlangt, erhofft, vielleicht erblickt, er, der edelste Mensch, an dessen Größe verstehend und bewundernd teilzuhaben jeder Kenner, jeder Gebildete, beinahe jeder Landsmann sich schmeicheln durfte. Die Krone der Humanität, der Schöpfer-Mensch, an dem nichts Kleinliches und Gewöhnliches war oder sein sollte, schien mit diesem letzten, schon entrückten Worte zu der kanonischen Persönlichkeit auch die Gewähr jenseitiger Vollkommenheiten noch hinzuzufügen. Ein letztes – und wie beglückendes – Geheimnis war, so wollte es die Nachwelt, von seinen Lippen geflossen, und das unbestimmt Raunende oder Schauende des Ausrufs konnte dieser frohen Botschaft nur zugute kommen. Sie war wie das Siegel unter dem Texte, der letzte, schon entschwebende Triumph des großen Glückskindes und stellvertretenden Erlösten. So ist es gut verständlich, daß die Bezweiflung und schließliche Zerstörung dieser Überlieferung Klagen und Proteste hervorgerufen hat. Die Ernüchterung geht vor allem auf eine Publikation des Literarhistorikers Carl Schüddekopf zurück, die im Jahre 1907 im Insel-Verlag erschienen ist: *Goethes Tod – Dokumente und Berichte der Zeitgenossen.* Er besorgte es gründlich, sogar doppelt. Erstens nämlich brachte er den vollständigen Wortlaut des Ausspruches in Erinnerung, wie ihn der – seit 1889 bekannte – Bericht des Oberbaudirektors Coudray mitgeteilt hatte: »Macht doch den Fensterladen im Schlafgemach auf, damit mehr Licht hereinkomme!« Zweitens aber produzierte er eine andere Aufzeichnung desselben Clemens Wenzeslaus Coudray, die sich in Weimar fortgeerbt hatte, eine Aufzeichnung mit dem Datum des 22. März 1832, von einem Schreiber nach Diktat, also noch am Tage des

Todes, gefertigt, und darin stand weder von Licht noch von Fensterladen irgend etwas. Der Herausgeber hielt diese Notizen für die ursprünglichen, aus frischem Gedächtnis niedergelegt. Er nahm an, das andere Manuskript – eben dasjenige, das 1889 an die Öffentlichkeit gelangt war – sei erst später verfaßt worden, daher wohl auch weniger zuverlässig.

Coudray war Augenzeuge. »Ich stand ununterbrochen am Sessel zur Rechten des Kranken und lauschte ängstlich auf seinen Zustand«, so berichtet er selbst. Er hat auch angegeben, wer sonst anwesend war: die Schwiegertochter Ottilie, nebenan die beiden Enkel Wolf und Walther, in einem anderen Gemach Dr. Vogel, der Arzt, Eckermann, der Hofrat Soret und der Kanzler von Müller. Den Kammerdiener erwähnt er nicht eigens bei dieser Liste, er kommt aber in der Erzählung selber vor. Uns Heutigen ist es erstaunlich, daß sich außer den Hausgenossen und dem Arzt auch so viele Freunde versammelt hatten – vier an der Zahl, vertraute Tischgäste der letzten Jahre –, um seinem Sterben beizuwohnen, den Tod mit ihm zu erwarten. Um ein Haar wäre auch der Großherzog dabeigewesen, er erkundigte sich an der Haustür nach dem Befinden seines Ministers, aber man bedeutete ihm, daß Goethe nicht mehr empfangen könne, es sei schon zu spät. So starb man zu Hause und durchaus gesellig. Es war auch ein Schaustück, und man achtete auf jede Regung, noch die kleinste war von Bedeutung. Auch das allgemeine Publikum wollte teilnehmen. Nachmals hat ein Verleger einen Autor in Weimar gesucht und gefunden, der alles zusammentrüge, was von Goethes letzten Stunden zu melden wäre, der Markt für solche Informationen aus dem Bereich, den wir heute – und trotz unvergleichlich ausgebreiteter Publizität – empfindlich als ›Intimsphäre‹ bezeichnen, war also durchaus vorhanden und begierig. Ein junger Lehrer, K. W. Müller, brachte eine Schrift über *Goethes letzte litera-*

rische Tätigkeit, Verhältnis zum Ausland und Scheiden zusammen, und sie ist rasch erschienen, noch im Jahre 1832. Sein Text läßt die Gewährsleute erkennen, die er befragt haben mag. Auch hier findet sich die prosaische Version des Lichtverlangens. »Gleich darauf rief er Friedrichen zu: Macht doch den zweiten Fensterladen in der Stube auch auf, damit mehr Licht hereinkomme. Dies sollen seine letzten Worte gewesen sein.« Er mußte es wohl von Coudray so gehört haben – der Autor selbst war weder anwesend noch überhaupt in Goethes Haus bekannt.
Schüddekopf indessen, der Zerstörer der ›Mehr-Licht‹-Legende, wollte, wie erwähnt, auch diese weltlichere, alltäglichere Wendung kaum mehr gelten lassen. Uns könnte sie recht sein als ein Ausdruck zwar nicht der Verklärung, wohl aber der Freudigkeit und Zuversicht, die wir Goethe als Grundstimmung beilegen und zutrauen und worin wir auch uns selber gerne wiederfinden möchten. Folgt man jener (1907) neu entdeckten ersten Aufzeichnung Coudrays, so wäre es etwas ganz anderes gewesen, was die Anwesenden zuletzt vernahmen – auch dies an den Diener Friedrich gerichtet: »Du hast mir doch keinen Zucker in den Wein getan?« Damit ist freilich nicht viel anzufangen, weder metaphysisch noch psychologisch, und so ist das Wort auch von keiner Seite als ausdrücklich letztes festgehalten und ausgedeutet worden. Allenfalls mag man ein Zeugnis anhaltender Genußfreude darin finden, der Lust am unversüßten, am reinen Getränk.
Es bleibt aber bei aller Sorgfalt der Prüfung und Vergleichung, die der kritische Kopf von 1907 angewendet hat, doch die Frage übrig, warum denn Coudray den Fensterladen-Satz in seine zweite Niederschrift hereingebracht und woher er ihn bezogen habe. Dergleichen kann ja kaum frei erfunden werden, man wäre bei solcher Vermutung auch um ein Motiv verlegen. Wenn schon nicht aus der eigenen berichtigten Erinnerung, so könnte der Satz wohl

aus dem Gedächtnis eines anderen Ohrenzeugen herrühren, und eines solchen, dem Coudray, der würdige und nahe Vertraute des Verewigten, hohen Kredit einräumte. In der Tat ist Coudrays zweite Notiz nicht die einzige Quelle, aus der die freundlich-prosaische ›Mehr-Licht‹-Version in die Welt hinausgelangt wäre. Es gibt noch einen anderen, der sie aufgeschrieben hat: den Kanzler von Müller. Ihm jedenfalls wird eine Schilderung zugeschrieben, die schon in Biedermanns großer Sammlung von Goethes Gesprächen, im vierten Bande, enthalten war, neuerdings auch in Beutlers Artemis-Ausgabe (Band XXIII, Nr. 2316) wiedergekehrt ist und die an beiden Stellen übrigens mit dem Datum des 22. März versehen ist. »Er starb den seligsten Tod«, so setzt sie – fast jubelnd – ein, und sie endigt im gleichen hohen Tone: »Licht war seine letzte Forderung, eine halbe Stunde vor dem Ende befahl er: Die Fensterladen auf, damit mehr Licht eindringe.« Da ist es wieder – noch dazu in einer Fassung und Wendung, die jener pathetischen Version schon ganz nahe zu sein scheint; hier ist es ein Befehl, ein Imperativ ohne Verbum obendrein, und vor allem ist das Licht-Motiv schon gleichsam aus dem trivialen Zusammenhang hervorgezogen, mit vollem Klang, beinahe fanfarenhaft, an den Beginn gerückt: »Licht war seine letzte Forderung.« Man muß sich verwundern, daß der gesetzte Geheime Rat Friedrich Theodor Adam Heinrich von Müller solcher Erhebung fähig, solcher Stilmittel mächtig gewesen sein sollte. Woher mag das Dokument stammen? Aus welchem Archiv? Biedermann hat seine Fundstelle gewissenhaft verzeichnet. Es stammt aus Bettina von Arnims *Tagebuch*, jenen Herzensergießungen, die die Schwärmerin ihrem berühmten Buche *Goethes Briefwechsel mit einem Kinde* als dritten Band angehängt hat. Erschienen zu Berlin 1835. Dort hat die Eintragung freilich kein Datum: »Heute morgen hab' ich einen Brief vom Kanzler Müller erhalten, der folgendes über Goethe schrieb: ›Er starb den seligsten Tod . . .‹« und so fort. Kein Zweifel, der Stil, der Akzent, der Jubelton ist Bettinas. Doch ein Brief Müllers liegt gewiß zugrunde. Bettina hat ihm Anfang April 1832 zu Beginn eines langen Schreibens für seine ›Mitteilung‹ gedankt. Es ist dasselbe Schreiben, worin es heißt, der Tod Goethes habe ihr, Bettina, einen »glorreichen Eindruck« gemacht. Als eine wahre Himmelfahrt hat sie ihn aufgefaßt – ihr Enthusiasmus streift das Blasphemische. Da ist das Licht an seinem Orte, mehr Licht, viel Licht, höheres Licht. – Dem scharfsinnigen Schüddekopf war dieses Zeugnis entgangen.

Von Müller also mag auch Coudray den Fensterladen-Satz vernommen und ihn, als gut verbürgt, in seine zweite Niederschrift aufgenommen haben, er freilich ohne Intention auf höhere Bedeutung. Und so dürften wir dieser Überlieferung doch wieder einiges Vertrauen entgegenbringen. Derjenige allerdings, an den der Wunsch oder der Befehl gerichtet gewesen wäre, will diese Worte nicht gehört haben. Aus dem Dunkel und der Stummheit des Bedientendaseins haben wir die Stimme Friedrichs für einen kurzen Augenblick hervorwispern oder -knurren hören. Friedrich Krause war des Schreibens kundig und hat sich mit schwerer Hand ein paar Anmerkungen auf ein Blatt Papier geschrieben, während er – auch er oder gerade er – jenes Büchlein des Lehrers K. W. Müller las. Das Blatt ist 1928 im Handel aufgetaucht, ein Bibliophile hat es faksimilieren und in ganzen 35 Exemplaren zum Todestag erscheinen lassen. Der Diener verhält sich mürrisch gegen die Erzählungen der höheren Stände. Daß Goethe noch zuletzt nach ihm gerufen habe, das zwar will er gelten lassen – aber nicht, damit er die Fensterläden öffne, sondern zu anderem Zweck. Und so wird es wieder dunkel, indem wir diesen letzten Zeugen kennenlernen, den sonst ganz unbeachteten. Jeder vernimmt's nach seinem Sinn – und die einen

stehn im Dunkel, und die andern stehn im Licht (wie der Dichter sagt, aber ein späterer).
Houston Stewart Chamberlain, dieser schrecklich verdeutschte bayreuthische Engländer, befand sich unter denen, die über die Zerstörung der ›Mehr-Licht‹-Legende Genugtuung empfanden. Gottlob sei es nun unwiderruflich festgestellt, schrieb er in seinem Goethe-Buch (1912), daß er diese »programmatischen Worte« nicht gesprochen habe. Vielmehr seien die wirklichen letzten Worte an die treue Schwiegertochter gerichtet gewesen: »Komm, mein Töchterchen, setze dich ganz nahe und gib mir ein Pfötchen.« Das ist nun die andere, konkurrierende Überlieferung, und das klingt denn freilich aus einem gründlich andern Ton, mehr leibhaftig als visionär, mehr sinnlich als geistig, mehr animalisch als metaphysisch – vor allem zärtlich, heiter, liebenswürdig. Chamberlain fand daran mehr Geschmack (und er ist nicht allein damit geblieben), aber er brachte es fertig, auch aus solchem leichten Stoff einen erhabenen Sinn zu ziehen – noch im Tode hielt er's fest, »ewiger Liebe Kern«. Aber lassen wir die Deutung auf sich beruhen. Es ist nicht viel daran zu deuten, gottlob. Es ist wie Rokoko-Nachklang, häuslich-gemütlich, und, wie die Sprache der Zärtlichkeit eh und je tat, das Menschlich-Leibliche in die Sphäre rührend-zierlichen Getiers hinüberspielend. Mit einiger gefälliger, wohliger Herablassung vermischt. Nicht nach der Mater gloriosa, die hinaufzöge, eher nach einem Pater gloriosus ist dies gemodelt, der sich zu dem lieben kleinen Volke herzlich herniederwendet.
Auch dieser Ausspruch, ob als letzter oder vorletzter, war lang bekannt und ist vielfach bezeugt. Die ihn am Sterbetag oder bald danach weitergeplaudert haben, sind fast lauter Damen: eine Malerin, Luise Seidler, eine Professorenfrau von Jena, Pauline Hase (die noch nicht zwei Wochen zuvor ihre erste Aufwartung in Goethes Haus gemacht hatte),

Amelie von Stein, eine Schwiegertochter der Charlotte – und diese hatte es ihrerseits von einer Ortsansässigen, die sie ›die Vulpius‹ nennt, und das war vermutlich (nach Artemis und Beutler) die Frau des Rinaldo Vulpius, den sein Vater, der Romanproduzent, nach dem kühnsten aller Räuber hatte taufen lassen. Einzig der Verleger Frommann macht in dieser Reihe ein maskulines Einsprengsel, aber man kann sicher sein, daß es ihm wiederum von seiner Frau Alwine zugetragen worden war – sie war mit Ottilie befreundet –, und die Frommanns hatten diese mitsamt ihren drei Kindern sogleich nach dem Begräbnis im Wagen zu sich nach Jena mitgenommen, damit sie nicht so allein sei. Niemand von all denen, die das reizende Wort berichten, hatte es selber gehört noch hören können, und niemand von denen, die in der Sterbestunde anwesend waren, hat dieses Wort schriftlich überliefert. So ist die Quelle nicht schwer zu erraten: Die Erzählung kann nur von Ottilie selber herrühren, eben von dem Töchterchen oder Frauenzimmerchen, welches sein Pfötchen zu geben so freundlich aufgefordert war. Es mag ja auch so leise geflüstert oder gemurmelt worden sein, daß es ein anderer am Ende gar nicht hätte vernehmen können. Ottilie, Tochter und Enkelin von Hofdamen, artig konversierend, hat es gewiß den kondolierenden Freundinnen erzählt, einer nach der andern, und so huschte und hüpfte es bald durch die ganze Stadt und erfreut uns noch heutigen Tages. Die Courtoisie wird es verhüten, daß an der Echtheit auch dieses letzten Wortes je ähnlich strenge Zweifel nagen wie an dem andern.

So haben wir zwei gesonderte Überlieferungen, eine derbere und eine holdere, eine schwerere und eine leichtere. Beinahe könnten wir sagen: eine männliche und eine weibliche – wäre nicht, auf jener Seite, Bettinas Herz und Geist in die Nachricht von der Licht-Forderung hineingeschlungen. Folgt man beiden bis an ihren mutmaßlichen

Ursprung – wie hier abermals versucht, und mehr aus dem Vergnügen an der Akribie als aus dem Ernst der Forschung –, so langt man wohl bei Hörern und Hörerinnen, kaum ebenso gewiß beim Sprecher an. Ottilie hat ihr köstliches Vermächtnis, Herr von Müller sein nüchternes, Bettina in der Ferne ihr heiliges. Friedrich Krause wollen wir nicht vergessen, der von all dergleichen nichts wissen mochte. Ruf und Gehör, Geflüster und Erinnerung, Hauch und Laut und Einbildung haben sich ein letztes Mal lebensvoll ineinander verwoben. Wir trennen das Gewebe auf – und fügen es am Ende getrost auch wieder zusammen.

Montaignes Tod

(1942)

Michel de Montaigne starb am 13. September 1592 im Alter von neunundfünfzig Jahren und sieben Monaten. Es ist nichts Besonderes an seinem Tod oder vielmehr an seinem Sterben zu bemerken. Es wird erzählt, er habe in Bordeaux, seiner Heimatstadt, deren Maire er früher vier Jahre lang gewesen war, einen Schlaganfall erlitten, der ihm drei Tage lang die Zunge gelähmt habe; bei klarem Geiste habe er sein Ende nahen gefühlt und darum seiner Gemahlin geschrieben, daß man ihm einige Edelleute seiner Nachbarschaft schicke, die ihm in seinen letzten Augenblicken beistehen möchten; nachdem sie gekommen waren, habe er die Messe in seinem Zimmer lesen lassen, und in dem Augenblick der Erhebung der Hostie, als er sich in seinem Bette habe aufrichten wollen, sei er von der letzten Schwäche befallen worden, aus der er nicht mehr erwachte. Andernorts wird noch berichtet, er habe auch sonst alle nötigen Vorkehrungen getroffen; so sei er kurz vor seinem Ende aus dem Bett aufgestanden, habe den Hausrock übers Hemd gezogen, den Schreibtisch geöffnet, alle seine Diener und sonstigen Legatare rufen lassen und ihnen selbst die Legate ausbezahlt, die er ihnen im Testament vermacht hatte, weil er – so heißt es – die Schwierigkeiten vorausgesehen habe, die seine Haupterben in diesem Punkte machen würden oder könnten.

Das ist alles. Wenn man also nicht die Ordnung bewundern will, mit der sich da alles vollzog, die Wachheit und die Haltung des Einverständnisses mit dem Unvermeidlichen, die aus dem Bericht zu erkennen ist – sonst ist jedenfalls gewiß nichts zu bewundern oder zu bemerken. Nichts Ungewöhnliches. Montaigne ist auf eine sehr gewöhnliche, normale Art gestorben. Gerade dies war ganz nach seinem Sinn – wenn man so sagen darf, da doch der Mensch seines Todes nicht mächtig ist. Daß er es nicht ist, hat der Philosoph Montaigne sehr genau gewußt, und nicht nur das: er hat es unablässig gelehrt, als den Angelpunkt aller Weisheit und den Hebel des richtigen Lebens. An diesen Gedanken sich zu gewöhnen – so daß es eben ein »gewöhnlicher« Gedanke wird –, daß wir nämlich in jedem Augenblick unseres Lebens, ob es nun kurz oder lang war bis dahin, ob wir Kinder, Jünglinge, Männer oder Greise sind, dem Tode ausgesetzt, daß wir, mit einem einzigen und sehr tiefsinnigen Worte, sterblich sind: das war Montaignes innerste Lebensregel. Darum ist auch Montaignes Tod bei all seiner Gewöhnlichkeit dennoch des Bemerkens und Gedenkens wert, weil es derjenige Tod ist, mit dem er sich, nach seiner eigenen, oft wiederholten Aussage, sein ganzes Leben hindurch vertraut gemacht, »familiarisiert« hatte. Nicht etwa, daß er ihn gesucht oder auch nur ersehnt hätte – im Gegenteil: er verspottete diejenigen, die sich mit einer »indiskreten Begierde« dem Tod in die Arme werfen, nicht weniger als jene anderen und mehreren, welche ihn fliehen, fürchten oder trügerisch übersehen. Zwischen beidem, der Flucht vor dem Tode und der Sucht nach dem Tode, lehrte er die Mitte zu finden, die maßvolle oder auch gleichgültige Mitte, ein vollkommen gewöhnliches Verhalten, ohne Klage und ohne Freude, ohne Angst und ohne Trost, mit Anstand wehrlos, ohne Seufzer, aber auch ohne die heroische Attitüde der Selbstüberwindung, ein gefühlloses Gefühl gleichsam – und er pries den »einzigen Sokrates«, weil er dem Tode mit einer ganz gewöhnlichen Miene begegnet sei, »d'un visage ordinaire«.

Das ist leicht gesagt. Montaigne freilich hat es nicht leichthin gesagt. Er hat es immer wieder gesagt, in tausend Spielarten, Anwendungen, Seitenblicken, und sein ganzes berühmtes Buch, die *Essais* – die Ausgabe, die ich besitze, zählt immerhin fünf Bände mit zusammen ungefähr zweitausendfünfhundert Seiten –, ist durchzogen von diesem Gedanken an den Tod, von dieser Lehre der Angstlosigkeit oder, wie er selber sie definiert, der eigentlichen und einzigen »Freiheit«, die der Mensch erringen könne und die für ihn nichts Finsteres oder Melancholisches in sich hat, sondern gerade im Gegenteil die wahre Heiterkeit und Bequemlichkeit des Lebens ermöglicht. Weswegen man ihn, mit gutem Recht, unter die Epikureer rechnet. (Ebendiese geistige Konstitution ist es – nebenbei gesagt –, die bis zum heutigen Tag auch bei uns im volkstümlichen Sprachgebrauch unter dem Namen eines Philosophen begriffen wird: ›Das ist ein Philosoph‹, das meint für gewöhnlich soviel wie einen Epikureer, einen Mann jedenfalls, der immer zufrieden ist, sein Herz an nichts hängt und stets bereit ist, abzutreten.) »Wer die Menschen zu sterben lehrte, der lehrte sie zu leben«, sagt Montaigne: Qui apprendrait les hommes à mourir, leur apprendrait à vivre. Er hat es also keineswegs leichthin gesagt, wie so viele kleineren ›Weisen‹ nach ihm, die gar nicht ermessen konnten, was sie sagten, aber er hat es vielfach, seiner Laune gemäß, auf eine leichte Weise gesagt. Vor allem in den zahllosen Bemerkungen über sich selbst, seine Gewohnheiten, Empfindungen, Erfahrungen, von denen sein Buch voll ist und in denen er, weit entfernt von allem Selbstlob wie auch von aller Selbstanklage oder Reue, welches beides ihm nämlich gleich eitel erschien, in denen er vielmehr seine souveräne Skepsis gleichsam am nächstliegenden und vertrautesten Objekt demonstriert. Wenn er auf Reisen sei, sagt er zum Beispiel einmal (in dem Kapitel über die Eitelkeit), so sehe er sich sein Logis immer sogleich daraufhin an, ob es angenehm wäre, darin krank zu werden und zu sterben. »Ich suche dem Tod zu schmeicheln durch solche unbedeutenden Umstände«, fügt er hinzu.

Soviel ich gefunden habe, gebraucht er nur ein einziges Mal ein eher pathetisches Mittel des Stils und der Überredung, um seine Leser von der Angst zu jenem »visage ordinaire« zu bekehren: das ganze Buch handelt ja, als das klassische

Grundbuch eines »Moralisten«, von tausend menschlichen Gegenständen oder Menschlichkeiten, von der Trauer, von den Trieben, vom Müßiggang, von den Lügnern, von der Standhaftigkeit, Feigheit, Furcht, Einbildungskraft, Gewohnheit, Kindererziehung, Freundschaft, Mäßigkeit, Reue, Zerstreuung, von der Unterhaltungskunst und von der Kleidung, auch von der Poesie, auch von der Größe, von Leidenschaft und Tugend, Glück und Ehre, und in alledem, ausdrücklich oder nicht, auch immer vom Tode und von der Sterblichkeit – aber im neunzehnten Kapitel des ersten Buches handelt er ganz systematisch (›systematisch‹ natürlich in der lockeren, bald erzählenden, bald zitierenden, bald deduzierenden Weise des »Essais«, die er zur Vollkommenheit entwickelt hat) von eben diesem innersten Thema: »Que philosopher c'est apprendre à mourir« ist dieses Kapitel überschrieben. Philosophieren heißt sterben lernen. Und darin gibt er das Wort, das er sonst so gerne selbst führt, für eine kurze Weile einer anderen Stimme, nicht eines der geliebten klassischen Autoren, die überall ausgiebig angeführt sind, nicht dem Horaz, Lukrez, Vergil, Tacitus oder Cicero, sondern einer höheren und stärkeren Stimme, von deren Laut er eine andere Wirkung erhofft: der Natur selbst. »Geht aus dieser Welt so, wie ihr in sie eingetreten seid«, – so spricht sie zu den Menschen – ». . . ohne Leidenschaft und ohne Schrecken, . . . er ist ein Teil von euch, der Tod, . . . ihr flieht euch selbst, wenn ihr ihn flieht . . . all euer Leben geht auf Kosten des Lebens . . . die fortgesetzte Arbeit eures Lebens ist, den Tod zu erbauen . . . Wenn ihr einen Tag gelebt habt, habt ihr alles gesehen, ein Tag ist wie alle Tage . . . macht anderen Platz wie andere euch Platz gemacht haben . . . wann immer euer Leben endigt, ist es ganz . . . der hat lange gelebt, der zu leben verstand . . . Warum beklagst du dich über mich und das Schicksal? Tun wir dir unrecht? Ist es deine Sache, uns zu regieren, oder unsere, dich?« Und dann: »Damit ihr euch in derjenigen Mäßigung einrichtet, die ich von euch verlange – nicht das Leben zu fliehen und nicht den Tod zu fliehen –, habe ich das eine wie das andere abgestimmt zwischen Süßigkeit und Bitterkeit.« Man sieht, auch diese mächtigere Stimme (de notre mère nature) spricht hier nicht mit Donnerworten. Ihr Ton ist kühl, milde und trocken, etwas müde vielleicht, und sie hält auch nicht so sehr viel von sich selbst – ganz wie Montaigne. Es ist seine Stimme, die sie geliehen hat. Das eine weiß sie freilich und verschweigt's auch nicht: daß sie es ist, die die Regierung in der Hand hat. Und diesen einen Augenblick klingt es eisig aus ihrem Munde, und sie scheint die Krallen zu zeigen, aber auch das ohne Hast, gleichmütig feststellend, und es ist, als ob sie diese ihre eigenen Krallen und Tatzen sinnend betrachtete, derweil sie so redet. Als ein Machthaber, der schlechterdings nicht zu erschüttern ist und sich also auch nicht zu erregen braucht. Notre mère nature.

Ob im leichten oder schweren Ton, aus menschlichem oder übermenschlichem Munde – immer also wird es mit dem gleichen Gleichmut gesagt. O dieser Gleichmut! Nicht das Leben fliehen und nicht den Tod fliehen: Das ist freilich ein guter Rat der Mutter Natur, aber was ist das für ein Leben, aus dem wir jeden Augenblick und ohne Klage sollen abtreten können, wie muß es denn beschaffen sein! Montaigne empfiehlt überall die Tugend, aber nicht aus Eifer, sondern aus Bequemlichkeit, und weil sie Bequemlichkeit verschaffe. Die Tugend sei eine höhere Art von Wollust, sagt er einmal, und die gewöhnlich so benannte Wollust verdiene diesen Namen kaum, da sie doch so viel Aufregungen und Verwirrungen im Gefolge habe. Ein ganz gewöhnliches Leben sollen wir führen wie alle andern auch und wie er, Montaigne, selber – er war kein Einsiedler, er hat gegessen und getrunken, ist gereist, hat Ämter gehabt, geheiratet, Kinder gezeugt, Freunde besessen, Bücher geschrieben, ja er hat sogar in seiner Sterbestunde die Messe lesen lassen. Nur dies alles ohne Leidenschaft. Immer so, daß man's jederzeit auch aufgeben kann. Und also doch nicht wie die andern, weder wie die Kleinen noch wie die Großen, weder wie die Liebenden noch wie die Hassenden, weder wie die Gerechten noch wie die Sünder, weder wie die Tätigen noch wie die Leidenden, weder wie die Helden noch wie die Märtyrer noch wie die Glücklichen.

»Die Richtschnur seines Handelns ist in allem die Bequemlichkeit und die Ruhe« – so urteilt ein Liebhaber von Montaignes Schriften, nämlich Blaise Pascal, in jenem denkwürdigen Gespräch (über Epiktet und Montaigne), das er im Kloster Port Royal mit Herrn de Sacy führte – es ist von dessen Sekretär protokolliert und so der Nachwelt überliefert worden – und das gut sechzig Jahre nach Montaignes Tod stattfand. Es enthält die klarste und knappste Darstellung von Montaignes Ansichten und zugleich die schärfste und tiefste (dialektische) Widerlegung derselben. Der am meisten überraschende Tadel, den Pascal gegen Montaigne ausspricht, ist dieser: Montaigne fliehe den Schmerz und den Tod, weil und indem er ihnen nicht widerstehen wolle. Von ihm, der immer gelehrt hat, daß wir den Tod nicht fliehen sollen, heißt es nun, er fliehe ihn selber und gerade deswegen, weil er ihm nicht widerstehen wolle. »Er flieht den Schmerz und den Tod, ... aber ohne daraus zu schließen, daß sie wirkliche Übel sind.« Denn der Tod ist ein wirkliches Übel – das ist es. Dieser Einwand Pascals ist in der Tat zwar höchst überraschend, aber auch höchst wahr. Pascal schätzt an Montaigne die skeptische Deutlichkeit, mit der er »das gegenwärtige Elend des Menschen erfahren hat«, aber er tadelt, daß er »von der ursprünglichen Würde des Menschen nichts weiß« und daß er ebendeswegen in das »Laster der Trägheit« verfallen sei. Er habe die Ohnmacht des Menschen erkannt, aber nicht seine Pflicht.

Es war also, wenn wir vieles und möglichst alles bedenken, dennoch zu leicht gesagt, was Montaigne und seine Mutter Natur über seinen eignen und unser aller Tod sagten. Dieses Flieht den Tod nicht! fürchtet den Tod nicht! Jener »visage ordinaire«, jene gewöhnliche Miene, die er am Sokrates rühmte, sie ist in Wahrheit das Ungewöhnlichste von der Welt. Dieser Gleichmut, dieses Gleichgewicht, ja diese Gleichgültigkeit Montaignes ist jedenfalls unnatürlich – trotz der Mutter Natur –, vielleicht sogar ungehörig (was nichts wider Sokrates besagen kann). Wo keine Angst ist, da ist auch keine Hoffnung mehr. Wie sollten wir denn den Tod nicht fürchten, da wir doch so vieles erhoffen – auch in dieser Welt. Wie sollten wir ihn nicht fürchten, den Tod der andern, die wir lieben (an den Montaigne und seine Mutter Natur kaum gedacht haben), und wohl auch den eignen. Solche Furcht kann nicht mit Feigheit verwechselt werden, sie bezeugt mitten im Elend jene ursprüngliche Würde des Menschen, von der Pascal sprach, und auch seine Pflicht. Wir erhoffen vieles und wir sollen's auch kräftig erhoffen und bewirken. Ach wie gerne wollen wir noch unsre Menschenpflicht erforschen und erfüllen – wie gerne wollen wir uns noch bemühen!

Pascals Tod

(1962)

»›Möge Gott mich nie verlassen!‹ Das waren seine letzten Worte. Denn kaum hatte er seine Danksagung gesprochen, da befielen ihn wieder Krämpfe, die ihn nicht mehr verließen und ihm keinen Augenblick geistiger Klarheit mehr gönnten: sie dauerten bis zu seinem Tode, der vierundzwanzig Stunden später eintrat, nämlich am neunzehnten August des Jahres eintausendsechshundertzweiundsechzig, um ein Uhr morgens, als er neununddreißig Jahre und zwei Monate alt war.«

Mit diesen Sätzen endigt die Lebensbeschreibung Pascals, die Gilberte Périer, seine ältere, einzig überlebende Schwester, verfaßt hat. Ihre Darstellung umfaßt ungefähr sechzig Seiten und bildet bis heute die reichste Quelle unserer Kenntnis sowohl von den äußeren Umständen als auch von den inneren Wandlungen dieses Menschen, von dem ein moderner Interpret gesagt hat, er sei schlechthin einer der größten Männer, die je gelebt haben. Obwohl jene erste Biographin auch die bedeutenden Entdeckungen mit schöner Bewunderung schildert, die ihr Bruder Blaise bei seinen frühen mathematischen und physikalischen Forschungen gemacht hat, so ruht doch der stärkere Ton und das hellste Licht auf seinen religiösen Erfahrungen, Erleuchtungen und Handlungen und zumal auf seinen letzten Lebensjahren. Es sind jene vier oder fünf Jahre, in denen er bei andauernder schwerer Krankheit vorab an dem großen Werke zur Verteidigung der christlichen Religion gearbeitet hat, von dem uns nur ein freilich unausschöpflicher Schatz von Fragmenten und Notizen überkommen ist – die *Pensées.* Viele Seiten widmet Gilberte seiner letzten Krankheit und seinem Sterben. Wir finden allerdings keine deutliche Bezeichnung oder Erklärung dieses Leidens, das ihn offenbar von Jugend auf, sicher von seinem zwanzigsten Lebensjahre an, begleitet hat. Es muß außerordentlich quälend gewesen sein. Vor allem ist von heftigen Kopfschmerzen die Rede, die tagelang anhielten, auch von andauernder Appetitlosigkeit, von einer wiederkehrenden Unfähigkeit, Flüssigkeiten anders als angewärmt und bloß tropfenweise zu sich zu nehmen, und im letzten Stadium von schweren Koliken. Die Ärzte vermochten bis kurz vor seinem Ende den Ernst seines Zustandes nicht zu erkennen, da Puls und Temperatur offenbar der Norm entsprachen. »Sie konnten aber sagen, was sie wollten, er glaubte ihnen nie.« In neuerer Zeit haben Mediziner mehrfach versucht, aus den Zeugnissen eine Diagnose zu rekonstruieren; wie es heißt, lautet die wahrscheinlichste auf Bauchfelltuberkulose. Wie dem auch sei – Pascal lebte mit diesem Leiden, er hatte es ganz und gar in sein Daseinsgefühl aufgenommen, er lebte leidend, und er sah das Leben als ein Leiden an, als eine Passion. Als man ihm an seinem Krankenbette Teilnahme bezeugte – so berichtet seine Schwester, in deren Pariser Haus er seine letzten Wochen zubrachte –, sagte er, er habe Angst davor, gesund zu werden, denn er kenne die Gefahr der Gesundheit und die Vorzüge der Krankheit. Er erklärte sich noch näher: »Die Krankheit ist der natürliche Zustand des Christen«, sagte er. Eine so radikale Umkehrung der Norm oder Umwertung der Werte muß uns erschrecken. Fürchtete dieser Mensch das Leben, sehnte er sich nach dem Tode? Sollen wir die Gesundheit und das Leben verachten, den Tod wünschen? Können wir es?

Gilberte Périer wendet weder an die Ursachen der Krankheit Pascals noch an die Möglichkeit ihrer Heilung sehr viel Aufmerksamkeit. Sie scheint darin den Gedanken und Empfindungen ihres Bruders durchaus zu folgen. Ein anderes Thema steht im Vordergrund ihrer Schilderung: die Frage der Sterbesakramente, der letzten Kommunion. Der Kranke hatte schon mehrfach vergeblich danach verlangt, sein Wunsch ist ihm erst spät, in letzter Stunde, erfüllt worden. Der Pfarrer von St. Etienne du Mont, ein gewisser Beurrier, hat augenscheinlich jener irrigen ärztlichen Urteile wegen so lange gezaudert. Unter Tränen dankte ihm der Sterbende, nachdem er alle Glaubensfragen so beantwortet hatte, wie es erwartet wird. Liest man diesen Bericht, so meint man kaum daran zweifeln zu können, daß Blaise Pascal im Frieden nicht allein mit Gott, sondern auch mit der Kirche dahingeschieden sei. Dennoch kam alsbald der Verdacht auf, er sei nicht im rechten Glauben gestorben. Pfarrer Beurrier wurde von den zuständigen geistlichen Instanzen darüber vernommen und sagte aus, sein Beichtkind habe als guter Katholik geendet. Pascal habe ihm auch anvertraut, daß er sich seit zwei Jahren von dem Kreise von Port Royal und vom Jansenismus zurückgezogen habe. Das war wohl richtig, aber der Pater irrte sich in den Gründen. Pascal hatte sich von seinen langjährigen geistlichen Freunden nicht darum entfernt, weil er ihre theologischen Überzeugungen etwa für ketzerisch gehalten hätte, wie es die Jesuiten, der Papst und König Ludwig XIV. taten, sondern ganz im Gegenteil deswegen, weil sie ihm nicht radikal genug waren, weil sie – nach seinem Urteil – angesichts drohender Verfolgung einem entschiedenen Bekenntnis zu den Lehren des Jansenius mit unwürdigen Spitzfindigkeiten ausgewichen waren. Unglücklicherweise ist uns die Schrift nicht erhalten geblieben, worin Pascal – im schroffen Widerspruch zu seinen Freunden Arnauld und Nicole, den hervorragendsten geistlichen Führern des Klosters Port Royal – den einzigen Weg bezeichnet hatte, den man in der Bedrängnis beschreiten müsse. Es war freilich der Weg des Martyriums. Die Schrift wird *Ecrit sur la signature* genannt, weil es sich um die Frage handelte, ob die Nonnen und die Geistlichen von Port Royal ihre Signatur, ihre Unterschrift unter ein Formular setzen sollten, das die kirchlichen Behörden ausgearbeitet hatten und das auf eine Verurteilung der jansenistischen Doktrin von der ›wirksamen Gnade‹ hinauslief, also auf einen förmlichen Widerruf. Der Vorgang ist von höchster Spannung, zugleich von lebendigstem Interesse für uns Heutige, die wir ähnliche Prüfungen des Gewissens am eigenen Leibe und Geiste kennengelernt haben. Port Royal hatte den Ausweg der Schlauheit gewählt, man fand eine Formel, die mehrere Auslegungen zuließ. Pascal, der freilich selber nicht unmittelbar betroffen war, hatte zur Verweigerung der Unterschrift geraten, also zum Widerstand. Wenig zuvor war seine glänzend begabte jüngere Schwester Jacqueline, eine Nonne, nach einem großartig heldenhaften Aufschwung zwar der Weisung ihrer Oberen und dem Weg der Klugheit gefolgt, dann aber war ihre Lebenskraft erloschen, und man zweifelte nicht, daß sie an Gram und Reue gestorben sei. Ihr Beispiel und Vermächtnis stand ihm gewiß vor Augen. Wenn also die Jansenisten von Port Royal Ketzer waren – ihre Nachgiebigkeit hat sie übrigens vor Verfolgung nicht bewahrt –, so wurden sie von Pascal nur noch übertroffen. Pfarrer Beurrier scheint nicht gewußt zu haben, welch einem gefährlichen Geist er das Sakrament gereicht hatte. Pascal ist im Zwist mit der Kirche und sogar in Uneinigkeit mit den meisten seiner Freunde gestorben. Erst nach seinem Tode hat die Welt und haben zumal die Jesuiten erfahren, daß er der Verfasser der pseudonymen *Lettres provinciales* gewesen war, jener Streitschrift, welche der kasuistischen Morallehre in der Tat einen Stoß versetzte, von dem sie sich niemals mehr erholt hat. Der erbarmungslose Polemiker und radikale Moralist (dieses Wort im deutschen Sinne verstanden) ist wahrhaftig einsam gestorben. So einsam, wie – nach seiner Deutung im »Mysterium Jesu« – Jesus selber am Ölberg war, da die Jünger schliefen. »Einsam ist Jesus auf Erden.« Der Satz zeugt von tiefster Skepsis gegen die Kirche. Aber Pascal ist, soviel wir erkennen können, nicht in Verzweiflung gestorben, sondern in der Gewißheit des rechten Glaubens. Insofern hat Pfarrer Beurrier doch eine zutreffende Aussage gemacht. Die hochpersönliche Glaubensgewißheit Pascals schrieb sich wohl im letzten Grunde von jenem mystischen Offenbarungserlebnis her, das er in ekstatisch stammelnden Worten in dem berühmten »Memorial« festgehalten hat – auf einem Pergament, das er acht Jahre lang in seinem Rock eingenäht auf dem Leibe trug, und das erst nach seinem Tode von einem Bedienten entdeckt worden ist. »Gewißheit. Gewißheit. Empfindung. Freude. Friede.« So können wir dort lesen.

Um verständlich zu machen, was die Lehre von der ›wirksamen Gnade‹ (im Unterschiede zu der bloß ›helfenden Gnade‹) eigentlich bedeute, die der offiziellen Kirche so anstößig gewesen ist, will ich eine Stelle aus Pascals »Gebet an Gott um den heilsamen Gebrauch der Krankheiten« hierhersetzen. Ein drastischeres Zeugnis dieser theologischen Gesinnung und zugleich seiner eigenen ebenso scharfsinnigen wie inbrünstigen Empfindung läßt sich schwerlich finden.
»Aber ich erkenne, mein Gott, daß mein Herz so verhärtet ist und so erfüllt von Gedanken, Sorgen, Unruhen und Anhänglichkeit an die Welt, daß weder Krankheit noch Gesundheit, weder Gespräche noch Bücher, noch deine heiligen Schriften, noch dein Evangelium, noch deine heiligsten Geheimnise, noch Almosen, noch Fasten, noch Abtötungen, noch Wunder, noch der Gebrauch der Sakramente, noch das Opfer deines Leibes, noch alle meine eigenen Anstrengungen, noch die aller Menschen zusammen auch nur das geringste zu meiner Bekehrung vermögen, wenn du nicht alles das mit einem ganz außergewöhnlichen Beistand deiner Gnade begleitest.«
Eine hohe rhetorische Kunst ist hier aufgewendet, di…
These aufs äußerste zuzuspitzen. Aber wir lesen keine …b-
handlung, sondern ein Gebet: die Doktrin ist vo…
ins Gefühl versenkt. Die Stelle läßt uns se…

fen, wie gefährlich der Satz, das Bewußtsein, das alles durchdringende Gefühl der ›wirksamen Gnade‹ der Kirche erscheinen mußte und werden konnte, der Kirche nämlich als derjenigen Institution, welche den Anspruch erhebt, die Offenbarung zu verwalten, die Schriften gültig auszulegen, die Gnadenmittel auszuteilen. Nicht allein alle menschliche Bemühung, sondern auch alle geistliche Vermittlung scheint hier Stück für Stück wie aufgelöst und der Vergeblichkeit anheimzufallen – es sei denn, Gottes Gnade wirke darin und stelle alles, Stück für Stück, wieder her. Woher aber gewinnt der Christ die Gewißheit solcher Gnade und ihrer Wirksamkeit? Pascal hielt sich an seine ekstatische Vision – eine höchst subjektive Erfahrung, deren Zeugnis er bei sich trug, um sich stets daran zu erinnern. Er konnte es drauf ankommen lassen, in die Einsamkeit zu geraten, in der Einsamkeit zu sterben. Es scheint, er war sicher, von dieser Gnade ergriffen, ja auserwählt worden zu sein. An der äußersten Grenze, zu der sein religiöser Gedanke vorgedrungen war, treffen Demut und Hoffart zusammen. Es ist, als sei in der absoluten Unterwerfung ein subtiler Eigensinn verborgen. Aber wir können auch wiederum nicht ermessen, auf welch andere Weise der individuelle Sinn und Geist seine Selbstauslöschung zu betreiben vermöchte als eben in der Gestalt der hartnäckigsten Anklammerung an das allmächtige höchste Wesen, ja der Einswerdung mit ihm. Die Paradoxie ist nicht Pascals Eigentümlichkeit, sondern diejenige des Menschen. Eben dies hat uns kein europäischer Denker so bezwingend zu lehren gewußt wie Pascal.

D[illegible] ahl aus den hinterlassenen, vielfach schwer [illegible] n Notizen, von der Schwester und den [illegible] Port Royal getroffen und 1670 veröffent[illegible] treben erkennen, alles Verdächtige zu [illegible] Konflikt zu vermeiden. Sie führt den Titel *Pensées de M. Pascal sur la religion et sur quelques autres sujets, qui ont esté trouvées apres sa mort parmy ses papiers.* Mein Exemplar ist als ›troisième Edition‹ bezeichnet, stammt vom Jahre 1671 und enthält hinter dem ebenso geistvollen wie diplomatischen Vorwort nicht weniger als neun verschiedene gutachtliche Äußerungen von Bischöfen, Prälaten und Doktoren der Pariser Theologischen Fakultät, die der Approbation dienen. Der Bischof von Aulonne stützt sich auf eines der Fragmente, worin es heißt, es könne keine Tugend und auch kein Martyrium geben außerhalb der Kirche und der Einheit mit ihrem Oberhaupte, dem Papst. Die Doktoren bestätigen gemeinsam, sie hätten nach sorgsamer Lektüre die *Gedanken* als »katholisch und voller Frömmigkeit« befunden. Doktor La Vaillant gibt noch besonders zu Protokoll, sie seien »tres conformes à la foy et tres avantageuses aux bonnes moeurs«. Und auch Doktor Fortin hat nichts darin finden können, das nicht den Regeln der Religion entspräche. Man muß annehmen, daß Pascal, hätte er davon noch erfahren, diese Erklärungen mit Genugtuung aufgenommen hätte – nicht nur als erwünschte Schutzwehr, sondern auch als inneren Zuspruch. Er war ein Streiter, aber kein Reformator, stolz in seiner Vereinzelung, doch zugleich tief begierig nach Kommunion, seiner Einzigkeit gewiß, aber nicht auf Umsturz bedacht. Er wollte ein Glied am heiligen Leibe bleiben, und er ist es geblieben.

»In der Ungewißheit über den Willen des Vaters betet Jesus, und er fürchtet den Tod; als er ihn aber erkannt hatte, geht er hinaus, sich ihm zu stellen: Eamus.« So steht es in Pascals »Mysterium Jesu«. Hat er die subtile Nachahmung Christi, der er sich zuletzt verschrieben hatte, auch in diesem Punkte wahrzumachen gesucht? Hat er es sich gestattet, den Tod zu fürchten? Wir können es nicht ergründen, aber die Zeugnisse, die wir haben, weisen eher in die entgegengesetzte Richtung. Er hat es seinen Verwandten verwiesen, über das frühe Ende der tapferen Jacqueline zu trauern – solche Gefühle ziemten sich nicht beim Tode der Gerechten, vielmehr solle man Gott dafür danken, daß er sie so bald belohnt habe. Schon etwa zehn Jahre zuvor hatte er den Tod seines Vaters in einer langen, freilich auch etwas langatmigen Epistel (an die Périers) zum Anlaß einer erbaulichen Untersuchung über das Wesen des Todes genommen. Darin steht der erstaunliche Satz, die Alten irrten, wenn sie den Tod der Natur des Menschen zurechneten; vielmehr sei er von Gott verordnet zur Reinigung von der Sünde. »So ist der Tod der Beginn der Seligkeit der Seele und der Beginn der Seligkeit des Leibes.« Doch ist von dieser Seligkeit selber wenig die Rede, und es bleibt hier auch dunkel und widersprüchlich, wie es sich mit Leib und Seele dabei verhalte. Ein wenig pflichtmäßig klingt es, wenn er gleichsam die Erlaubnis erteilt, Schmerz zu empfinden. Fast scheint dies nur der höheren Dialektik wegen vonnöten: »denn die Gnade soll nicht nur einfachhin in uns vorhanden sein, sondern sie soll siegen in uns«. Bei alledem rührt uns eine seltsame Kälte an. So war uns nicht einmal bei Montaigne zumute und seiner philosophischen Lehre vom savoir mourir, mit der auch Pascal lebenslang umgegangen ist. Dieser große Erneuerer sokratischer und epikureischer Gesinnungen blieb lebensfreundlich und liebenswürdig, wiewohl er in allem das Gewürz der Sterblichkeit schmeckte. Pascal hat ihm vorgeworfen, er habe Schmerz und Tod nicht ›als wirkliche Übel‹ erkannt – oder, mit anderen Worten, er habe den Tod eben als bloß natürlich, als allzu natürlich und nichts weiter denn natürlich aufgefaßt. (Dergleichen sagt er in dem Gespräch mit Herrn de Sacy, von dem uns eine Aufzeichnung erhalten ist.) Pascal riß sich los von dieser Philosophie der Philosophen, er ergriff den Tod als ein wirkliches Übel, als fremde Verordnung, aber nicht um ihm zu widerstehen oder auszuweichen, sondern im Gegenteil, um sich ihm ganz hinzugeben. Der Tod wurde ihm wichtiger als das Leben, die Krankheit (»eine Art von Tod«) heilsamer als die Gesundheit. Gerade das Elend des Menschen war ihm zuletzt die Bürgschaft seiner höheren Berufung, aber die Passion und das Opfer scheint in seinem Sinn die Hoffnung auf die ewige Seligkeit fast völlig zu verdecken – wie der Schatten der Erde bei einer Mondfinsternis das Licht dieses Gestirns verdeckt derart, daß allenfalls am Rande ein schwacher Schein übrigbleibt wie ein zaghaftes Versprechen.

Der verstandene Tod

Eine Untersuchung zu Martin Heideggers Existenzial-Ontologie

(1932/1934)

Indem Theseus auf Kreta sich in das Labyrinth hinabwagt, ist er auch in einem Totenreiche, er ist im Grottenbau unter der Erde. Es ist ein Bau der Welt und des Lebens, es ist ein Bild der Sonnenbahn und des Laufes durch alle ihre Zeichen, des wiederholten Laufes in öfteren Wanderungen durch manche Irrgänge und Krümmungen. Aus ihrem Gewinde kann nur Libera, die Löserin, die Seelen erretten. Sie kann den Kreislauf enden, wie der Orphiker singt.

(Friedrich Creuzer, *Symbolik und Mythologie der alten Völker.* Band IV, S. 113.)

Inhalt

1. Kapitel

Das erste Auftreten des Todes. Erfahrung und Phänomen.

2. Kapitel

Einzigkeit des Todes. Seine Einbringung in den Bau des Einen Daseins.

3. Kapitel

Der Tod in der Ganzheit des Daseins.

4. Kapitel

Hoffnung und Trost.

1. Kapitel

Das erste Auftreten des Todes. Erfahrung und Phänomen.

§ 1. Der Gegenstand philosophischer Kritik.

Da es hier nicht auf das Überschauen großer Zusammenhänge, Wandlungen und Identitäten, weder ewiger Problemstellungen noch typisch wiederkehrender Weltanschauungen oder Haltungen ankommt, sondern zunächst auf Untersuchung einer einzigen, ganz bestimmten *Position* und dieser in einem einzigen Punkte, so ist es notwendig, diese Position exakt kennenzulernen. Eben aus diesem Grunde soll in alle Erörterungen ein genau nachgehendes Referat eines exemplarischen Abschnittes von *Sein und Zeit* stetig eingearbeitet werden. Die Position, die zur Verhandlung steht, ist diejenige Martin Heideggers. Der zu referierende Abschnitt ist der § 47 des bisher allein veröffentlichten 1. Halbbandes. Er ist überschrieben »Die Erfahrbarkeit des Todes der Anderen und die Erfassungsmöglichkeit eines ganzen Daseins«.

Der Terminus »Position«, angewendet auf solches sprachlich artikulierte und literarisch fixierte Philosophieren, gibt der Untersuchung bereits gewisse Anweisungen, wie denn die formale Benennung des Gegenstands stets schon, wenn auch unbeachtet, über Intention und Zugangs-Chance wesentlich entschieden hat. Nehmen wir nämlich die herkömmliche Wendung »Zugang« oder auch »Methodus« – das ist »Weg« – wörtlich, und also philosophische Namen und Sprache, welche fürs Erste als ein bloßes beliebig benutzbares Vehikel des Denkens erscheint, dieser Allegorie folgend für Gänge, so ist kein Terminus so allgemein und so formal, daß er nicht schon im gleichen Augenblick, da wir ihn aussprechen, das Verhängnis enthielte, uns an einen Gang zu binden, ja zu bannen. Solcher mythischen, im Zuge philosophischer Intention meist geheim, sozusagen hämisch und darum nur um so zwingender sich durchsetzenden Macht der Sprache ist nur zu begegnen durch eine stetige und wachsame Kontrolle. Nicht daß wir glaubten, durch ununterbrochenes Definieren dem Bann und Verhängnis der Sprache uns entziehen zu können. Im Definieren ist vielmehr immer die Gefahr, daß die Sprachbilder, welche gerade sollten ausgesperrt werden, Kobolden gleich in der fertigen Definition unsichtbarer zwar und vielleicht in anderer Gestalt, aber ihrer Macht um nichts beraubt, mit einem Schlage wieder zugegen sind. Besser ist es – da wir denn auch in der terminologisch fixiertesten Sprechweise doch immer noch Sprache und also grammatische Figuren, Bildgehalte und Metaphern haben –, besser ist es, dies offen einzugestehen, an der Wurzel zu packen, uns im sprachlichen Material so gründlich als möglich umzutun und alle Worte wörtlich zu nehmen. So allein ist Aussicht, daß der Bann gebrochen werde.

Wird also hier von einer »Position« geredet, welche kennenzulernen ist, so kann durch abgrenzendes Zitieren anderer möglicher Namen deutlich werden, inwiefern und in welcher Richtung damit schon entschieden ist. – »System« an Stelle von »Position« würde zuviel vorwegnehmen, denn noch fragt es sich, ob Heideggers Philosophie den Charakter des Systems hat; macht man aber die gesamte Philosophiegeschichte zu einer Serie von Systemen, so ist ihr damit reflexiv eine formelle Einheit zugestanden, welche sie zugleich aus dem Gesamtbereich geschichtlicher Wirklichkeit – als einem notwendig unsystematischen Bereich – austrennt. Der Heideggersche Terminus »Daseinsauslegung« wiederum, der hier sich anböte, würde uns schon von Anbeginn derjenigen Sprache anheimfallen lassen, die wir gerade erst durchsichtig zu machen bemüht sind. Ganz anders auch wäre der Weg, auf den das Wort »Standpunkt« uns verpflichten würde: spricht man von einem Standpunkt, so notwendig zugleich auch von »Problemen«, die – auch uns identisch vorliegend oder aufgegeben – von jenem Standpunkt her so oder so perspektivisch angesehen werden, wobei vorausgesetzt wäre, daß eben dieselben Probleme auch anders angesehen werden können. Vielmehr aber, wenn überhaupt von »Standpunkt« gesprochen werden soll, so auf eine solche Weise, daß das von ihm her Angesehene, das »Problem« also, schon mit in ihm begriffen oder ihm mitgegeben ist und nicht herausgelöst werden kann. Untersucht man also eine bestimmte Position oder streitet man mit ihr, so trifft man nicht bloß irgendeine Ansicht an, die entweder zu korrigieren oder hinzunehmen wäre, sondern man stößt – was wesentlich weniger harmlos ist – auf eine spezifische *Situation*, die nämlich mit ihren spezifischen Fragen und Antworten, Gängen und Sachen zur »Position« sich verfestigt hat. Jede Kritik oder Untersuchung intendiert dann, wenn sie die Position als solche Auf- oder Hinstellung, solche aufgestellte Situation recht trifft, eine Veränderung der Situation selber, was evidenterweise mehr ist als Korrektur einer Ansicht. Dies heißt freilich wiederum nicht, daß die Kritik ihres so beschaffenen Gegenstands in einer wie immer gearteten Totalität oder abgeschlossenen und alles enthaltenden Bildhaftigkeit ansichtig sein müßte: ganz im Gegenteil will der Terminus »Situation« gerade einen fragmentarischen, auf manche Art verknüpften, auch möglicherweise brüchigen und zusammengesetzten, jedenfalls aber unganzen Charakter des Gegenstands bezeichnen. Stellt sich also die in Angriff zu nehmende Position, hier diejenige Heideggers, als in sich selber durchgängiges und von sich selber geleitetes Gebilde dar, so ergibt sich geradezu die Forderung, die Frage nach der vorliegenden Systemstruktur in ihrer Ganzheit bzw. ihrem Ganzheitsanspruch zu suspendieren, und an Stelle davon zu allererst ins Einzelne zu gehen und aufs Einzelne zu dringen. Allein deswegen ist in die Untersuchung soviel genaues Zitat eingeschossen, tritt sie partienweise sogar als Referat auf. Und aus demselben Grunde ist in solchem Referat zunächst bewußt davon abgesehen, den systematischen Ort zu explizieren, den im besonderen dieser § 47 in *Sein und Zeit* einnimmt. Es ist Aussicht vorhanden, daß gerade so sein Sachgehalt bzw. die darin sich durchsetzende und ponierende Situation eher und genauer zu treffen sein wird – nämlich ohne daß die Analyse von einem vorweggeschickten Verstehen des Ganzen schon eingefangen wäre. Es wird sich in der Durchführung sofort zeigen, wie sich solcher Aufweis der Position von jedem »immanenten« Verständnis und von jeder immanenten Kritik, sowohl logisch wie auch phänomenologisch orientierter, unterscheidet; und wie eben jenes Dringen aufs Einzelne die Chance bietet, schon das allererste Aufscheinen der dieser Position zugehörigen »Phänomene« faßbar zu machen und die kleinsten Bestandstücke der Situation gleichsam auszubrechen. »Immanent« nämlich wird gemeinhin eine Art von Kritik geheißen, welche auf dem Boden der mehr oder weniger hypothetisch übernommenen Intention des zu untersuchenden philosophischen Ganzen die logische Konsequenz oder sachliche Angemessenheit der Explikation prüft. Es geht aber darum, der Unverbindlichkeit dieses hypothetischen Akzeptierens nicht zu verfallen und gleichwohl den ganzen Gegenstand stets präsent zu halten: der Gegenstand philosophischer Analyse ist somit weder mit der »Sache selbst« – das wäre hier »der Tod« überhaupt oder an sich – noch mit dem subjektiven Prinzip oder der Erkenntnishaltung – das wäre hier »die Existenzialontologie« – identisch und erschöpft. So wenig wie die Kritik von einem bereit gehaltenen puren Objekt noch von einem mitgebrachten eignen pur subjektiven Standpunkt her treffend geleistet werden kann. Alle Sachen wie Aspekte und Kriterien sind im Gegenstand schon versammelt: viel mehr also ist in seinem Innern zusammengekommen als es scheint, wenn man nur auf das Gemeinte blickt.

§ 2. Experimentierende Angabe der Themata des § 47.

Fangen wir beim Thema an, fragen wir zuerst: Welche Sachen kommen hier an dieser einen Stelle (dem § 47 »Über die Erfahrbarkeit des Todes der Anderen ...«) vor? Versuchen wir, diese Frage auf die schlichteste, allgemeinste, von bestimmter Interpretation ganz unbelastete Weise zu beantworten! So zu beantworten, daß jedermann weiß, worum es hier geht. Es ist ein Experiment.

Gehen wir also dermaßen in den Sachgehalt des fraglichen Abschnitts hinein, so finden sich dort, wie es scheint, zwei bestimmte Themata ergriffen und interpretiert, nämlich

1. *Die Erfahrung, daß ein andrer Mensch stirbt.* Diese Erfahrung enthält nach Heidegger mehrere Momente, nämlich einmal und vor allem, daß der Tote nicht mehr in der Welt ist oder auch nicht mehr da ist. Weiter aber bleibt doch noch etwas zurück, nämlich eine Leiche, welche nicht bloß als Gegenstand daliegt, sondern begraben wird. Das heißt, schließlich findet in Totenfeier, Begräbnis und Grabkult, in Trauer, Erinnerung und Pietät noch ein eigentümlicher Umgang mit dem Toten statt, in welchem aber nicht so sehr das Ende jenes andern Menschen als solches erfahren als vielmehr der Verlust beklagt wird, den die Hinterbliebenen erleiden. Ja es heißt sogar, genau oder »im genuinen Sinne« genommen erführen wir gar nicht das Sterben der Anderen, »sondern sind höchstens immer nur ›dabei‹«. (S. 239.)
2. *Das Wissen, daß ich selber sterben muß.* Der Akzent

liegt für Heidegger in diesem Satze offenbar auf dem »ich«; das Entscheidende ist, daß ich weiß: *ich* bin es, der sterben muß, und *mir* steht dies bevor, daß es mit mir ein Ende hat. »Keiner kann dem Anderen sein Sterben abnehmen.« (S. 240.)

Das ist nun sehr wenig, ein Minimum von Bestimmungen. Und doch, streng besehen, auch schon zu viel. Zu viel, denn mit der isolierenden Austrennung dieser zwei Punkte – in der Gesinnung vorgenommen, daß so eine Schicht unmittelbar zugänglicher »Erfahrungen« gewonnen werde, auf der sich die Interpretation Heideggers nun erst erhebe oder auf die hin sie sich bewege –, mit solcher Austrennung sind, wie sich zeigen wird, bereits im allerersten Zugriff erhebliche Veränderungen vorgenommen. Diese beiden »schlichten« Angaben (»Die Erfahrung, daß ein andrer Mensch stirbt« und »Das Wissen, daß ich selber sterben muß«) erweisen sich – dicht genug an die Heideggersche Position gehalten – als falsch. Es ist nötig, den Ursprung dieser Verfälschung genau aufzusuchen.

Der dünnste herausgezogene Restbestand von »zugrundeliegenden« oder doch offenbar gemeinten und in der Auslegung durchscheinenden Erfahrungen schlägt also in seiner Funktion sofort um und wird, anstatt erstes und allgemeinstes Stück des Referats zu bleiben, gerade, indem diese ersten Angaben festgehalten werden, gleichsam zur provisorischen Folie, von welcher sich die zu untersuchende Position abhebt. Indem aber gerät freilich der »Grund« dieser vorgeblich identisch »zugrundeliegenden« allgemeinen Erfahrungen gänzlich ins Wanken und kommt eben als ein solches jeder möglichen Auslegung identisch vorausliegendes Thema zum Verschwinden und Zerfallen, gerade während dieselbe Angabe sich negativ als Folie der fraglichen Position bewährt.

§ 3. Korrektur der ersten Angabe: Die Erfahrung des Todes und die Frage nach »dem« Tod.

Unsere erste Angabe ist dem Heideggerschen Thema insofern unangemessen, als »die Erfahrung, daß ein andrer Mensch stirbt«, dort, wenn überhaupt, so nur insoweit von Interesse ist, als »Das Sterben« selber in ihr zugänglich zu werden vermag – und die Untersuchung wird in der freilich bald getäuschten Erwartung vorgenommen, daß das Sterben in solcher Erfahrung zugänglich werde. Infolge davon, daß somit diesem »daß ein andrer Mensch stirbt« gar nicht nachgegangen ist, sondern dem Sterben, wie es gleichsam *an* dieser Erfahrung bloß vorkommt, – infolgedavon bleibt auch das Moment, daß »ich« eine Erfahrung mache oder von ihr betroffen werde, und daß ich sie mit »einem anderen Menschen« mache, ganz draußen. Das, was vielmehr von unsrem Satze bei der Prüfung übrig bleibt, ist: Das Sterben Anderer. Das Resultat Heideggers, daß wir »nicht im genuinen Sinne« das Sterben anderer erfahren, läßt sich also in gewisser Weise schon im ersten Ausgang finden, insofern nämlich als von Anfang an lediglich »das« Sterben als solches erfragt ist. Und zwar erscheint in diesem Gange das Sterben nicht sowohl *als* Erfahrung vom Tode eines andern Menschen – welche ja irgend jemandem, und da dort von einem Anderen die Rede ist, präzise *mir* als Geschehnis oder auch Begebenheit begegnet sein muß – als vielmehr so, wie es *an* einer Erfahrung bloß vorkommt, und zwar nur und einzig an einer Erfahrung vorkommen kann. Aber auch dies ist noch eine inadäquate Redeweise: denn hier ist weder von bestimmten Erfahrungen die Rede noch von dem Universellen, das *an* ihnen gefunden werden könnte, – vielmehr, das »Sterben Anderer« tritt selber als Phänomen auf, welches begegnet; und hierbei wird es denn auch einsichtig, daß dieses Phänomen niemals mir und dir begegnen oder widerfahren kann wie der faktische Tod eines bestimmten anderen Menschen, – das Wer, dem das Phänomen begegnet, ist die *Frage* »als solche«, und genauer eben die Frage nach *dem* Sterben. Indem diese Frage sozusagen auf der Suche nach ihrem Stoffe ist, erscheint ihr dies »Sterben Anderer« als *eine* und in sich ständige und gleiche, besser als die einzige zugängliche Erfahrung vom Tode überhaupt, als das Phänomen, worin »der Tod« erfahrbar ist, da denn mein eigner Tod, welcher die andere Seite der Alternative bildet, nicht erfahrbar ist. Unter solchen Voraussetzungen ist aber auch die Art der Zugänglichkeit, die dem Phänomen, das den Tod als erfahrbar enthalten soll, eignet, in bestimmter Weise schon kritisch vorweggenommen: das begegnende Phänomen soll nämlich den Tod als eine »objektive Gegebenheit« der Frage gleichsam anbieten. Aber freilich ist die hieraus erwachsende Erwartung, auch zu »objektiven« Resultaten zu gelangen, von vornherein nicht ernst gemeint, und jenes noch dunkle negative Ergebnis, daß nämlich hier der Tod gerade nicht »im genuinen Sinn« erfahren (oder genauer: verstanden) werde, steckt schon in den Anführungszeichen sofort mit darin, welche das »objektiv« kritisch einrahmen. Zugleich aber stellt sich solche mögliche objektive Zugänglichkeit »des« Todes im Sterben Anderer gar nicht als ehrlich beschrittener Weg der Frage dar, welche diesen Stoff aufgefunden hat. Vielmehr wird der Anspruch auf Objektivitäts-Charakter sozusagen dem Phänomen selber zur Last gelegt. Das Phänomen mitsamt seiner Objektivität zeigt hier einen a priori schlechten Charakter. Das Phänomen »Sterben Anderer«, worin die bestimmte Erfahrung selber als »mir« begegnende verschlungen und aufgezehrt ist, kommt nicht mir, sondern »der« Frage zudringlich entgegen: es ist, als ob es sich hier unmittelbar als objektives Material, sogar als einzige objektive Gegebenheitsweise des Todes überhaupt von *sich* aus anböte, ja aufdränge.

Um noch einmal präzise zu wiederholen: Unsere erste Angabe hat die Heideggersche Erörterung bereits insofern verbogen, als deren Thema gar nicht die hier bezeichnete *Erfahrung* ist, in der nämlich *mich* als den Erfahrenden ein *bestimmtes* Geschehnis, daß ein *bestimmter* anderer Mensch stirbt, betrifft; (dies mag zwar – mit Heidegger zu reden – sehr wohl eine »Begebenheit« heißen, ohne aber darum etwa in einer stumpfen Abfolge von Begebenheiten überhaupt verschwinden zu müssen). Vielmehr geht die Frage bei Heidegger nach »dem« Tode (die Bestimmung ist nur einstweilig so allgemein), und auf dem Wege dieses Fragens kommt nicht irgendeine bestimmte Erfahrung, sondern »Das Sterben Anderer« als Phänomen entgegen. Das Phänomen aber als solches, das Moment der summarischen »Anderen« enthaltend und in diesem Gebundensein an Andere scheinbar bruchlos und neutral bloß vorliegend, ist *für* die gleiche Frage mit der Prätention behaftet, »objektiv« zugänglich zu sein und somit auch objektive Auskunft geben zu können.

Die Vermutung liegt nahe, daß diese Schlechtigkeit des Phänomens, die in seinem Objektivitätsanspruch liegt, eben daher rührt, daß es als *Phänomen* auftritt und nicht als Erfahrung, daß es aber gleichwohl noch das Stigma der »Erfahrbarkeit« im Sinne eines Angewiesenseins auf faktische Geschehnisse oder doch des Rückblicks auf bestimmte »Realisierungen« an sich trägt. Da es indessen hier zunächst noch auf eindringenderes Referat ankommt, so bleiben die sich ergebenden Fragen nach der Bedeutung dieser Verknüpfung von Objektivitätsanspruch und Erscheinungsweise der »Anderen«, nach der Bedeutung der Phänomenalität selber (im Unterschied zur Erfahrung oder »Begebenheit«), und nach jenem »genuinen Sinn«, in dem das Sterben erfahren werden soll – welches alles engstens miteinander zusammenhängt – hier noch ungeklärt.

Immerhin hat sich hier in einem ersten referierenden Zugriff die Beschaffenheit des »Gegenstandes philosophischer Kritik« konkret schon gezeigt. Kein Material außerhalb der Position ist ohne Täuschung namhaft zu machen, nicht einmal das ganz formelle »allgemeiner Erfahrung«. Versucht man es anders als experimentierend, so beginnt bereits der Gegenstand zu entgleiten. Im experimentierenden Aneinanderhalten aber, worin solche allgemeine Erfahrung als untergeschobene Folie dienlich sein kann, kommt die bestimmte Figur zum Vorschein, als welche die Sache selbst innerhalb der Position auftritt: »Das Sterben Anderer« als *Phänomen* und ausgestattet mit dem schlechten Charakter der Objektivitätsprätention.

§ 4. Korrektur der zweiten Angabe: Das Gesetz des Sterbens und das Sein des Todes.

Ebenso ist das zweite ausgetrennte Thema, »Das Wissen, daß ich selber sterben muß«, eine Verfälschung wiederum nicht bloß der Heideggerschen Auslegung, sondern bereits des Frageansatzes, zutreffender noch: dessen, was bei der Frage und der mit ihr gegebenen Untersuchungsrichtung als «Phänomen« eigentlich besehen und ausgeschöpft wird.

Auch hier wieder ist es nicht einmal das dunkel zugrundeliegende Faktum etwa oder das wie hinter einem Schleier eigentlich doch Gemeinte, was mit unserer Angabe herausgehoben wäre: sondern die darin enthaltenen Bestimmungen »Wissen, daß«, »ich« und »Sterben-müssen« wie auch das aktuelle Ganze solchen Wissens selber, – sind sämtlich von Anfang an für Heidegger unzuständig, mag es nun sonst ein solches Wissen geben oder nicht.

Wenn dies, »Daß ich sterben muß« – um damit zu beginnen – überhaupt in Heideggers Untersuchung eingeht, so bedeutet es doch keinesfalls: es ist mir gesetzt, zu sterben oder mir ist die Grenze gesetzt oder ich habe dies vor mir und zu erwarten, daß es mit mir ein Ende hat, schließlich auch etwa (metaphorisch, aber darin ausdrücklicher): *über mich* ist das Gesetz verhängt, sterben zu müssen. Hierbei wäre denn allerdings zugleich ein »Wissen« von diesem Gesetz und dieser gesetzten Grenze nichts weniger als ein Verstehen oder Erschließen ihrer, eher gerade die Gewißheit eines schlechthin Unerschließbaren, Unaufschließbaren und Harten. Denn ein Gesetz und ein Gesetztes kann wohl gewußt, aber nicht verstanden werden. Sondern »Daß ich sterben muß« kann, um Heidegger wiederzugeben, nur übersetzt werden in: »Der Tod ist, sofern er ›ist‹, wesensmäßig je der meine.« (S. 240.)

Daß das »ist« hier in Anführungszeichen steht, dieser Umstand nimmt abermals Bezug auf jenen »genuinen Sinn« der Erfahrung des Todes und grenzt ein solches genuines *Sein* des Todes – und um dieses, das Sein des Todes, um diese eigentümliche Paradoxie geht es hier in der Tat – grenzt es ab gegen das Sein von bloßen »Begebenheiten«. Die Übersetzung aber von unserem Satze in den Heideggers ist zugleich in bestimmter Hinsicht seine genaue Umkehrung: aus dem »Daß ich sterben muß« ist nun geworden, daß das Sterben-müssen und somit das Sterben überhaupt, weit entfernt, über mich verhängt zu sein und mich vernichtend zu treffen, vielmehr gerade an das »Ich« gebunden ist. »Sofern es ›ist‹« nämlich. Sofern der Tod ein Sein hat, kann er nur mein Tod sein. Und so sehr ist nun der Tod in seinem fraglichen Sein an »mich« gebunden, daß es für Heidegger möglich wird zu sagen: »Keiner kann dem Anderen *sein* Sterben abnehmen.« (S. 240.) Nicht etwa bloß »keiner kann dem Anderen *das* Sterben abnehmen« – denn diese geringe Variation würde den Satz wiederum ins Gegenteil verkehren, indem darin ausgesprochen wäre, daß es *allen gleichermaßen* gesetzt ist, zu sterben; oder auch, daß das Sterben-müssen als solches an allen Einzelnen gleich sei und eben darum, als gesetzt, nicht abgenommen werden könnte; sondern: »Keiner kann dem Anderen *sein* Sterben abnehmen!«

§ 5. Zweideutigkeit des Possessivums. Die Sprache Heideggers oder Heidegger und die Sprache.

Nimmt man eine Wendung wie »mein« oder »sein« Sterben für sich allein, so mag darin die – rein grammatisch gesprochen – possessive Bestimmung noch schillern. Es ist nicht ausgemacht, ob nicht der strikte grammatikalische Sinn des Possessivums zu einer »bloß« sprachlichen Aporie umschlagen kann, die als solche nun die Bedeutung der Wendung bildet und den possessiven Charakter zwar nicht vernichtet, aber als unumgänglich falsche Sprache notwendig mitführt. So verstanden, würde sich in der sprachlichen Aporie aktuell der Widerspruch durchsetzen können: die Possession, das Besitzverhältnis oder Zueigengehören, von dem die Wendung geprägt ist, würde den Zerfall seiner selbst sehen lassen. Nämlich dies, daß gerade ich, gerade du, gerade jeder Einzelne vom Sterben getroffen werde und unter dem gesetzten Tod stehe, – auch daß dieses Gesetztsein eben darin wirklich sei, jeden Einzelnen vernichtend zu treffen und alles »Mein-sein«, alles mögliche Besitzen, Selbst-sein radikal zu zerstören.
In der Tat hat solche Zweideutigkeit des Possessivums in einigen Formulierungen Heideggers immer ein gewisses Gewicht, aber dann gerade so, daß das Zweideutige unkontrolliert stehen bleibt und somit im Effekt die Bedeutung dem triumphierenden reinen Sprachsinn und also dem darin angezeigten Besitzverhältnis ohne Not des Philosophierenden überlassen bleibt. Und zwar wird hier über das »Bedeuten« Rechenschaft nicht gelegt aus einem ganz bestimmten durchgängigen Grunde: deswegen, weil es für

das existenziale »Verstehen« so etwas wie eine sprachliche Aporie gar nicht geben kann. Einer solchen These mag entgegengehalten werden, daß Heidegger am Schluß der Einleitung (S. 38) beiläufig, aber entschieden das »Ungefüge und ›Unschöne‹ des Ausdrucks« im Buche rechtfertigt, indem nämlich für die Aufgabe, »Seiendes in seinem Sein« zu fassen »nicht nur meist die Worte, sondern vor allem die ›*Grammatik*‹ fehle«. Indessen ist damit, wie leicht zu ersehen ist, nichts über das Reden überhaupt ausgesagt, ob es nämlich die Sachverhalte, die »Sachen« zu treffen vermöchte oder nicht oder auch nur umweghaft. Vielmehr hindert der Vorbehalt nicht, daß eben dieselbe an der angeführten Stelle ausdrücklich gerechtfertigte »Umständlichkeit der Begriffsbildung und Härte des Ausdrucks«, daß eben diese nun gewaltsam unter die ontologische Aufgabe gezwungne Sprache schließlich doch zulängliches, verstehendes und entdeckendes, »wahres« Reden ist, daß die Sprache hier das Pathos hat, ohne Not, wenn auch mit »Umständlichkeit«, das Sein wirklich und wahrhaftig eröffnen und ansprechen zu können. Eben darum auch gibt es hier kein Meinen, das über die Sprache hinaus oder durch sie hindurch auf Sachverhalte ginge, welche etwa nur durch Einkreisung in Zirkeln oder im Zusammentreffen logischer Kontradiktionen als positiv aufsprängen, – obzwar der *Zirkel* in einem ganz anderen Sinne von Heidegger ausdrücklich und programmatisch an entscheidender Stelle (S. 152/3) als »positive Möglichkeit ursprünglichsten Erkennens« bejaht ist. »Der Zirkel darf nicht zu einem vitiosum und sei es auch zu einem geduldeten herabgezogen werden.« Und: »Das Entscheidende ist nicht, aus dem Zirkel heraus-, sondern in ihn nach der rechten Weise hineinzukommen.« In einem ganz anderen Sinne heißt dies Zirkel deswegen, weil es sich hierbei um die Charakteristik des Verstehens selber handelt, welches niemals pure, nackte und noch unverstandne »Sachen« vor sich habe, sondern es auch im ersten Blick immer schon mit Verstandenem zu tun habe: und solches eben nicht als vitiosum, sondern als die eigentliche und »gründ«lichste Weise des Erkennens, von welcher das Beginnen bei Prämissen und Fortbewegen im Schließen nur ein höchst abgeleiteter Modus sei. Merkwürdig bleibt allerdings, daß im gleichen Zusammenhang demjenigen Sein, das zu diesem abgeleiteten logischen Erkennen korrelativ ist, dem Sein des »Vorhandenen« eine für den bloß in sich selber bewegten, gleichsam mit sich beschäftigten Verstehenszirkel des menschlichen Daseins höchst gefährliche Rolle zugebilligt ist: die Rolle nämlich nicht bloß des »wesenhaft Unverständlichen«, sondern sogar des »Unsinnigen« und »Widersinnigen«, das etwa als »hereinbrechendes und zerstörendes Naturereignis« *gegen* das Dasein anlaufen kann, obwohl es doch – der Analytik zufolge – bloß *innerhalb* des Daseins begegnet! Diese bedeutsame Einräumung, die, weitergedacht, wohl imstande sein könnte, die Konzeption der Vorhandenheit wie auch schließlich diejenige des Verstehens selbst ins Wanken zu bringen, sei hier nachdrücklich angemerkt, insbesondre darum, weil dies Natur»ereignis«, dem da ein freilich enger Ort zugewiesen ist, uns in naher Verwandtschaft zu jener »Begebenheit« zu stehen scheint, die – nach Heidegger – der Tod *nicht* ist! Gerade an diesem bedrohlichen Hervortreten von Natur hinter dem Rücken der existenzialen Intention wird der Rang deutlich, welcher im Zuge der Fundamentalanalyse der Sprache und dem Zirkel als ihrer tiefsten Bewegungsform zuerkannt ist. *Weil* der Zirkel hier konstitutiv ist für das Verstehen und darum keine Not, sondern eine Tugend darstellt, – weil der Zirkel hier mit dem Rechte ausgestattet und in der Hoffnung eingesetzt ist, alles Fremde zu verschlingen, nichts draußen zu lassen und einen reinen Innenraum herzustellen, darin dem Beschwörungszirkel der Magie durchaus nicht unähnlich, – ebendarum kann er nicht als explizit sprachlicher Umweg oder Experiment auftreten so wenig wie zuvor die Zweideutigkeit aporetisch genommen werden konnte. Denn der Sprache oder »Rede« als solcher ist es in dieser Philosophie zugestanden, daß ihr »ursprüngliches« Ansprechen von Phänomenen identisch sei mit dem ursprünglichen Sich-Zeigen dieser Phänomene selbst. Das »phainómenon« als das sich von ihm selbst her Zeigende oder Offenbarende fällt (wie der § 7 des Buches ausweist) mit dem »legómenon«, dem »Aufgezeigten als solchen« ohne Vermittlung, Spaltung, Bruch und Schwierigkeit zusammen. Da somit der Logos von Anfang an das Offenbaren des von ihm selbst aus sich schon Offenbarenden ist, und da Logos mit »Reden« übersetzt wird, so ist auch ein Reden und Hinaussprechen von Bedeutungen in Worten, also Sprache, sofern sie nur »ursprünglich« geschieht, sofort auch schon unvermitteltes und ungebrochenes Entdecken und Offenbaren. Sprachliche Aporien und Zweideutigkeiten aber treten immer nur in nicht-ursprünglichem, von *sich selbst* abgefallenem Reden auf und sind als »Verdeckungen« und das heißt als prinzipiell auch wieder aufdeckbar charakterisiert. Etwa in diesem Sinne kommt die »Zweideutigkeit« als ein Modus des Redens bei Heidegger ausdrücklich vor: mit dem »Gerede« und der »Neugier« bildet sie die Charakteristik der »alltäglichen« *Erschlossenheit* des Daseins, und wenn darin auch verdeckend statt entdeckend geredet wird, so ist dies *Ver*schließen doch nur ein verdorbenes, abgefallenes *Er*schließen. »Zweideutigkeit« meint so ein fundamentales Merkmal *des* öffentlichen Redens überhaupt, das zwei-deutig ist hinsichtlich des in ihm sich aussprechenden Verstehens, ob es nämlich »echt« oder »unecht« sei. »Alles sieht so aus wie echt verstanden, ergriffen und gesprochen und ist es im Grunde doch nicht, oder es sieht nicht so aus und ist es im Grunde doch.« (S. 173.)[1] Nichts bezeugt deutlicher die durch nichts Anderes, Ge-

genständliches gebundene Eigenmacht, welche hier der Sprache eingeräumt wird, als dieser Satz, worin beides – scheinhaft »echtes« wie scheinhaft »unechtes« Reden – für gleich gilt und in einer einzigen Modalität, der des »Verfallens«, verschwindet. Wäre aber Sprache in ein Verhältnis zu Wirklichkeit gebracht, so müßte solche Verschlingung wie in einem Scheidewasser sich lösen, das unechte Reden, das es »im Grunde doch nicht« ist, müßte sich verwandeln in »falsche« Sprache, die als falsch eingesetzt doch trifft und das Getroffene aufspringen macht. Aber nicht von »wahr« und »falsch« ist hier – in der hermeneutischen Phänomenologie – die Rede, sondern *Wahrheit ist der Sprache selbst oder der Sprache als Selbst, als mythischer Macht, unbedenklich ausgeliefert*[2].

So auch ist jenes stete Heraufholen von »Urbedeutungen«, das der philosophischen Sprache Heideggers eigentümlich ist, in seiner Funktion zu begreifen. Solcher Bann »ursprünglichen« Bedeutens, benutzt und doch auch sich selber überlassen, neu eingespannt und doch nicht eigentlich ausgeschöpft, macht den wesentlichen Träger, den Zeugen und das Agens der philosophischen Intention aus. Nur darum, weil in dieser Weise die *geschichtliche* Tiefe des Sprachbildes wie der grammatischen Konstellation unterdrückt ist zugunsten eines »Sinnes«, den die Sprache gleichsam von selbst, aus eigenem Ursprung, der nur wieder freigelegt zu werden braucht, heranträgt ohne Zutun des meinenden Menschen, – nur darum also wird es möglich, dieselbe Sprache noch einmal kritisch wörtlich zu nehmen und aus den unterdrückten Bildern, die ja nicht in jenem »Sinn« und sei es im Ur-Sinn aufgegangen sind, das faktische geschichtliche Lokal dieser Philosophie aufzukonstruieren. Derart realisiert sich die hier geforderte Aufgabe der Kritik: die Herrschaft zu brechen, welche Heidegger »der« Sprache als einem Urwesen einräumt[3].

Hiernach kann die aufgewiesene Zweideutigkeit der

possessiven Bestimmung »mein Sterben« in dem Satze »Keiner kann dem Anderen sein Sterben abnehmen« allein so von Bedeutung sein, daß sie – um Heideggerisch zu reden – schon im ersten »Vorblick« und »Vorgriff« enthalten, ja schon im angesetzten *Phänomen* des Sterbens und in dessen Phänomenalitätscharakter als solchem mitgegeben ist. Da aber – phänomenologisch – ein Phänomen »von ihm selbst her« niemals zweideutig sein kann, so bleibt dies Moment im weiteren Verlauf der existenzialen Untersuchung notwendig unbeachtet, ja abgedrängt, geht aber eben in dieser Gestalt in das Wesen der Sache ein, und dies nicht bloß beiläufig und korrigierbar, sondern fundamental und immanent unauflöslich: das »Keiner kann dem Andern sein Sterben abnehmen« geht in eine allerdings sehr eindeutige Konsequenz über, sie ist in dem schon zitierten Satze ausgesprochen: »Der Tod ist, sofern er ›ist‹, *wesensmäßig je der meine.*« Darin nämlich ist das Possessivum offenbar ganz zu seinem Recht gelangt und läßt gar keine Zweideutigkeit mehr aufkommen. Der Tod ist vom »je meinen« Dasein in *Besitz* genommen.

§ 6. Fortsetzung der Korrektur der zweiten Angabe: Der Möglichkeits-Charakter des Sterbens und sein Doppelsinn.

Der Satz, daß der Tod, sofern er »ist«, wesensmäßig je der meine sei, kann anders auch so ausgedrückt werden: Sterben ist nur möglich als jeweils »mein« Sterben. Hierin liegen nun aber sofort weitere merkwürdige, zu entwickelnde Momente beschlossen: »Sterben ist nur möglich als . . .« enthält den Anspruch einer Einsicht in die Ermöglichung des Todes, einen Anspruch also, der grundsätzlich und toto coelo von der wie immer gearteten Hinnahme des Sterbenmüssens als des harten gesetzten Endes verschieden ist. Womit das bereits Angemerkte, daß es hier um die paradoxe Frage nach dem »Sein des Todes« gehe, dahin ergänzt wird, daß es sogar um die *Seinsmöglichkeit* des Todes geht. Und in der Tat ist damit ein weiterer Schritt im Referat getan, denn es sind Heideggers Worte, daß der Tod eine »eigentümliche Seinsmöglichkeit« sei. Dies aber ist noch etwas Wesentliches mehr als daß der Tod auf eine einsehbare Weise ermöglicht sei: vom durch bestimmte »Gründe« ermöglichten Sein zum Sein *als* Seinsmöglichkeit ist ein Schritt, der zunächst die Frage, wo der den Tod ermöglichende »Grund« zu suchen ist, und die andere, *wessen* Seinsmöglichkeit der Tod sein könne, als different voneinander vermuten läßt.

Nehmen wir die zweite Frage voraus: Wer steht in dieser Seinsmöglichkeit, sterben zu müssen? Besser: in dieser Seinsmöglichkeit, die *das* Sterben *ist* – denn dieses »müssen« ist noch ein Rudiment unserer eignen Formulierung, welches in den Möglichkeitscharakter schlechterdings nicht aufzugehen vermag. Diese Frage nach dem Wer scheint sich nach dem Bisherigen insofern ohne Schwierigkeit beantworten zu lassen, als der Tod ja, »sofern er ›ist‹, wesensmäßig je der meine« ist. Ist aber dieses fragliche Sein des Todes und dieser »genuine Sinn« des Sterbens nun als Seinsmöglichkeit verstanden oder in solche übergeführt (welche denn, beiläufig bemerkt, allerdings beim Tod »der Andern« niemals wird *erfahren* werden können!), so scheint konstruktiv ohne Schwierigkeit gefolgert werden zu können, daß *ich* es bin, oder daß »das Ich« es ist, dessen wesentliche Seinsmöglichkeit der Tod »ist«. Wird dies aber festgehalten, so meldet sich von neuem die Grundschwierigkeit an: »ich« gehe ja gerade im Tode unter, oder gerade am Tode als der schlechthin ichfremden Wirklichkeit, die niemals ihm zur Möglichkeit werden kann, als an seiner harten Grenze zerschellt das Ich und wird zunichte. Denn weil »ich« nur gesagt werden kann als »ich bin« – es sei denn, ich hätte mich aus allem Ich-*sein* zurückgezogen auf jenen Punkt, von dem aus ich nur noch mich selber zu vernichten vermag, nichts weiter –, so ist es schlechthin ein Widersinn, zu sagen, daß für *mich* der Tod Seinsmöglichkeit sei, – ausgenommen, noch einmal, den *Selbstmord,* und auch ihn nur unter der Voraussetzung, daß ich in der Vernichtung meiner selbst eigentlich erst triumphierte und als ein Wahrerer aus ihr hervorginge. Diese Interpretation aber scheidet aus bestimmten Gründen für Heidegger restlos aus. Und so bleibt die Schwierigkeit, denn vom Ich gilt es, daß »ich sterben muß«, – wer aber ist es, dem der Tod Seinsmöglichkeit sein kann? Die Schwierigkeit erstreckt sich zugleich von neuem auch auf die Zweideutigkeit der possessiven Bestimmung »mein Sterben«: denn wenn ich nicht derjenige bin, der das Sterben als seine Möglichkeit »besitzt«, so scheint sich wieder eine Aussicht zu eröffnen dafür, daß dieses Possessivum doch noch etwas anderes meine, denn nur wenn *ich* von dem »meinen« und *er* von dem »seinen« spricht, so drückt sich darin das freilich drastische und handfeste Eigentumsverhältnis aus; ist das Wer der Possession aber ein anderes, ... indessen wer denn kann außer mir noch von dem »meinigen« sprechen?

Die Antwort liegt in dem folgenden Satze Heideggers beschlossen, der zunächst nur eine geringe Veränderung jenes andern Satzes, daß Keiner dem Andern sein Sterben abnehmen könne, zu sein scheint:

»Das Sterben muß jedes Dasein jeweilig auf sich nehmen.« (S. 240.)

Wer aber ist nun dies »jedes Dasein«? Offenbar jedenfalls etwas Anderes als »jeder einzelne Mensch« oder auch derjenige, der »ich« und »ich bin« sagen kann.

»Dasein« mag – wiederum experimentierend – verstanden werden als Dasein *des* Menschen, womit denn nicht irgendeine »Sphäre« der Menschlichkeit oder eine Schicht *im* Menschen, sondern nichts als das einfache Daß bezeichnet wäre: *daß* der Mensch da ist. (Jenes selbe Daß, welches übrigens auch schon in unsern ersten experimentierenden Angaben – »*daß* ein andrer Mensch stirbt« und »*daß* ich selber sterben muß« – vorkam!) So gefaßt, könnte zu der Bestimmung nichts Genaueres mehr hinzugefügt werden, noch auch wäre es möglich, sie in sich selbst zu gliedern und etwa als eine so und so auslegbar gegliederte Region von Sein überhaupt gegen andere Regionen abzuheben; vielmehr wäre es nichts weiter als dasjenige, was *in allem* Einzelnen und Bestimmten, das jeweils ausgesagt werden kann, zum Beispiel daß dieser Mensch dieses und jenes erfahre, daß er hungere oder glücklich sei, daß er so und so aussehe, die und die Herkunft habe, so und so alt sei u.dgl. mehr – was also in all solchen Bestimmungen als eben dieses »daß«, von dem nicht und niemals »abstrahiert« werden kann, enthalten ist. Sowenig ist es möglich, von diesem zu abstrahieren, daß sogar gerade alle Beschreibungen des So und so-seins eines Menschen oder einer Menschengruppe nur dadurch zutreffend oder auftreffend gemacht werden können, daß dies So und so-sein »daseiend« gemeint ist. So verstanden also wäre Dasein nicht etwa ein Universale[4] in dem Sinne, daß es »allen Menschen zukäme« oder von allen prädiziert werden könnte, und unter dem nun alle weiteren und näheren Bestimmungen subsumierbar wären. Die negative Charakteristik dieses experimentierenden Daseins»begriffes« muß somit das Moment des Nicht-Universalen mit demjenigen des Nicht-Prädikativen überhaupt eng vereinen. Mit dem Satze »Der Mensch ist daseiend« wäre also weder »der Mensch« als solcher eingefügt in

eine Gattung daseiender Wesen oder Substanzen überhaupt, noch wäre auch etwas *am* oder *im* Menschen so benannt noch schließlich etwas zu seinem sonst reinen Begriff synthetisch hinzugetan. Sondern der Gegenstand eines derartigen Satzes wäre mit dem puren Hinweis auf das »daß«, welches allen *bestimmten* Aussagen unablöslich einwohnt, völlig erschöpft. Das heißt aber: Solches Dasein ist – eben als unablöslich – gar *kein mögliches selbst-gültiges philosophisches Thema.*
Obwohl nun diese letzte Konsequenz ganz offensichtlich den Übergang zum Gegenstand dieses Referats abschneidet, da denn vielmehr »Das Dasein« gerade das zentrale Thema der vorliegenden ersten Hälfte von *Sein und Zeit* (und in modifizierter Weise auch der nachfolgend publizierten Schriften Heideggers) ist, – so muß gleichwohl auch hier festgehalten werden, daß dieses hier angezeigte nicht-universale, nicht-prädikative und nicht-thematische Daß-sein in das bei Heidegger thematische Dasein in bestimmter Weise zweideutig mit eingeht. Solches Übergehen geschieht ganz analog der oben bezeichneten Zweideutigkeit der possessiven Bestimmung des Sterbens, welche ebenso wie die hier zu kennzeichnende sozusagen unterirdisch oder *an der Schwelle* der Eingangstür zur ausgearbeiteten Philosophie Heideggers zu suchen und zu finden ist. – Hier nun aber, in der angeführten Stelle, um deren Verständnis wir uns gegenwärtig bemühen, ist von »jedem Dasein« die Rede. Es ist also gleichsam eine *Pluralität* von »Daseinen« zugrunde gelegt, während jenes Daß-sein nicht einmal nur überall Eines ist, vielmehr weder Eines noch Vieles, sondern das, was *in allem einzelnen Geschehen* die *Bestimmtheit* des »Faktums« ausmacht. Gleichwohl ist »Dasein« darin keineswegs ein bloßes Synonym für den einzelnen Menschen, und »jedes Dasein« etwa gleichbedeutend mit »jeder einzelne Mensch«; diese Bedeutung – damit wird die Erörterung an das Entscheidende herange-

führt – diese Bedeutung ist deshalb ausgeschlossen, weil »Dasein« für Heidegger der Terminus ist, mit dem nicht sowohl der Mensch als vielmehr die spezifische *Seinsweise* des Menschen benannt ist, welche als exemplarische Basis für das Thema des Seins selber in diesem Buche erfragt und befragt wird[5]. Die Schwierigkeit, die hier von unserem eignen, wieder versuchsweise angenommenen Ausgangspunkt her entsteht, löst sich für Heidegger damit, daß das »Seiende«, das der Mensch ist, den »Charakter des Daseins« hat, was ihm ebensogut umgekehrt (es ist freilich keine genaue Umkehrung, – oder auch: eben dieses »Umkehren« ist hier das Problematische!), – was ihm also ebensogut auch in dem Satze ausdrückbar ist: »Das Sein dieses Seienden ist je meines.« (S. 41.)[6]

Hier muß der merkwürdige Sprung eingesehen werden, der einen solchen Satz, welcher für den ganzen zu verhandelnden Komplex fundamental ist und auch das Problem des Possessivums mitumgreift, möglich macht: In gewisser Weise nämlich enthält der Satz noch immer das oben charakterisierte Moment des Daß-seins, als welches in seiner nicht-universalen Allgemeinheit die Bestimmtheit des Bestimmten ausmacht und eben darum nicht vermag, zum Thema einer wie immer gearteten positiven Auslegung, Deskription oder Explikation zu werden; – er enthält dieses Moment nämlich in seinem ersten Teil, in der einfachen Bezeichnung »das Sein *dieses* Seienden«, die den gleichen Ansatz wenn nicht nimmt, so doch dunkel noch verrät wie unsre obige Redewendung vom Dasein *des* Menschen. Der bloße *Genetiv* nämlich, der das Sein mit dem Seienden so eng zusammenschließt, bewahrt – ohne Not rückführbar in das ›Existenzialurteil‹ – dessen nicht-universale Allgemeinheit, wenn dieser paradox-logische Ausdruck noch einmal verstattet ist. In dem gleichen Augenblick aber wird schon vom Sein selber, welches soeben noch Daß-sein schien, und nicht mehr vom Seienden etwas ausgesagt: »Das Sein ... *ist* ... usw.«! Und damit also geschieht der Sprung in die zuvor unthematische Grenze hinein, welche ihrer »Unablöslichkeit« und darin mitgegebenen Verschlossenheit verlustig geht und von nun an »erschlossen« wird. So tritt das auf der Schwelle noch eben Zweideutige herein durch die Tür und wird zum Thema. Fremde Natur steht auf und wird Wesen. Oder auch: Dasein löst sich ab von dem bestimmten und »faktischen« Geschehen, dahinein es festgebunden war, hört auf, pures »Daß« zu sein und drückt – um eine treffende Wendung Mischs[7] zu zitieren – »Daseinheit« selber und »als solche« aus. Die Exaktheit, mit der diese Wortbildung das hier Vollzogne trifft, zeigt sich noch drastischer, wenn man den grotesken Widersinn der analogen Wendung »Daßheit« dicht dagegenhält.

Sehen wir aber nun auf das hin, was vom »Sein dieses Seienden« hier ausgesagt wird, auf die Entstehung nicht allein der »ontologischen« Aussagemöglichkeit, sondern des Aussage-inhalts: Der isolierte Genetiv, indem er das Sein im Sei*enden*, die Bestimmtheit im Bestimm*ten*, die Grenze im Begrenz*ten* als factum oder perfectum aufbehält, drückt noch aus, daß »dieses Seiende« oder *der Mensch* da ist; ebendieses ist aber im ganzen Satze als Quasi-Prädikat in das so erschließbar gewordene Sein selber hineingetragen oder von ihm verschlungen. Der Ausdruck »Quasi-Prädikat« kann freilich nicht die Endgültigkeit eines logischen Resultats beanspruchen und beansprucht diesen Charakter hier auch gar nicht, da er denn nichts weiter benennen soll als jenen Moment des Überspringens in den zuvor »dunklen« Seinsbegriff oder in die Ontologie überhaupt: einen Moment also und den entscheidenden innerhalb des von uns methodisch substituierten »Werdens« der ontologischen Region. Dieser Ausdruck hat seine unverbindliche Form mit Rücksicht nicht nur auf die allgemeine von Heidegger geübte Kritik der überlieferten Logik, sondern vorzüglich auf eine noch spezieller hierher gehörige prinzipielle Erklärung aus dem ersten Paragraphen der Einleitung zu *Sein und Zeit* (S. 4): *»Der Begriff ›Sein‹ ist undefinierbar.«* Aber: *»Die Undefinierbarkeit des Seins dispensiert nicht von der Frage nach seinem Sinn, sondern fordert dazu gerade auf.«* – In dem Satze »Dasein ist je meines«, um den es sich hier handelt, ist also der da-seiende Mensch, welcher »ich bin« selber wirklich sagen kann, zu einem Prädikat des Daseins geworden und trägt, wie es scheint, auf diese Weise zu einer Definition des Daseins bei; Dasein aber ist eine Seinsart, ja sogar das Feld der »Fundamental-Ontologie«, also nach obigem undefinierbar. Darum also »Quasi-Prädikat«, weil hier nicht über Objekte urteilend ausgesagt wird, sondern ein Seins-Sinn »erschlossen« wird, und weil das erschließende »Subjekt« dieses Sein nicht sich gegenüber hat, sondern es letzten Endes selber ist. Der *Philosoph* aber, der als Erkennender allein und zwar selber definieren und volle Prädikate – nicht »Quasi-Prädikate« – machen kann, begibt sich hier dieses menschlichen Vermögens wie der Objekte und wird so zum *Baalspriester,* der das stumme Selbstverstehen des Götzen bloß vernimmt und lautbar macht.

»Ich bin« also wird verschlungen in »Dasein ist je meines«. (Solcher Prozeß freilich ist nicht vollzogen, sondern ›hinter‹ der Intention belegen, ein andres, abstrakteres Bild für jenes Überschreiten der Türschwelle.) Und hierin ist nun auch das Possessivum oder das Besitzverhältnis, von dem oben die Rede war anläßlich der Wendung »mein Sterben«, ganz aufgesaugt oder eingeebnet in die ›ontologische‹ Aussage – denn dieser so erschlossene ›Bereich‹ (Heidegger sagt »Region«) *ist* der ontologische. Nicht kritisch aufgehoben oder zum Zerfall gebracht ist das (sprachlich sich durchsetzende) Eigentumsverhältnis, sondern nur anonymisiert, indem ja nun kein Eigentümer mehr zu sehen ist. Nämlich: die Formulierung »Dasein ist je meines« besagt nicht sowohl, daß ich, indem ich bin, einen Besitz an Dasein habe, als vielmehr, daß *das* Dasein *in sich* den Charakter der »Jemeinigkeit« hat. Mit anderen Worten: der Satz ist – für Heidegger – ein analytischer, und zwar nicht im logischen Sinne ›analytisches Urteil‹, sondern als in die »Analytik des Daseins« gehörig. Damit aber ist die oben aufgewiesene Zweideutigkeit der possessiven Bestimmung, welche dort immer nur auf das ›ich bin‹ und ›ich muß sterben‹ bezogen blieb, auch noch aus dieser deutlichen Bindung an das Ich herausgezogen und in das Dasein gleichsam transplantiert. Dasein »als solches« aber hat weder etwas zu eigen noch gehört es jemandem zu eigen, da es ja »Sein des Seienden« ist. Gleichwohl enthält es als Resultat solcher ›Transplantation‹ die gerade noch verklingend zweideutige »Jemeinigkeit« als *Struktur*moment oder *Bau*element in sich selbst. So erhält die zuerst so unmißverständlich possessive Konsequenz »Der Tod ist, sofern er ›ist‹, je der meine« jetzt ebenfalls ein verändertes Gesicht: denn in der Tat – das Wer, das hier ›mein‹ sagt, bin *nicht* ich, sondern wäre das Dasein, wenn dies Dasein noch zu sprechen vermöchte und nicht vielmehr selber stumm wäre – es bedarf ja ständig des Analytikers, der an seiner Statt, selber anonym, spricht. Oder auch: Diese Aussage, der Tod sei je der meine, stellt gar keine direkte Inanspruchnahme seiner für das Ich dar, sondern ist eine daseinsanalytische Aussage. Schließlich klärt sich damit nun endlich auch die Bedeutung dieses in Anführungszeichen gesetzten »ist«, von welchem wir sagten, daß es jenen schon zitierten »genuinen Sinn« betreffe. Das Sein des Todes, welches in doppeltem Sinne als eine »Seinsmöglichkeit« charakterisiert war, wird hier aussprechbar, weil *das Dasein* sich erschlossen hat. Es bleibt aber solange unaussprechlich, als der Tod das den Menschen wirklich und zwar vernichtend Betreffende ›ist‹. Hier indessen hat der Tod Grund und Ort in der erschlossenen ›Grenze‹ überhaupt erhalten – um die oben gewonnene Abbreviatur einstweilen beizubehalten.

Die Frage ›*Wer stirbt?*‹ ist hier gar nicht im Thema, – denn von ihr aus würde man notwendig wieder zu derselben ›nicht-universalen Allgemeinheit‹ gelangen müssen, die eben gar nicht thematisch werden kann, die in sich nicht durch Analytik ausfaltbar ist und die Seinsfrage überhaupt verbietet; was vielmehr im Thema steht, ist allein die Frage »*Wessen Seinsmöglichkeit ist der Tod?*«. Und hierauf lautet die freilich, wie sich nun wohl gezeigt hat, sehr merkwürdige und komplexe Antwort: Der Tod *ist* eine Seinsmöglichkeit des Daseins!

Und der ganze Vorgang, der sich damit abgespielt hat, ist, bündig gesagt, der, daß dieses »ist« von seinen Anführungszeichen befreit wurde!

§ 8. Ontisch-ontologische Beweglichkeit des Daseins. Das Jeweils und die Jeweiligkeit.

In diesem Rahmen bleibt noch die Frage zu klären übrig, was für einen Sinn jener Satz hat, der uns die Heideggersche Lösung des Problems, wessen Seinsmöglichkeit der Tod sei, nahelegte: »Das Sterben muß jedes Dasein jeweilig auf sich nehmen.« Hier klang der eigentümliche Gedanke einer Pluralität von Daseinen an, indem die Redewendung »jedes Dasein« an solche wie ›jeder Einzelne‹ oder ›jeder Mensch‹ gemahnte. Es fragt sich nur, ob und wie eine solche Wendung aus der soeben bezeichneten ontologischen Absicht zu rechtfertigen ist. Offenbar nämlich liegt hier eine Formulierung vor, in der das »Sein dieses Seienden« stark im Begriffe ist, selber wieder zu einem Seienden zu werden, – eine im Heideggerschen Sinne zum Ontischen neigende Formulierung. Hierfür spricht nicht bloß die Wendung »jedes Dasein«, sondern ebenso auch das

»muß«, das sich in der gleichen Weise von der »Seinsmöglichkeit« entfernt wie das seiende Dasein vom Sein des Seienden. Wollen wir also die Gänge im Innern der Position aufdecken, so ist diese Beobachtung von großer Wichtigkeit: daß bisweilen die Struktur der Jemeinigkeit aus ihrem Strukturcharakter herausspringt; oder daß aus der Projektion der wirklichen und bestimmten Einzelnheit daseiender Menschen in dieses Dasein als in sich gegliedertes Fundament das Projizierte herausstrebt zu dem, was, aus der ontologischen Perspektive gesehen, seiende Konkretion ist. Indem aber wird dahin das Dasein selber mitgerissen ganz so, als ob dieses wesentlich im je Einzelnen aufginge, anstatt ›umgekehrt‹ solche ›Je-Einzelnheit‹ in sich als Moment zu enthalten oder seinerseits durch sie charakterisiert zu sein. Von Anfang an aber ist in *Sein und Zeit* das Wort »Dasein« schon äquivok gebraucht oder eher unauffällig doppelsinnig, indem es nämlich keineswegs immer exakt Sein bedeutet, sondern auch gelegentlich direkt als Seiendes mitgeht. So z. B. an der bereits einmal angeführten Stelle über die »Universalität« (S. 39): »Der Universalität des Begriffes von Sein widerstreitet nicht die ›Spezialität‹ der Untersuchung – d. h. das Vordringen zu ihm auf dem Wege einer speziellen Interpretation *eines bestimmten Seienden*, des Daseins, darin der Horizont für Verständnis und mögliche Auslegung von Sein gewonnen werden soll. *Dieses Seiende* selbst aber ist . . . usw.« (Kursiv von mir!) Auch dieser Doppelsinn ist »auf der Schwelle«: würde man die beiden logisch, ja sogar ontologisch widersprechenden (d. h. über die »ontologische Differenz« hinwegsetzenden) Bedeutungen auseinanderlegen, so würde das Ganze zerfallen. Drastischer vielleicht noch, wenn auch nur formal, ist diese doppelseitige Tendenz, dieses eigentümliche Schweben zwischen dem möglichen Eingehen in die Erschlossenheit des ontologischen Fundaments als Region und dem summarischen Hinweis auf bestimmtes einzelnes

Geschehen, auf »Begebenheiten« wie etwa den bestimmten realen Tod oder dergleichen, wahrzunehmen an dem harmlosen Adverb »jeweilig« – auch »jeweils« oder in Zusammensetzungen »je« –, welches denn alsbald zur Dignität eines ontologischen Substantivs avanciert. Das schlichte Adverb nämlich erfüllt zunächst wesentlich eine *hinweisende* Funktion und führt die gleichsam vorläufige Allgemeinheit, in der es stets seinen Platz hat, an einen Punkt, wo diese selber ihre Angewiesenheit auf die ihr jenseitige Wirklichkeit bekundet und auf ihre Eigenständigkeit Verzicht leistet. Man kann den Satz »Das Sterben muß jedes Dasein jeweilig auf sich nehmen« in diesem Sinne verstehen: dann nämlich erscheint seine Allgemeinheit als eine ganz unbestimmte, in der Tat als der Hinweis auf eine endlose Pluralität wirklicher Geschehnisse, die aber als solche keineswegs in die Aussage eingehen oder gar in ihrem universalen ›Wesen‹, dessen Individuationen sie etwa als einzelne sein mögen, umgriffen und begriffen sind. Dann kommt es gleichsam gar nicht auf die hier im Satz gemachte Aussage an, als ob sie, für sich zurückbehalten, einen Gehalt hätte, – sondern die Aussage selber ist eben nichts als Hinweis und Übergang, allenfalls der Weg, auf welchem zu dem Bestimmten, was nun wirklich »jeweils« geschieht, fortgeschritten werden kann und muß. (Solches hinweisende Jeweils macht aber noch nicht das Mindeste darüber aus, ob nun die realen »Begebenheiten« etwa ihrerseits unter Gesetzen stehen oder ob sie als je einzelne überhaupt nur in ihrem perfektiven Geschehensein zu berichten sind, – oder schließlich ob diese beiden Möglichkeiten am Ende gar nicht notwendig eine Alternative darstellen!) Das eine steht jedenfalls eindeutig fest: daß die Aussagen vom »Jeweils«-charakter bei Heidegger in keinem Falle als solche bloß hinweisende und angewiesene ausdrücklich gemacht werden, und daß der darin sprachlich geforderte Schritt zur »Begebenheit« ebenfalls an keiner Stelle getan wird. Vielmehr ist das Hinausgehen und Übergehen des »jeweils« hier nur ein Schein. Die in ihm verborgene Doppelseitigkeit aber wird zu seiner stillen Funktion im labyrinthischen Wege, – in ihr liegt der Beitrag, den das Wort zur Eröffnung der ontologischen Region leistet. Denn das mit »jeweils« Angezeigte sinkt sofort als diese oder jene »Jeweiligkeit« zurück in das eben *in und mit diesem Zurücksinken* oder Zurückgeschlagen-werden des Hinweises *und keinen »Augenblick« vorher »sich erschließende«* Dasein als das offne Sein dieses Seienden. Dieses aber ist ebenso auch das Sein der Begebenheiten, zum Beispiel des Todes, – oder besser: in ihm erhalten die Begebenheiten ein Sein.

Exkurs über das Hinweisen.

Hier scheint eine Beziehung der am »jeweils« entworfenen »Folie« hinweisender Begrifflichkeit zu dem *»evozierenden«* Charakter der Diltheyschen »Lebenskategorien« zu bestehen, welche von Misch in Zusammenhang und Kontrast zu Heideggers Existenzialien gebracht werden. Vgl. Misch (a.a.O. III, S. 362):

> »Statt der Aufstellung von Termini, die für theoretische (rein diskursiv feststellbare) Gegenständlichkeiten das Angemessene ist, weil Sachverhalte in der Aussage ›aufgehoben‹ und rein aus ihr entnommen werden können, ist für das Aufklären hermeneutischer Bestände ein Verbleiben in der Sphäre der *Worte* gefordert, in gewaltlosem Ausnützen der Weisheit der Sprache, wobei das Wort nach einem Gesetz des *evozierenden Ausdrucks* seine Ausdruckskraft aber auch sofort einbüßt, sobald es in terminologischen Gebrauch genommen ist . . .«

Indessen wird die Differenz des von uns mit »Hinweis-Charakter« Gemeinten schon daraus deutlich, daß dieser an dem gänzlich »ausdrucks«losen Wort »jeweils« dargelegt wurde. Zudem wird lebensphilosophisch hingewiesen auf eine wenn auch notwendig immer dunkle und bloß tönende, nie ganz zu erhellende *Totalität*, – hier auf Fakten, Begebenheiten, Singularitäten, auch singulare Zusammenhänge, wobei denn auch, wie oben schon angedeutet, die »Weisheit der Sprache« nicht die Führung übernehmen kann. Immerhin enthält jene Totalität des »Lebens« noch soviel konstitutive Dunkelheit, daß der Titel »Totalität« bloß der Name über der Tür des Geheimnisses sein kann; oder auch soviel, daß Misch lebensphilosophisch gegen die ontologische Durchartikulierung des Daseins bei Heidegger weithin polemisieren konnte und mußte.

Eher könnte hier ein auch von Misch zitierter Passus aus Löwiths *Individuum in der Rolle des Mitmenschen* herangezogen werden, der uns indessen (im Gegensatz zu Misch) von Heidegger wesentlich abzurücken scheint (das. S. 118):

> Danach ist es der ursprüngliche Sinn der Rede, »einen Andern mittels der eignen Formulierung *auf die in ihr nie einzubegreifende Sache hinzuweisen*«. – »Auch jede philosophische Formulierung, die mehr als einen möglichst bestimmten Hinweis geben will, wird leichtfertig, indem sie sich zu ernst nimmt, und erreicht statt einer Erkenntnis des geistigen Lebens ein Bekanntwerden mit Worten.«

Zweifellos will Heidegger viel mehr als »einen Hinweis geben«!

Auf ganz andere Weise und vor allem mit ganz anderem Endzweck beschreibt Husserl im zweiten Bande der *Logischen Untersuchungen* die Funktion einer gewissen Klasse von »Ausdrücken«, nämlich aller derjenigen, welche ein Personalpronomen enthalten oder einen im weitesten Sinne demonstrativen Charakter haben, als hinweisende, und zwar hinweisend auf etwas »jeweils« Bestimmtes, aber auch jeweils Verschiedenes. Für ihn wird nun freilich dieser Umstand der Verschiedenheit des mittels des gleichen Ausdrucks Angezeigten identisch mit einem Wechseln oder »Schwanken der Wortbedeutungen«, und im weiteren noch identisch mit »okkasionellem«, ja schließlich »subjektivem« Charakter dieser Bedeutungen. Wir meinen die Unterscheidungen, die im dritten Kapitel der ersten Untersuchung (»Ausdruck und Bedeutung«) durchgeführt sind, welches ja auch ausdrücklich überschrieben ist: »Das Schwanken der Wortbedeutungen und die Idealität der Bedeutungseinheit.« Dort heißt es auf S. 82/83 (2. Auflage):

> »Das Wort ›ich‹ nennt von Fall zu Fall eine andere Person, und es tut dies mittels immer neuer Bedeutung. Welches jeweilig seine Bedeutung ist, kann nur aus der lebendigen Rede und den zu ihr gehörigen, anschaulichen Umständen entnommen werden. Lesen wir das Wort, ohne zu wissen, wer es geschrieben hat, so haben wir, wenn nicht ein bedeutungsloses, so zum mindesten ein seiner normalen Bedeutung entfremdetes Wort. Allerdings mutet es sich dann anders an als eine beliebige Arabeske; wir wissen, daß es ein Wort ist, und zwar ein Wort, mit dem der jeweilig Redende sich selbst bezeichnet. Aber die so angeregte begriffliche Vorstellung ist nicht die Bedeutung des Wortes ›ich‹.« »Es ist die allgemeine Bedeutungsfunktion des Wortes ›ich‹, den *jeweilig Redenden* zu bezeichnen, aber der Begriff, durch den wir diese Funktion ausdrücken, ist nicht der Begriff, der unmittelbar und selbst seine Bedeutung ausmacht.«

Wir sehen hier ganz davon ab, daß mit Bezug auf den Ausdruck ›ich‹ Husserl seine damals vertretenen Ansichten inzwischen revidiert hat. Im Zusammenhang dieser Untersuchung ist nun völlig vernachlässigt, daß eben jenes jeweilige Bedeuten sehr wohl ein bestimmtes und genau umrissenes sein kann, wenn auch diese Bestimmtheit sich dem Ausdrucks*gehalt* des hinweisenden Wortes entzieht; vielmehr wird für Husserl aus der Angewiesenheit auf die

»Gelegenheit« sofort unter der Perspektive der Idealität – Schwanken und Trübung, Vagheit und Zufälligkeit; vor allem aber entwickelt er aus der Analyse des ›ich‹-Sagens die *Subjektivität* solcher Ausdrücke, und zwar auf dem Wege über die »Vorstellung«, indem nämlich für ihn im Hinweis nicht auf etwas Faktisches, sondern auf eine von Fall zu Fall wechselnde Vorstellung rekurriert ist:

> »Jeder Redende hat seine Ichvorstellung (und damit seinen Individualbegriff von ›ich‹), und *darum* ist bei jedem die Bedeutung des Wortes eine andere.« »Das Wort ›ich‹ hat an sich nicht die Kraft, direkt die besondere Ichvorstellung zu erwecken, die seine Bedeutung in der betreffenden Rede bestimmt. Es wirkt nicht so wie das Wort ›Löwe‹, welches die Löwenvorstellung *an und für sich* zu erwecken vermag. Vielmehr vermittelt bei ihm eine anzeigende Funktion, welche dem Hörenden gleichsam zuruft: dein Gegenüber meint sich selbst.« (S. 82/83.)

Endlich scheidet sich aber für Husserl auch hier doch noch eine Idealität von der Zufälligkeit und eine Objektivität von der Subjektivität ab: das »Schwanken« wird aus der Bedeutung selber herausgezogen und in das »Bedeuten« verlagert, das heißt, »es schwanken die subjektiven Akte, welche den Ausdrücken Bedeutung verleihen« (S. 91). »Nicht aber verändern sich die Bedeutungen selbst, ja diese Rede ist geradezu eine widersinnige, vorausgesetzt, daß wir dabei bleiben, wie bei den univoken und festen, so bei den äquivoken und subjektiv getrübten Ausdrücken, unter Bedeutungen ideale Einheiten zu verstehen.« Während also hier auch an den Worten mit hinweisender Funktion von dem »jeweils« angezeigten Zufälligen noch dasjenige abgeschieden wird, was *allein* für die reine Logik und Phänomenologie von Belang ist, so sind es bei Heidegger – um dahin nun zurückzukehren – eben die »Zufälligkeiten«, welche in der Zurücknahme des vom »jeweils« Angezeigten als Jeweiligkeit ein Sein erhalten sollen. Und in diesem

»Prozeß« (der von uns substituiert ist) des Zurückschlagens der Bestimmtheit in die damit sich erschließende Seinsstruktur steht dieses (als solches natürlich unausdrückliche) Hilfsmittel der Pluralisierung von Dasein, welches gleichsam mit dazu dient, die Bestimmungen einzuholen, die in solchem Erschließen gewonnen werden und die Strukturen des Erschlossenen ausmachen.

§ 9. Klärung des Doppelsinns der »Seinsmöglichkeit«. Schluß der Korrektur.

Endgültig aber ist der »wesensmäßig je meine« Tod erst ontologisch bewältigt so, daß gar kein Zweifel und keine Zweideutigkeit mehr bleibt, in dem Satze:

> »Am Sterben zeigt sich, daß der Tod ontologisch durch Jemeinigkeit und Existenz konstituiert ist.« (S. 240.)

Das heißt, es kommt bei dieser Frage nach dem Sein des Todes die Paradoxie heraus, daß der Tod nicht einmal bloß anstatt gesetzter Wirklichkeit und unentfaltbarer Grenze »Seinsmöglichkeit« sei, sondern sogar daß er *konstituiert* ist. Damit ist aber nun ausgesprochen, daß die beiden Fragen, die wir oben (S. 90) voneinander schieden, bei Heidegger nicht different sind, sondern in der Tat in eine einzige zusammenlaufen und eine einzige Antwort erhalten. Die eine nämlich ging nach dem Grund jener Ermöglichung des Todes, die andere nach dem Wer, dessen Seinsmöglichkeit das Sterben ist, – welche zweite Frage uns ja erst auf die »Erschließung« des zuvor verschlossenen (und nicht bloß »dunklen«) Daseins führte. Diese einzige Antwort aber heißt: Der »Grund« der Ermöglichung des Todes – und die Einsicht in diese Ermöglichung ist ontologische –, der Grund seiner Ermöglichung ist *das Sein dieses Seienden, das stirbt.* Also das Dasein; und zwar genauer – um noch einmal zu rekapitulieren –, da »Keiner dem Andern sein Sterben abnehmen kann« und somit das Sterben wesentlich »je meines« ist, so ist es der ontologische Charakter der *Jemeinigkeit* des Daseins, welcher den Tod konstituiert. Was der zweite Charakter der »Existenz« besagt, kann hier nur flüchtig und bloß zitierend angedeutet werden: es ist dies, daß es dem Seienden von der Seinsart des Daseins in seinem Sein um dieses selbst geht. »Existenz« aber ist das »Wesen« des Daseins. Und somit drückt sich hierin sogar ganz grundsätzlich das Werden der Seinsregion aus: Dem Ich geht es freilich, indem es da ist (was aber nicht heißt: »In seinem Sein!«), oder enger noch: dem daseienden Ich geht es um dies oder jenes, auch um sein eignes Leben; nun aber ist dies Ganze zurückgewendet in die mit dieser Zurückwendung geleistete Erschlossenheit »des« Daseins. Und zwar zeigt sich an der zitierten Bedeutung von »Existenz« das eine auf das Nachdrücklichste, daß dieses Dasein durch nichts ihm Fremdes begrenzt wird (da es ja selber die zum eignen Raum erschlossene ›Grenze‹ ist), daß mit ihm nichts geschieht (da ja vielmehr alles Geschehen in seiner *Möglichkeit* in es zurückverlegt ist), und daß das Dasein es also immer und überall einzig und allein mit sich selber zu tun hat.

Der Grund der Ermöglichung des Todes ist also identisch mit dem, dessen Seinsmöglichkeit er ist: es ist nichts Anderes als das jemeinige existierende Dasein. Schwerlich kann die Eigentümlichkeit dessen, was hier bei Heidegger thematisch gemacht wird, und ebenso sehr dessen, *wie* dies thematisch gemacht ist, präziser angezeigt werden als mit dem Aufweis der Identität dieser beiden Fragen. Oder damit, *daß ebendasselbe Sein, um das es im Tode geht, diesen gleichen Tod erst konstituiert!*

Mit diesem wäre nun endlich unser zweiter, experimentierend zur Interpretation untergeschobener Satz, es werde hier nämlich das »Wissen, daß ich selber sterben muß« untersucht, durch und durch korrigiert und umgewendet.

Und zwar in jedem einzelnen seiner Elemente: Aus dem gesetzten Sterben-müssen ist das Sein des Todes als Seinsmöglichkeit geworden; das »daß« hat seine Härte verloren und ist zum strukturierten Dasein aufgeschlossen, in welchem das »ich« als Struktur der Jemeinigkeit aufgegangen ist. Das »Wissen, daß ...«, welches ja das Wissen um das vernichtende Ende ist und also auch in dem Falle, daß es als Wissen eines *Gesetzes* auftritt, eben *als* Wissen die radikale Unaufschließbarkeit und Unverstehbarkeit dessen, was gewußt wird, anzeigt, – dieses Wissen schließlich hat sich also gerade in Erschlossenheit und Verstehen verwandelt. »Das Sterben ist keine Begebenheit, sondern ein existenzial zu verstehendes Phänomen ...« (S. 240.)

Eben indem es zu verstehen ist, hört das Sterben freilich auf, eine Begebenheit zu sein. Es fügt sich gleichsam, und es fügt sich ein in jenes Dasein, welchem es stets nur um es selber geht.

2. Kapitel

Einzigkeit des Todes. Seine Einbringung in den Bau des Einen Daseins.

§ 10. Der schlechte Charakter des Phänomens »Sterben Anderer«. Objektivität und Phänomenalität.

Wie aber verhält sich zum ontologisch konstituierten und in der eröffneten Seinsregion mit durchsichtig gemachten Tode jene doch immerhin von Heidegger zitierte »Erfahrbarkeit des Sterbens Anderer«? Wenngleich das »Sterben Anderer« vor der Folie der Erfahrung, daß ein andrer Mensch stirbt, in bestimmter Weise als »Phänomen« sich schon abhob, so bleibt doch auch das Phänomen noch widrig und verquer zu dem Raum des Daseins; gerade wenn es beiseite gelassen und, unfähig etwas für die Analytik herzugeben, bloß zum Kehricht geworfen würde, müßte solcher Kehricht von »objektiven« Phänomenen *gegen* das Eine Dasein, gegen die allgemeine Durchsichtigkeit von Phänomenalität überhaupt und gegen den durchgängigen Konstitutionszusammenhang alles Seienden von der Seinsart des Daseins zeugen.

Erinnern wir uns noch einmal der Weise, in der dies »Sterben Anderer« zuerst eingeführt wurde oder im Gesichtskreis der ontologischen Untersuchung auftrat: Von Beginn an war es nicht das Faktum oder Geschehnis einer bestimmten Erfahrung, die ich mache, d.h. nämlich: von der ich betroffen werde, und die ich in ihrer vollen Ereignishaftigkeit oder als mir Widerfahrenes in Erinnerung aufbehalten kann. Sondern »Erfahrbarkeit« bot sich an im Gange eines vorentworfnen Fragens, das seine Richtung und Intention schon mitbrachte, – als mutmaßlicher Beleg gleichsam für die gesuchte »genuine« Erfahrung »des« Todes, und zwar mit der Prätention eines »objektiven« Materials. Solches Material aber erschien wiederum sofort schon mit dem Makel der Anmaßung behaftet oder ausgestattet, der einzig rechtmäßig zugängliche Ausgangsstoff zur Gewinnung zuverlässiger »Resultate« zu sein, – Resultate, die das »Phänomen« *des* Sterbens, auf das es ja hier allein ankommt, zu fassen vermögen. Man muß nun die Erscheinungsweise des Sterbens in jener formalen positiven Bestimmung dagegenhalten – »ein existenzial zu verstehendes Phänomen« –, welche nämlich das genaue Gegenstück zu dem sich objektiv gebärdenden Material ist, um den Ursprung und das Wesen der für Heidegger *echten* Phänomenalität zu verstehen. Hierzu aber ist es nun nötig, die bisher vernachlässigten Zwischenteile und Verbindungsstücke des § 47 im eingeschossnen Referat nachzuholen.

Es wird dort unter der zuvor entworfnen und in bestimmter Richtung, in Richtung nämlich auf Erschließung des »Phänomens Sterben« und, wie später zu zeigen sein wird, noch darüber hinaus vorstoßenden Frage zunächst eine nach verschiedenen Seiten kurz ausgeführte Deskription des »Sterbens Anderer« gemacht. Diese Deskription hat das überraschende Ergebnis, daß sich das Erfragte daran nicht finde und daß somit der ganze Ansatz bei ebendiesem Phänomen untauglich gewesen sei. Dieser Ansatz des Phänomens geschieht in folgender Weise:

Es ist zunächst zugestanden, daß das »Dasein der Andern« mit dem Tode ein Nicht-mehr-Dasein sei. Hierzu wäre nun schon in Fortführung des oben zur Interpretation des Daseinsbegriffes Gesagten darzulegen, daß die Wendung »Dasein der Anderen«, streng und diesmal ganz immanent genommen, in sich widersprüchlich ist, da sie mit dem wesentlich als »je meines« charakterisierten Dasein oder mit der ihm eigenen Struktur der Jemeinigkeit *schlechterdings unvereinbar* ist. Dies zwar nicht darum, weil es hier überhaupt mit »Anderen« in Verbindung gebracht oder weil es »Anderen« und nicht bloß mir zugesprochen würde, sondern: »anderes« als mein eignes Dasein, wenn die Erschließung einer solchen Struktur als zurecht vorgenommen anerkannt wird, muß doch darum nicht weniger »je« meines, nämlich je auch für Andere meines sein. Hiergegen ist es kein Einwand, daß die einstweilige Legitimierung des Ansatzes bei diesem Phänomen sich auf die gleichfalls strukturelle »Seinsart des Daseins als Miteinandersein« beruft[1], auf den Satz »Die Welt des Daseins *ist Mitwelt*« (S. 118). Die Berufung darauf besagt hier nichts deswegen, weil das Entscheidende dieser Explikation gerade war, daß »die Anderen« nicht den »ganzen Rest der Übrigen außer mir« bedeuten, die als solche von mir abgehoben begegneten und somit auch unter Absehung von mir in »ihrem« Dasein untersucht werden könnten; dort war es vielmehr so, daß es ein und dasselbe Dasein ist, in welchem »ich« mich »unter Anderen« finde. Hier hingegen wird ja im Gegenteil das Dasein der Anderen und das Sterben Anderer als ein realiter *anderes* beschrieben und zum Gegenstand gemacht, was sich schlagend darin erweist, daß diesem Stoff im Unterschied zu dem ganz anders sich zu verstehen gebenden eignen Sterben der Anspruch objektiver Materialhaftigkeit beigelegt wird.

Nun kann es sich für uns nicht um den an sich stumpfen Nachweis logischer Widersprüche handeln (vgl. die Bemerkungen zu M. Becks Heideggerkritik auf S. 236), sondern dieser Widerspruch hier bedeutet etwas. Einmal setzt sich in ihm das Faktum durch, daß ich während meines einen Lebens unzählige Tode anderer Menschen in der verschiedensten Weise erfahre, meinen eignen Tod aber im Gegensatz als das Ende aller Erfahrung und als letzte, selbst nicht mehr erfahrbare Zukunft »vor mir« habe. Würde dieses Faktum unter die Perspektive der Jemeinigkeit gebracht worden sein, so hätte wiederum die Struktur als

Pluralität, als »jedes Dasein« herausspringen müssen, indem nämlich in »jedem Dasein« der je meine Tod jeweils das »Ende aller Erfahrung« bedeutet hätte. Auf diese Weise wäre gleichsam das Moment des »je meinen« zu weit aus dem ontologischen Charakter, der es war, herausgerückt und zu dem rein hinweisenden »jeweils«, nämlich im Sinne des Hinweises auf die je einzelnen Menschen, geworden. – Damit zugleich aber wäre auch der Tod als die nicht-universale Allgemeinheit des *alle in gleicher Weise* betreffenden und vernichtenden Endes hervorgegangen: und diese Konsequenz würde die Frage-intention, die ja auf das Sein des Todes geht oder auf das Sterben als Seinsmöglichkeit, schlechterdings abgedrosselt und erledigt haben. Mit anderen Worten: Der Charakter der Jemeinigkeit ist an diesem Punkt abgedrängt. Bei der Verarbeitung des Faktums, daß ich das Sterben anderer Menschen »ganz« erfahren kann, während mir »mein eigner« Tod immer nur als letzte Zukunft bevorsteht, ist solche Abdrängung nötig, weil sie die Weiterführung der Frage nach dem *Sein* des Todes mit Hilfe ebendieser Konzeption des Phänomens »Sterben Anderer« als eines »außer mir« objektiv sich bietenden Phänomens begünstigt. Und sie hat diese begünstigende Funktion, weil gerade so der *erfahrbare* Tod in die schlechte Materialhaftigkeit und Objektivität geschoben wird, welche denn schon in der allerersten Benennung des Phänomens als »Sterben Anderer« drinsteckt. So nämlich kündigt sich der Aufbau und Einbau einer ontologischen Konstitution des Todes schon an, wie auch die Eröffnung eines Verstehens seiner und – in dem Moment des immer bevorstehenden eignen Todes, sozusagen seiner ständigen Zukünftigkeit – die Verwandlung in »Seinsmöglichkeit«. Alles dies kündigt sich im Kontrast an oder ist sogar negativ schon vorausgenommen. (Es wird über die eigentümliche negative Vorausnahme in der Konzeption eines »anderen Daseins«, wodurch dem Abfall noch ein Sinnbezug wird, später weiter zu reden sein.) Das Phänomen von schlechtem Charakter jedenfalls, wenn es auch nicht vollends auf dem Kehricht des Nicht-Seienden endet, bezeugt doch den Machtanspruch des einen, sich erschließenden Todes, welcher keine »anderen« Tode neben ihm mehr duldet.

§ 11. Die Deskription des »Sterbens Anderer«: 1. Die Leiche und der Seinsumschlag.

Das erwähnte Zugeständnis, daß »auch« das Dasein der Anderen mit dem Tode in Nicht-mehr-Dasein überspringe, wird sofort dahin ergänzt, daß dieses Nicht-mehr-Dasein gleichwohl noch ein Sein »sei«!

> »Am Sterben der Anderen kann das merkwürdige Seinsphänomen erfahren werden, das sich als *Umschlag* eines Seienden aus der Seinsart des Daseins (bzw. des Lebens) zum Nichtmehrdasein bestimmen läßt. Das *Ende* des Seienden qua Dasein ist der *Anfang* dieses Seienden qua Vorhandenes.« (S. 238.)

Was hier als »Umschlag« interpretiert ist, ist der nackte Sachverhalt, daß beim Tode eines Menschen eine *Leiche* zurückbleibt. Es ist ausdrücklich daran zu erinnern, daß die Wahrnehmung dieses Sachverhalts und seine Interpretation *nirgends sonst als an dieser einen Stelle* beim »Sterben Anderer« vorkommt, und daß sie also bei der Explikation des Todes als Seinsmöglichkeit des je eignen Daseins, bei der Analyse der »genuinen« Erfahrung des Todes nicht die mindeste Rolle spielt. Es liegt hier an dem Schein, als sei das Zurückbleiben einer Leiche ein Umstand, der wesentlich in die hier verhandelte Schicht eines mit dem Stigma der Objektivität sich darbietenden Materials hineingehört, der aber nach der Erkenntnis der Unzulänglichkeit dieses Ausgangs von objektivem Material zur Gewinnung eines ontologischen Verständnisses von Tod auch zugleich abgetan und erschöpft ist. Zugleich zeigt sich in diesem Zusammenhang noch einmal verschärft, wie wenig unsere Formulierung der zweiten Grunderfahrung, des Wissens, daß ich selber sterben muß, – und wie wenig darin insbesondere das Moment des *Wissens* dem Gegenstand des Referats angemessen ist: da ich ja doch auch von meinem eignen Sterben ganz gewiß weiß, daß eine Leiche bleiben wird, *obwohl* ich sie nicht mehr sehen werde. Solches Wissen aber kann im Heideggerschen Rahmen niemals eine Erfahrung im »genuinen Sinne« darstellen! –

Freilich vermag, wie uns scheint, diese Angabe über das Vorkommen des Sachverhalts, daß es das Sterben sozusagen mit sich bringt, daß auch ein toter Mensch, eine Leiche, liegen bleibt, – freilich vermag diese bloße Angabe allein noch nicht etwa eine Kritik der Heideggerschen Untersuchung zu fundieren, – und zwar deswegen nicht, weil sofort geantwortet werden kann, daß es sich gar nicht um die Bearbeitung irgendwelcher *Fakten* handle, sondern um eine ganz bestimmte *Frage*, nämlich eben die Frage nach dem »ontologischen Sinn des Sterbens« (S. 239), und daß für deren Beantwortung in der Tat gewisse »Fakten« ohne Bedeutung seien. (Solche Antwort müßte notwendig das »Faktum« relativieren genau so, wie auch der Begriff der »Objektivität« relativiert wurde bzw. wie gewisse Phänomene, indem ihnen der Objektivitätsanspruch als einwohnend zur Last gelegt wurde, zurückgehalten oder als unergiebig und unursprünglich gebrandmarkt waren.) Eine kritische Untersuchung könnte somit nur dann diese Angabe schlagend verwerten, wenn es ihr gelänge, die leitende *Frage* nach dem »ontologischen Sinn«, welche die Abdrängung gewisser Sachverhalte und die Perhorreszierung der bloßen »Fakten« wie der »Begebenheiten« überhaupt verschuldet, – diese Frage selber zu zersetzen.

Weiterhin ist aber an der Interpretation des Sterbens als

»Umschlag« noch scharf herauszuarbeiten, daß sich dieser Umschlag *»am« Seienden* vollzieht, und zwar in der Weise, daß das Ende einer Seinsart *dieses* Seienden mit dem Anfang einer neuen Seinsart zusammenfällt, – oder auch daß *dieses* Seiende »qua Dasein« (soll heißen: qua Daseiendes – auch hier schwankt der Wortgebrauch von »Dasein« wieder zum Ontischen hinüber!) zum Seienden »qua Vorhandenem« geworden ist: das heißt, *ein* Seiendes hält sich in irgendeiner, nicht weiter geklärten Hinsicht doch offenbar identisch durch; es hält sich aber doch nicht in »seinem« Sein durch, – seine Identität bleibt dunkel und ohne Namen wie auch ohne Seinscharakter, da es ja eben das Sein ist, welches umschlägt. Gleichwohl bleibt das Substrat solchen Umschlags ein »Seiendes«, – und es ist in der Tat nicht mehr und nicht weniger als ein »merkwürdiges Seinsphänomen«, daß sich an *einem* Seienden ein solcher Umschlag der Seinsart überhaupt vollziehen kann. Daß »dieses Seiende« das Ende seines Seins und zugleich den Anfang eines andern Seins, das wiederum »seines« ist, durchmacht, – das ist sogar ein so merkwürdiger Umstand, daß er, wenn er nicht bloß in jener Verbannung des sich als objektiv aufdrängenden Sterbens Anderer vorkäme, sondern sich etwa in das je eigne Sterben einmischte, wohl geeignet wäre, dort einige Verwirrung zu stiften. Ebensosehr würde es von fast unabsehbaren Folgen gewesen sein, wenn dieser merkwürdige Umschlag des Daseins zum Vorhandensein, der sich am Seienden »Mensch« begibt, als ein *Wesensmoment* des Todes wäre festgehalten und auf diese Art in die Struktur des Daseins mitaufgenommen worden. Zum wenigsten wäre so schon das *»Sein* des Todes« ins Wanken gekommen, und es wäre das sonderbare und vermutlich unlösliche Problem aufgestiegen, ob der *Umschlag selber ein Sein habe* und was für eines! Tatsächlich nämlich bleibt dies hier völlig offen, was es mit dem Sein dieses Umschlags für eine Bewandtnis habe, wie er »auszuweisen« sei oder

– was wohl im Grunde die gleiche Frage ist (und auch auf das gleiche Faktum hinweist!), – inwiefern sich ein Seiendes gleichsam durch diesen Umschlag hindurch zu retten vermag. Es ist zu vermuten, daß gerade hier in diesen verborgnen, im Wege der Intention rasch verlassnen Seitengang ein durchaus ontologiefremdes Moment hereinragt, welches durch den an keiner andern Stelle der Analytik verwendeten Begriff des Seinsumschlags bloß notdürftig umkleidet wird: keineswegs bloß ein »merkwürdiges Seinsphänomen«, sondern ein geheimer Sprengstoff, höchst gefährlich für die immer erschließbare Phänomenalität des von ihm selbst her sich Zeigenden, in welche dies an der Umschlagstelle vorscheinende seinslos-seiende Substrat des Sterbens ganz und gar nicht einzurücken vermag.

Ganz ähnlich umkleidet auch Hegels Dialektik des Begriffs das fremde Element der Leiche (*Rechtsphilosophie* § 21 Zusatz): »Ein toter Mensch ist daher noch eine Existenz, aber keine wahrhafte mehr, ein begriffloses Dasein: *deswegen* verfällt der Körper.« Hier ist wohl das begrifflose (oder unbegreifliche) Dasein zugegeben, aber selbst in dieses Jenseits ihres Werkes begibt sich die Dialektik und versucht, mit ihrem »Deswegen« auch dem Begrifflosen ganz ebenso noch einen Schein von Notwendigkeit abzugeben wie die ontologische Intention das Seinslose unter dem Mantel des »Seinsumschlags« birgt.

Wie problematisch und aufschlußreich zugleich diese Stelle ist, kann sich in vollem Umfange erst später, bei der genauen Explikation des »eigentlichen« Todes zeigen. Dort nämlich kommt – um von den hier gegebenen Aspekten aus die Sache zu betrachten – die kritische Bruchstelle des Umschlags *nicht* vor, an der wie durch eine Lücke des ontologischen Bannkreises undurchsichtige, kontingente Natur sichtbar wird. Weder der primäre Charakter des Umschlags – Dasein schlägt um in *Nicht-mehr-dasein* –

kommt vor noch sein sekundärer Charakter – Umschlag von Dasein in Vorhandenheit als die positive Weise des Nichtmehrdaseins, worin die schroffe Negation des ersten Charakters schon überdeckt ist. Genauer aber fällt dies nicht einfach aus, sondern baut sich ein in die ontologische Charakteristik des Todes als Seins-*möglichkeit.* Der Tod fügt sich darein, als »schlechthinnige Daseinsunmöglichkeit« gleichwohl in Möglichkeit – in das Moment, daß ich den Tod daseiend vor mir habe als letzte Zukunft – aufgenommen oder eingeschlungen zu werden. Der hier zuständige Satz lautet: »Der Tod ist die Möglichkeit der schlechthinnigen Daseinsunmöglichkeit« (S. 250); sein Gehalt ist aber in dem andern, schon zitierten Satze vorweggenommen: »Und zwar bedeutet er eine eigentümliche Seinsmöglichkeit, darin es um das Sein des je eignen Daseins schlechthin geht.« Eben in dem »darum geht es« scheint die im Objektiven aufgefundne Merkwürdigkeit des Umschlags vage nachzuklingen. Und eben in dieser Unbestimmtheit, – daß im Angesicht der Vernichtung davon gesprochen wird, es gehe um das Sein des Daseins –, darin ist doch von ferne auch wieder das Wider-ontologische zu hören, welches auch die ad hoc gemachte Konstruktion eines Seinsumschlags am Seienden unterhalb ihres scheinbar festen Baus oder vielmehr als eingemauerten Sprengstoff ahnen ließ.

§ 12. Deskription, Fortsetzung: 2. Das Unlebendige und der Verlust des Lebens.

Der zweite Schritt der Deskription geht auf eine genauere Erfassung dessen, wohin das Dasein im Sterben der Anderen umschlägt, also der Seinsart der Leiche, – womit denn die Frage nach dem Umschlagen selber bereits endgültig abgetan ist. Hier stellt sich heraus, daß es sich nicht bloß um ein »pures Körperding« handelt, daß vielmehr diese vorläufig gegebene Charakteristik den »phänomenalen Bestand« noch verfehle, – denn nun hat es die Analyse wieder mit einem rechten »Phänomen« zu tun, das nicht mehr »merkwürdig« ist, mit einem Seienden, dessen Seinsweise bestimmt werden kann. Und zwar ist die Leiche nicht bloß ein »lebloses materielles Ding«, sondern ein »des Lebens verlustig gegangenes Unlebendiges«. Der Beleg, der für diese Korrektur der vorigen Bestimmung – sie ist freilich mit der zitierten Angabe bereits erschöpft –, der Beleg, der dafür gegeben wird, ist die mögliche pathologisch-anatomische Untersuchung der Leiche, welche nämlich »in ihrer Verstehenstendenz an der Idee von Leben orientiert bleibt«.

Genau besehen allerdings steckt auch in dieser zweiten Beschreibung der Seinsart der Leiche wieder jener fragliche Umschlag darin. Insofern nämlich, als in die angestellte Untersuchung des nun vorliegenden »phänomenalen Bestands« die zuvor immerhin am »Sterben« selber aufgefundene Begebenheit des Seinsumschlags (welcher aber für Heidegger sich nicht als »Begebenheit« sehen ließ, sondern als »Seinsphänomen« für erschlossen mitging, wenn auch offenbar an ihm selber kein Sein zu entdecken war!) miteingeflossen ist und zur reinen Phänomen-beschreibung mit dienlich wird. Es heißt ja, die Leiche »*sei*« ein »des Lebens verlustig gegangnes Unlebendiges«, woraus noch deutlich wahrzunehmen ist, daß somit auch so etwas wie der faktische *Verlust des Lebens* wirklich stattgefunden oder sich begeben haben muß. Freilich bleibt auch hier wiederum ganz ungeklärt, *wer* das Leben verloren hat, da es denn wohl »das Unlebendige« selber, wie es die (uneingestanden aporetische) Sprachform des Satzes anzuzeigen scheint, nicht gut gewesen sein kann. Aber allerdings: Zu solcher Frage kommt es hier deswegen gar nicht, weil eben nichts weiter als die Seinsweise der Leiche zur Rede steht, und nicht die Art mehr, wie es dazu kam, daß eine Leiche ›entstand‹; und dies, obzwar notwendig der Rekurs auf dieses Ereignis überall in der gegebenen Charakteristik durchklingt bis hinein in den Titel »Unlebendiges«. Denn dieser Titel bleibt ja im Grunde genau so wie die Bestimmung »Nichtmehrdasein« angewiesen auf das Entzogene, auf das »Nicht-mehr« und damit auch notwendig auf das Ereignis des Verlustes selber. Eben in diesem Umstand liegt ein weiterer Beleg für die eigentümliche Verarbeitung, die hier ständig stattfindet und die wir als *Phänomenalisierung* bezeichnen können, – und also auch ein Beitrag zur Klärung der Bedeutung, die die Phänomenalität des Todes in dem darzustellenden Zusammenhang hat. Nur freilich liegen ja die jetzt untersuchten Phänomene der vorhandenen und weiter als Unlebendiges vorhandenen Leiche in jenem Felde der als »objektiv« zudringlichen Phänomene, die ebendeswegen hier nicht einmal nur abgeleitet, sondern überhaupt nicht »existenzial zu verstehen« sind. (Es wird im Weiteren noch darzustellen sein, in welcher Weise diese Ausschließung der falschen Objektivität endgültig selber existenzial begründet wird, nachdem oben – im § 10 – schon in vorläufiger Weise der grundlegend bedeutsame ›Widerspruch‹ aufgewiesen wurde, der in dem Terminus »Sterben Anderer« beschlossen liegt.) Beides aber, die Vorhandenheit sowohl als die Unlebendigkeit, welche doch als *positive* Interpretationen des posthumen Seins, wohin das Dasein im Tode, freilich »nur« im Tode der Anderen, umschlägt, vorgetragen wurden, werden am Schluß des ganzen § 47 als gleichsam unzulässige Störungen des Ganges der Analyse wieder zurückgewiesen, und zwar mit der Begründung, daß hier »unvermerkt sich vordrängende Substruktionen von Seiendem anderer Seinsart (Vorhandenheit oder Leben) die Interpretation des Phänomens, ja schon die erste angemessene Vorgabe desselben, zu verwirren drohen« (S. 241).[2] Das Phänomen nämlich, dessen Interpretation durch solche Zwischenfälle verwirrt wird, ist »*der Tod*«, und die Interpretation selber ist ontologische, das heißt sie geht auf das *Sein des* Todes, – und in dieser schon vorausliegenden Ausrichtung der Frage, deren Absicht in etwa schon deutlich geworden sein mag, bedeutet denn in der Tat das Moment der Leiche, das ja in diesen »Substruktionen« letzten Endes doch zum Vorschein oder Durchbruch kommt, eine »Verwirrung«. Ganz zu schweigen von dem »Phänomen« des Umschlags und vom Verlust des Lebens, – welche Motive freilich nicht einmal in der Aufzählung der Substruktionen mehr wiederaufgenommen sind, zumal sie ja hinsichtlich *ihrer* Seinsart auch gar nicht erst befragt worden waren und sich demzufolge auch nicht so brüsk wie »Vorhandenheit und Leben« als nicht-daseinsmäßiges Sein vorzudrängen vermochten. Es bleibt aber doch fraglich, ob es zurecht geschieht, daß diese vorentworfne Frage-intention über so viel Trümmer hinweg ihren Weg nimmt, welche ehedem auch »Sachen selbst« waren und nur darum beiseite geworfen wurden, weil sie diesem Gang der Frage nicht dienlich waren. Oder aber: es fragt sich, ob nicht in der allerersten Frage und im allerersten Ansatz des erfragten Phänomens schon alle diese beiläufigen Ausschließungen und Abfertigungen angelegt waren. Vieles hat bereits dafür gesprochen, daß es so ist. Der verworfne Stein aber wird der Kritik zum Eckstein.

§ 13. Deskription, Fortsetzung: 3. Die Pietät und das bloße Dabeisein.

Nach einer völlig anderen Seite geht der dritte Schritt der Deskription des Sterbens Anderer. Während der zweite in gewisser Weise nur eine Ergänzung des ersten war, beide zusammen immerhin noch an der ontologischen Erfassung oder Einfassung der »Begebenheit« und ihres Quasi-Ergebnisses orientiert waren, wenngleich auch für die existenziale Analytik nichts oder nur Negatives und Störendes dabei heraussprang, – so scheint nun, wenn wir unsere vorige Methode des experimentierenden Unterstellens von Erfahrungen hier wieder anwenden dürfen, die Erfahrung des Leides der Hinterbliebenen, der Pietät und des Gedenkens, auch, tiefer zurückliegend noch, die Sorge für den Toten, die Bereitung des Grabhauses und sonst daran anknüpfendes oder sich darum schließendes Ritual bearbeitet zu sein. Heidegger selbst gibt einen Anhalt dafür, indem er an Totenfeier, Begräbnis und Gräberkult erinnert (S. 238). Und er kennzeichnet auch beiläufig die Differenz, die zwischen der Untersuchung dieses Komplexes und den voraufgegangenen Deskriptionen besteht, welche Differenz er selber freilich völlig auf die Seite des Phänomens schlägt und auch dort nicht weiter besieht. Die Differenz der Phänomene also tritt auf als Unterschied vom »Verstorbenen«, welcher nämlich als Gegenstand ebenjener Verhaltungsweisen und Unternehmungen der »Hinterbliebenen« nun neu in die Beschreibung aufgenommen wird, zum »Gestorbenen«, um den es zuvor ging: und die rein sprachliche Markierung bedeutet ja, wie schon oben in dem Exkurs über die Sprache und die mit der Heideggerschen phänomenologischen Ontologie mitgegebene Sprachphilosophie angezeigt, sofort und ohne Vermittlung einen Unterschied des Phänomens, der sich eben von ihm selbst her in der verstehenden Rede zu verstehen gibt. Bei dieser beiläufigen Abhebung aber bleibt es. Die nachfolgende Charakteristik und Auslegung des Komplexes, der durch die Worte »Verstorbener« und »Hinterbliebene« angekündigt ist, fügt ihre Resultate ganz undifferenziert zu den übrigen Angaben als ebensogut und ebensogenau das »Sterben Anderer« betreffend hinzu. Sie nimmt also ganz davon Abstand, etwa die Differenz von dem »Gestorbenen« und dem »Verstorbenen« als eine Verwandlung des Phänomens in ihrer Genese zu verfolgen, was auch im Rahmen der »phänomenalisierten« Welt durchaus möglich gewesen wäre, wenn es freilich die Analytik auch auf Wege gebracht hätte, die von der vorweg statuierten Objektivitätsprätention weit hätten abführen müssen. Hier also wird weder eine solche Verwandlung des Phänomens zum Thema, noch gar erscheint etwa Totenfeier und Grabkult als spezifische Verhaltensweise, noch besser Erfahrungsweise und -disposition, in der der Tod des nahen oder sonst bedeutsamen Menschen erst gespiegelt und aufgefangen wird, oder endlich als schon selber tätiges Verarbeiten und »Auslegen« *des* Todes überhaupt, wozu denn die lange und breite *Geschichte*, welche diese Dinge haben, einigen Anlaß hätte bieten können, – und sei es auch einigen Anlaß nicht so sehr zur Historie als zur Ergreifung und Auseinandersetzung mit solchem »Verstehen«. Hier vielmehr betrifft alles dieses keineswegs »den Tod«, denn der Tod selber ist ja gerade, wie schon vorweggenommen wurde, in der Erfahrung des Sterbens Anderer sozusagen noch gar nicht gegenwärtig, noch nicht gegenwärtig nämlich in seinem Sein. All das also betrifft nicht den Tod, sondern nur, und wahrhaftig »nur« ebendies Sterben Anderer, zu dem derlei Auslegung und Erinnerung genau ebenso hinzugehört wie das harte Faktum der Leiche. Und ebendarum kommt es auch gar nicht erst so weit, daß von »Auslegung«, und sei es auch nur von einer Auslegung im Hinblick auf das Sterben anderer Menschen gesprochen wird; was da, nach Heidegger, vor sich geht, ist selber vielmehr in der Objektivität dieses seiner Objektivität wegen unergiebigen Materials belegen und ist ein Teil eines und desselben »phänomenalen Bestands«, der zu beschreiben ist. Und wiederum aus diesem Grunde ist es Heidegger auch nicht möglich, danach zu fragen, wie denn in Schmerz und Trauer, Klage, Nachruf und Denkstein, überhaupt in der Erinnerung, die vielleicht unter all diesem das Merkwürdigste ist, die nackte Begebenheit, die aus dem »Seinsumschlag« hervorschaute, oder auch der »Verlust des Lebens« – sich durchsetzt, in welcher Beziehung dies alles untereinander steht. Nur die eine Stelle, die für einen Moment (der dann freilich ganz anders bedeutsam wird) untersucht, *was* denn hierin, in diesem »Modus der ehrenden Fürsorge« – abgesehen von seiner Seinsweise, – *erfahren* sei, diese eine Stelle scheint doch auf eine im Hintergrund sich vollziehende Kritik der Trauer der Hinterbliebenen zu deuten, sofern sie Vehikel des Entdeckens ist. Diese Stelle lautet:

»Der Tod enthüllt sich zwar als Verlust, aber mehr als solcher, den die Verbleibenden erfahren.« (S. 239.)

Sogleich aber springt die Betrachtung aus dieser allzu großen Nähe wieder zurück, und ebendiese mit ihrem »mehr« noch vorsichtige Kennzeichnung der in der Trauer sich vollziehenden Erfahrung des Todes wird zur Grundlage für den schon zitierten Satz: »Wir erfahren nicht im genuinen Sinne das Sterben der Anderen, sondern sind höchstens immer nur ›dabei‹.« – In dem »Wir«, mit dem darin die Erfahrenden benannt sind, klingt noch die momentane Identifizierung mit den Trauernden nach, die ja vom ›Standpunkt‹ dessen, der sich dem *ganzen* phänomenalen Befund gegenüber befindet, wesentlich abzuführen vermocht hätte; indessen ist solches »wir« auch hier schon wieder leeres Schema geworden, und es ist nicht mehr weit zur endgültigen Rückkehr und Wiederaufnahme der leitenden Frage, als welche nämlich »nach dem ontologischen Sinn des Sterbens des Sterbenden als einer Seinsmöglichkeit *seines* Seins« gehe, und nicht nach der Weise des »Mitdaseins und Nochdaseins des Verstorbenen mit den Gebliebenen« (239). So nämlich verschwindet auch hier, wie zuvor der Verlust des Lebens im Sein der Leiche als »Unlebendigem« verschwand, die für einen Augenblick wenigstens als möglich aufgetauchte Erfahrung des Todes in der Trauer, die ja gar nicht einmal so sehr radikal von der Hand gewiesen wurde (». . . zwar als Verlust, aber *mehr* als . . .«), in der Ontologie, nämlich nun in der Bezeichnung des *Seins*, das der Verstorbene in jener »ehrenden Fürsorge« der Hinterbliebenen »noch« hat. Ein wenig freilich schwankt innerhalb der Analyse noch gleichsam die Lokalisierung dieses Seins, indem nämlich einmal von einem »Seins*verhältnis zum* Toten« und dann wieder von einem »Sein *des* Verstorbenen *mit* den Gebliebenen« die Rede ist; was indessen haften bleibt und in die Resultate eingeht, damit also die Ausschließung des Themas »Sterben Anderer« begründet, ist das allgemein und überhaupt zum Sterben Anderer gehörige Sein als »Mitsein«; und dieses Sein figuriert ebensowenig wie jenes Noch-vorhandensein eines Unlebendigen als Antwort auf die Frage nach dem *eigentlichen* Sein des Todes, sondern wiederum in diesem Betracht nur als Störung und Verwirrung. Noch einmal: was etwa von einem Sein des Todes – wenn wir einmal selber die Erfahrung des Todes als eine solche nehmen wollen, in der ein Sein erfahren wird – was von solchem Sein in Trauer, Kult und Erinnerung etwa innerhalb der Analyse hat aufblitzen können (Beispiel wieder: »Der Tod enthüllt sich zwar als Verlust . . .«), das liegt nun unter dem erschlossenen Mitsein und Nochsein, das nicht und niemals das eigentliche existenziale Sein des Todes sein kann, wie begraben und zugedeckt.

Aber ist denn nun wirklich in jenem Satz etwas von einem Sein des Todes, flüchtig, angezeigt worden? Ist nicht vielmehr gerade von einem »Verlust« die Rede – und hat ein solcher Verlust ein Sein bzw. hat er in einem Sein seine Wurzel? Was ist es denn, was in dieser »Enthüllung« des Todes als Verlust, den die Verbleibenden erfahren, verfehlt wird? Inwiefern wird »der Tod« in den Erfahrungen der Trauernden nicht eigentlich zugänglich?

»Im Erleiden des Verlustes wird jedoch nicht der *Seinsverlust* als solcher zugänglich, den der Sterbende ›erleidet‹.« (S. 239.)

Und hier ist es, daß unmittelbar der Satz anschließt: »Wir erfahren nicht im genuinen Sinne das Sterben der Anderen, sondern sind höchstens immer nur ›dabei‹.« Hier also ist der schon mehrfach zitierte und schließlich als Seins*sinn* bestimmte »genuine Sinn« ganz im Gegenteil gerade als »Seins*verlust*« bezeichnet, was doch wohl nichts Andres heißen kann als »*Verlust des Seins*«!: ein merkwürdiges Ende dieses ontologischen Ganges! Dem Seinsumschlag, als welcher sich das Sterben der Anderen darbot, ist nun ein Seinsverlust entgegengesetzt, der nämlich das eigentlich Gesuchte und zwar im Sterben der Anderen immer vergeblich Gesuchte »sei«. *Der Sinn des Seins stürzt* – nur trügerisch und nominell festgehalten oder gerettet – *ab in den faktischen Verlust seiner.* Aber dies trägt sich nur abseits zu. Es macht sofort wieder stutzig, daß den Seinsverlust der Sterbende selber »erleiden« soll, und die Frage drängt sich auf, wie denn, wenn der Tod als Seinsverlust bestimmt ist, noch eine Aussicht besteht, überhaupt dieses aktuelle Ereignis zu verstehen – denn etwas Anderes kann jenes in Anführungszeichen gesetzte »Erleiden« wohl nicht bedeuten. Es scheint vielmehr gerade an dieser Stelle in der Tat dabei zu bleiben, daß der eigne Tod allerhöchstens als Sterbenmüssen zuvor *gewußt* werden kann (vielleicht mag dieses Wissen als ein erleidendes Wissen bezeichnet werden!), daß er jedoch niemals »genuin« *erlitten* zu werden vermag, da ja eben der Ausdruck »Seinsverlust« die unbedingte *Unerfahrbarkeit* und Grenze der Psychologie involviert. Und viel eher würde hier die genaue Umkehrung des Heideggerschen Untersuchungsganges nahegelegt sein, insofern nämlich ein Seinsverlust, wenn überhaupt, so doch gerade *nur* im »Dabeisein« beim Tode eines anderen Menschen erfahren werden kann, – »erfahren«, aber freilich nicht »zugänglich gemacht«, denn zugänglich werden kann – jetzt ganz Heidegger-immanent gesprochen – immer nur ein Seiendes hinsichtlich seines Seins, niemals aber ein »Seinsverlust als solcher«, der ja doch selber unter keinen Umständen ein Sein haben kann. So in seiner Funktion umgewendet, muß denn jenes bloße »Dabeisein« wiederum unabsehbar an Bedeutungstiefe gewinnen, – ja Trauer, Kult und Erinnerung können gar nicht mehr in dieser Dürftigkeit bloßen Dabeiseins versammelt werden. Aber freilich: gerade auf die Zugänglichkeit kommt es ja entscheidend an, und so wäre für die Heideggersche Frageintention mit all dem gar nichts geholfen, sondern wieder nur Verwirrung angestiftet: eine Verwirrung aber, die in dem hier an dieser überaus wichtigen Stelle, wo es um die genaue Bezeichnung dessen geht, was im Sterben der Andern und in der Trauer, im »Mitsein« nun eigentlich verfehlt und nicht bezeugt werde, – die in dem hier eingesetzten Terminus »Seinsverlust« begründet und zwar *unvermeidlich* begründet ist.

§ 14. Psychologie, Zugänglichkeit, Veränderung der Phänomenalität.

Noch eine letzte Möglichkeit von Zugang zu diesem, was sich im Sein des Sterbenden selber vollzieht, Zugang nämlich vom »Dabeisein« her, also von dabeiseienden Menschen, auch »von außen« (was hier zutreffend ist, obwohl bei Heidegger die Kategorien der Innerlichkeit und Äußerlichkeit niemals explizit werden!) – noch eine letzte solche Möglichkeit wird hier sichtbar, die abermals in der notwendig verfehlenden Beziehung einer diesmal sogar ausdrücklich wissenschaftlichen, nicht bloß allgemein »objektiven« Ermittlung bleibt:

»Und selbst wenn es möglich und angängig wäre, das

Sterben der Anderen im Dabei-sein sich ›psychologisch‹ zu verdeutlichen, *die damit gemeinte Weise zu sein*, als Zu-Ende-Kommen nämlich, wäre keineswegs erfaßt.« (S. 239.)

Dieser Satz scheint uns in verschiedener Hinsicht besonders aufschlußreich zu sein. Zunächst legt der einfache Wortlaut des Satzes einige Fragen nahe, die neu auftauchende Probleme anzuzeigen scheinen: inwiefern handelt es sich jetzt um eine Verdeutlichung, wieso wechselt die Deskription hier plötzlich in die Erörterung der Zugänglichkeitsfrage überhaupt hinüber? – Was ist dieses »Zu-Ende-Kommen«, das da nicht erfaßt wird? und was heißt es, daß das Phänomen seine Seinsweise »meint«? – – In den nachfolgenden sechs Punkten sollen diese Fragen und die Hinweise des fraglichen Satzes ausgearbeitet werden.

1. Die psychologische Nachkonstruktion oder auch Einfühlung (auf die genauere methodische Bezeichnung jenes »Verdeutlichens« kommt es hier nicht an!) gilt für die äußerste Möglichkeit, die unter den *vom sich anbietenden Phänomen her prätendierten Zugängen* auftaucht. Aus diesem Umstand aber wird rückläufig nochmals scharf deutlich, in welcher Richtung das Verhalten der Hinterbliebenen eigentlich befragt wurde und warum diese Befragung negativ ausfallen mußte. Offenbar nämlich fungiert doch für die Ontologie hier die psychologische Erforschung als der letzte und in gewisser Weise nächste, darum aber eher noch scheinhaftere *Versuch, an das Phänomen erst heranzukommen*, – indem ja zuvor der Mangel des Trauerns darin bestand, »mehr« den Verlust, den die Hinterbliebenen erleiden, zu enthalten als denjenigen, den der Sterbende »erleide«; dagegen scheint eben die ganz objektivierte Haltung des Psychologen, der das Sterben eines Menschen beobachtet oder beschreibt, den Vorzug der »reinen« Erkenntnis vor der an das Vehikel des Trauerns

gebundnen zu haben. Somit wäre zurückzuschließen, daß im »Mitsein« mit dem Toten nicht ein unmittelbar sicherer deskriptiver Charakter bloß gefunden, sondern so etwas wie ein dem Sterbenden selber *eigentümliches* Sein gesucht wurde, und daß das Unternehmen deswegen vergeblich war, weil dieses eigentümliche oder auch dem Sterbenden – präzise verstanden – *zu-eigene* Sein überlagert war von dem »Seinsverhältnis« der Hinterbliebenen. Das psychologische Eindringen ins Innere erscheint darum als Ausweg, weil die Kritik an der Trauer den Sterbenden und sein eignes »Erleiden« als den eigentlichen Ort übrigließ, darin das Phänomen des Sterbens beschlossen oder gefangen sei.

2. Damit aber gewinnt das Phänomen »Sterben Anderer« überhaupt ein anderes Gesicht. Es ist nun nicht mehr bloß der schlechthin unergiebige und falsche Ansatz für die Frage nach dem Sein des Todes – unergiebig, weil hier nur ein Vorhandenes Unlebendiges zurückbleibt, und weil der Verstorbene in der Weise des Mitdaseins noch ein Sein hat, das nicht das Sein des Todes ist, – sondern das Phänomen *enthält* nun noch etwas »mehr« als all dies, nämlich offenbar den wirklichen »Seinsverlust, den der Sterbende erleidet« oder, wie es nun anders heißt: das »Zu-Ende-Kommen«! Die Schwierigkeit besteht aber darin, daß dieser Kern in all dem, was vorher als *Moment des Phänomens* beschrieben wurde, was aber nun zum versuchsweise ausprobierten *Zugangsweg* wird, – daß dieses Eigentliche des Phänomens in all solchen Zugangsarten immer *verborgen* bleibt und seiner absoluten Innerlichkeit wegen *nicht* getroffen wird. Aus dieser Verschiebung wird auch die oben angemerkte Schwankung bezüglich der Lokalisierung des Mitdaseins verständlich, ob es nämlich ein »Seinsverhältnis *zum* Toten« oder ein »Mitdasein und Nochdasein des Verstorbenen *mit* den Hinterbliebenen« sei. Die letztere Formulierung ist die angemessenere, wenn tatsächlich das ganze Phänomen »Sterben Anderer« in gar keiner Weise,

auch nicht geheim etwas vom Sein des Todes sehen läßt und ebensowenig auch – etwas davon *verbirgt;* die erste dagegen läßt dies noch offen, ob es sich um ein auch bei gänzlicher Erschlossenheit unergiebiges oder aber, was ganz entscheidend abweicht, um ein in seinem Kerne gerade unzugängliches, und das hieße *unerschließbares* Phänomen handelt.

3. Trifft aber dies Letztere zu, so liegt hier schon *keine Deskription* mehr vor. Die Untersuchungsweise springt aus der Deskription heraus, und zwar unmerklich, ohne einen direkten Bruch, auf Grund der Aspektveränderung, die im dritten Schritt der Deskription gegenüber den beiden ersten schon von Anfang an enthalten war. Freilich ist aber auch wieder nicht derjenige von der Deskription abweichende Weg eingeschlagen, den wir dort als möglich entgegensetzten und in dem Satze über den Tod als Verlust im Hintergrund vermuteten: der Weg der Auseinandersetzung mit dem, was in dem »Seinsverhältnis« des Mitseins oder auch nun in der psychologischen Verdeutlichung des Sterbens an spezifischer *Auslegung* enthalten ist, oder der Weg einer kritischen Untersuchung darüber, wie sich etwa in diesen Verhaltungsweisen das Ende doch durchsetze bzw. was denn eigentlich darin erfahren sei. Wohl aber ist anstatt davon nun eine Bestimmung dessen gegeben, was in all diesem Dabeisein *nicht* erfaßt werde, nämlich das Sterben des Sterbenden selber: das Verhalten der Hinterbliebenen und der Psychologen ist zwar *negativ* (nicht positiv-phänomenologisch) charakterisiert, – in seinem Auslegungscharakter als verfehlend, nicht-verstehend, nicht-erfassend, nicht-zugänglich-machend, – es wird aber gleichwohl nicht kritisch aufgelöst und durch eine ursprünglichere Auslegung ersetzt. Trauer und objektives Verstehen bewahren sich immer noch so viel Phänomenalität, daß ihr Mangel und ihr Verfehlen als eine interne Verstricktheit und Versperrung im Phänomen selber verharrt.

An diesem Punkte also, wo die Deskription in Kritik hinüberspielt, ist *das Phänomen in sich selber gespalten* oder zerlegt in einer Weise, die jedenfalls der ursprünglichen Bestimmung des Phainomenon als des Sich-von-ihm-selbst-her-Zeigenden und Sich in seinem Sein zu verstehen Gebenden erheblich zuwider geht. Hier ist es nämlich ganz im Gegensatz so, daß das spezifische Sein, in welchem sich das Phänomen »Sterben Anderer« unter anderem zeigt, das Mitsein, selber als abgespaltne Verstehens-intention sich darstellt, welche auf das eigentliche Sein ebendesselben Phänomens geht, ohne dies ganz im Innern gefangene je erreichen zu können.

Dieses eigentliche Sein vermag aber in solchem Gange überhaupt nicht getroffen zu werden, da ja die Deskription gleichwohl bereits vollständig und die Sache selbst wenn auch derart gespalten, so doch auch erschöpft ist. *Es bleibt somit am Sterben Anderer das Wesentliche unzugänglich,* ein dunkler Kern, – das Sterben des Sterbenden selber, der »Seinsverlust, den der Sterbende erleidet« oder schließlich auch das »Zu-Ende-Kommen«. Das Phänomen »Sterben Anderer« erscheint in sich so zwiespältig komponiert, daß in ihm das Moment des Sterbens in seinem »genuinen Sinn«, in seinem Sein also, durch das Moment der Zugehörigkeit oder Gebundenheit an »Andere« versperrt ist. Wird auch diese Versperrtheit nun selber als Charakter in die Beschreibung des Phänomens aufgenommen, so kann hierdurch die Kritik doch nicht gehindert werden, jener inneren Zersetzung des Phänomens noch genauer nachzugehen, die unter der Decke phänomenologischer Deskription vor sich gegangen ist, um schließlich – durchaus idealistisch – als positiver Charakter wieder in Deskription gewendet zu werden. Einzig als ein »Erleiden« des Sterbenden selber war ja – konstrastierend – der allem Zugang »von außen« heillos verschloßne Kern des Phänomens bezeichnet: darin aber kehrt sich das intendierte Verhältnis *fundierender* Ontologie zur Psychologie genau um, indem *dem subjektiven Affekt die Aufbewahrung des »Seinsverlustes« zugemutet wird.* Darum eben muß diese innerste Kammer der Subjektivität hier versperrt bleiben, weil der Schlüssel der Psychologie – würde er öffnen – einen allzu engen Raum sehen ließe. *Der Raum der Subjektivität,* um den es freilich hier wie dort geht, soll größer sein, um ontologisch heißen zu können. Und er soll ontologisch errichtet sein, um das Naturhaft-Objektive, welchem die Psychologie sowohl die Begrenzung ihrer selbst als auch im Innern die Gegenständlichkeit oder Gegebenheit ihres Sachbereichs einräumt, mit in sich einschließen und aufheben zu können. Nicht aber kann das Erleiden des Einzelnen, der da stirbt, dem Genüge tun. Denn der Sterbende ist ein Anderer, »das Dasein« indessen hat den Anspruch, alle Andersheit zu verschlingen. Das dunkle Innere des Phänomens vermag somit gerade als *ver*schlossen der Kritik *Auf*schluß zu geben über das, was die existenzial-ontologische *Er*schließung leisten soll: die Kammer des Selbst, worin der Tod – in Andersheit und Äußerlichkeit freilich unexplizierbar – als Erleiden beschlossen bleibt, ist nichts Andres als *das kleine Modell* jenes Hauses von ontologischer Dimension, das nichts mehr außer sich läßt und zu dem die rechte Seinsfrage den Schlüssel denn allerdings zu besitzen sich vermißt[3].

4. Das in allem Verstehen verfehlte Innere des Phänomens »Sterben Anderer« heißt auch: »die damit *gemeinte* Weise zu sein«. So sehr also ist hier das Sein ins Dunkel gesunken, daß das Phänomen selber, das Seiende, es bloß noch meint oder zu einem bloßen Anzeiger des Seins wird, von dem es nicht konkret, sondern nur intentional zeugt. Und so sehr andrerseits ist »das Sterben als Begebenheit« ausgeschaltet und abgedrängt, daß es als Sterben der Anderen etwas *meinen* kann. Man könnte leicht versucht sein, darin den Ansatz einer metaphysischen Deutung des Sterbens zu ver-

muten, so als ob das Sterben, indem es ein Sein meine, transparent werde auf jenes dunkle Wesen hin, das denn, solange der Blick vom Vorfall des Todes gefesselt bleibt, notwendig noch verborgen ist und erst in einer Durchdringung sich offenbart, nach der wie nach Erlösung das Phänomen, indem es »meint«, selber ruft. Indessen: eine solche Durchdringung und Rechtfertigung bleibt faktisch aus, – der Bruch der phänomenalen Ganzheit bleibt uneingestanden, – die Unzugänglichkeit des Gemeinten wird als zentraler Charakter in das Phänomen zurückgebannt, und infolgedavon das ganze »Sterben Anderer« in *seinem* Sein (Noch-vorhandensein und Mitsein) als Verwirrung und bloß negativer Hinweis unbedenklich weggeworfen. Damit wird denn auch den Grundsätzen der phänomenologischen Methode ihr Recht, nämlich der Abscheidung des Phänomenbegriffs von allem »Erscheinen«, die Heidegger der Analytik vorangestellt hat[4]. Überdies ist das mit dem Phänomen innerhalb seiner selbst Gemeinte, obzwar an ihm Unzugängliche, als *Seinsweise* bestimmt; von ihr aber gilt, daß sie sich notwendig, wenn nicht hier, so doch irgendwo anders, selbst und an sich selbst aktuell der bloßen Frage stellen muß, weswegen denn eine Seinsweise niemals einen transzendenten Grund der Rechtfertigung, viel weniger eine intendierte Quelle der Erlösung, abgeben kann. Als Dasein ist das Sein des Menschen vermöge seiner in sich selbst hermeneutischen Struktur (die eben u.a. im Begriff des Phänomens sich ausspricht) schon an sich selbst erschließend und offenbarend, und zwar *sich* erschließend und *sich* offenbarend: es bedarf darum auch gar *keiner Rechtfertigung und Erlösung.*

Immerhin ist diese Schwierigkeit oder dies Zugeständnis, daß trotz aller Verwirrung und Nicht-Ursprünglichkeit gleichwohl das eigentliche Sein wenigstens *gemeint* sei, offenbar eine Folge jener prinzipiellen Ausschließung der »Begebenheit« oder auch eine Folge dessen, was wir oben die »Phänomenalisierung« der Erfahrung genannt haben. Einerseits nämlich darf es nicht so weit kommen, daß im Phänomen etwas Unerschließbares, das Sterben als Ereignis oder gesetzte Vernichtung des Seins, durchblickt, – und andererseits kann das Moment, daß im Sterben Anderer eben doch *jemand stirbt* – und nicht bloß eine Leiche entsteht und ein Begräbnis veranstaltet wird! – nicht wohl ganz eliminiert werden. So rächt sich dieser Grundansatz und diese Frage-Intention hier in ihrem eigensten Felde, in der Struktur der Phänomenalität selber. Und es kommt dahin, daß die Aufspaltung des Phänomens in einer bestimmten, das Thema »Sterben Anderer« endgültig als unergiebig beiseite schiebenden Formulierung ausdrücklich wird: aus dem »Sterben Anderer« wird »der *an Anderen* erfahrene Tod«, – worin denn unsere obige Behauptung, die »Anderen« als Element des Phänomens seien es, welche das andere Element, den Tod, hier versperrten, eindeutig belegt ist.

5. Hier nun scheint sich die oben (S. 109ff.) dargestellte eigentümliche innere Widersprüchlichkeit des Terminus »Dasein der Anderen« in gewisser Weise zu lösen, in einer Weise freilich, die ja gerade, wie soeben ausgeführt, dem systematischen Sinn und Endzweck der Phänomenalität zuwiderläuft und somit auch wieder den aufgewiesenen Widerspruch erneut und vertieft. Der Widerspruch bestand darin, daß in der Wendung »Dasein der Anderen« der ontologische Grundtitel »Dasein« eine Einbuße seiner Alleinherrschaft erfährt, die mit der Strukturiertheit überhaupt und insbesondere mit der Struktur der Jemeinigkeit nicht mehr in Einklang zu bringen ist. Und wir sagten dort, daß dieser Widerspruch im Gange der Frage nach dem Sein des Todes notwendig gewesen sei insofern, als unter der Herrschaft der Jemeinigkeit der Tod aus seiner Phänomenalität herausgesprungen wäre und das Dasein selber in die Pluralität einzelner Menschen hätte aufsplittern müs-

sen. In dem Satze nun, der gegenwärtig zu interpretieren ist, wonach »auch« das Sterben der Anderen die Seinsweise des Zu-Ende-Kommens oder das eigentliche Sein des Todes »meine«, wird also dieser Widerspruch für einen Augenblick gelöst, indem nämlich *ebendies gemeinte Sein*, wenn auch noch unerschlossen und hier überhaupt unerschließbar, doch in der negativen Benennung dessen, was sich nicht zeigt, eben *das durch die Jemeinigkeit konstituierte Sein* des Todes ist. Freilich: diese Lösung kommt die Untersuchung teuer zu stehen, da sie ja auf Kosten der Zugänglichkeit oder Erschlossenheit geht, und da die »Erfahrung des Todes an Anderen« dessen Konstitution ja gerade *nicht* zu erfassen oder auch das Phänomen des Todes nicht »existenzial zu verstehen« vermag. Immerhin bleibt auch der Tod an Anderen darum doch Tod, und der Schluß liegt nahe, daß somit auch das Dasein der Anderen die Jemeinigkeit ebenso dunkel im Kern enthalte, wie das Sterben der Anderen das Zu-Ende-Kommen »meint«. Womit denn in der Tat der Widerspruch in radikalisierter und offenbar auswegloser Weise wiederkehrt: das »Dasein der Anderen« ist zur Pluralität von *abgeschlossenen Monaden* geworden, die in ihrem *Innern* das Wesen, die Jemeinigkeit, unzugänglich enthalten[5]. Und womit also weiterhin die Aufspaltung des Phänomens »Sterben Anderer« nun die viel gründlichere und grundsätzlichere Aufspaltung des Seins des Menschen selber, des Daseins, nach sich zieht, welches nämlich in *ein sich erschließendes eigenes* und ein in seinem eigenen und eigensten Sein *sich verschließendes anderes oder fremdes Dasein* zerfällt. (Vgl. hierzu den nachfolgenden Exkurs!)

6. »Vor allem beruht der Hinweis auf das Sterben Anderer ... auf einer Voraussetzung, die sich als eine totale Verkennung der Seinsart des Daseins nachweisen läßt. Diese Voraussetzung liegt in der Meinung, *Dasein könne beliebig durch anderes ersetzt werden*, so daß, was am *eigenen Da-*

sein unerfahrbar bleibt, am *fremden* zugänglich werde.« Hier ist genau die Konsequenz dessen, was unter 5 ausgeführt wurde: der Zerfall »des« Daseins in eignes und fremdes; vielleicht noch genauer als an diesem letzten Teil des Satzes ist der geschilderte Vorgang an der Wendung »... Dasein könne beliebig durch anderes ersetzt werden ...« abzulesen, worin nämlich das Fehlen eines Artikels vor »Dasein« nicht darüber hinwegtäuschen kann, daß von einer Vielheit von Daseinen geredet wird, von »einem« und »einem anderen« Dasein, als welche sogar streng auseinandergehalten werden müßten und unvertauschbar seien. Der entscheidende Schritt aber zur Unschädlichmachung dieser drohenden Monadisierung, welche Heidegger-immanent einem Rückfall des ontologischen Grundbegriffs in ontische Verwendung gleichkäme, liegt in der Angabe, daß solche Voraussetzung einer Ersetzbarkeit von einem Dasein durch ein anderes »eine totale Verkennung der Seinsart des Daseins« darstelle. Diese Angabe erfüllt nämlich die Funktion, einmal die Aufspaltung unter den bestimmten Charakter des »Ersetzens« zu bringen, (Verbalisierung=ontologische Präparierung!), und ferner den so gewonnenen Charakter der »Unersetzbarkeit« oder »Unvertretbarkeit« selber ontologisch zu fundieren, so daß das merkwürdige Ergebnis herauskommt: der Ersatz von Dasein durch Dasein verbietet sich aus dem Wesen des Daseins selber, – oder: daß ein Dasein durch ein anderes nicht vertreten werden kann, dies ist selbst ein Strukturmoment »des« Daseins. Die Verschlungenheit der zitierten Formulierung, die sich in unserem Versuch zeigt, ihren Gehalt zu vergegenwärtigen, kann nicht verbergen, daß hier der höchst paradoxe Schritt gemacht ist, das zerfallene und aufgespaltene Dasein, oder vielmehr diesen Zerfall und diese Aufspaltung selber, welche uns doch zuvor als eine ausweglose Verspinnung und Verrennung des Daseins und der Ontologie in sich selber erschien, diesen Zerfall selber zur Struktur zu machen. Damit aber ist intendiert, rückläufig die *Ver*schlossenheit des eigentlichen Seins am Dasein der Anderen oder am »fremden Dasein« selbst zu *verstehen*, nicht das Verschlossene also, sondern die Verschlossen*heit* »als solche« zu erschließen. Wäre es sozusagen dabei geblieben, daß mit »Dasein« das Sein des Seienden Mensch schlechthin bezeichnet wäre, so hätte, auch unter der Herrschaft des thematisierten Seins als solchen, also der Erschließung eines Raumes von Ontologie, von so etwas wie »Ersatz« von Dasein durch anderes Dasein niemals die Rede sein können, da dieser ontologische Grundbegriff *jenseits von Einheit und Vielheit* und von Einheit und Andersheit eben gerade das Sein von Einem und einem Anderen und von Vielem, nämlich von vielen Menschen, betrifft. Nun aber geht das Interesse der Frageintention auf Austilgung jeder Spur von »Begebenheit« und auf reine Gewinnung eines Phänomens und zwar eines »existenzial zu verstehenden Phänomens« Tod, – aus diesem Interesse heraus ist es in der beschriebenen Weise zur Aufspaltung des Daseins in fremdes und eigenes gekommen; dieses Resultat schließlich, das eine Gefahr der Ontologie darstellt, wird selber unter dem Stichwort des Ersatzes oder der Vertretung zurückgebogen, und dem ganzen Ansatz des Phänomens »Sterben Anderer« spricht der Analytiker das Urteil: ihm falle zur Last die Nicht-achtung eines wesentlichen Grundcharakters des Daseins selbst, die »totale Verkennung der Seinsart des Daseins«. – Das Phänomen, in seinem derart erörterten schlechten Charakter, verfällt nun seinerseits der Strafe der Nichtachtung. Aber als Urteilsbegründung folgt noch eine Analyse der »Vertretbarkeit« und ihrer Bedeutung für den Gang der Interpretation, – welche schließlich einmündet in die schon dargestellte endgültige Eröffnung der Eigentlichkeit oder Jemeinigkeit des Daseins, worin der Tod das konstituierte Sein einer Seinsmöglichkeit erhält und so nach Hause kommt.

An diesem Punkt muß auf die Untersuchung Karl Löwiths *Das Individuum in der Rolle des Mitmenschen* hingewiesen werden, worin eben die hier innerhalb der Heideggerschen Position entstehenden Probleme ausdrücklich und extensiv zum Thema gemacht sind. (München 1928.)
Auf den ersten Blick scheint die Untersuchung Löwiths nicht viel mehr zu sein als eine Art von spezialisierter Ergänzung Heideggers, und zwar eine genauere Analyse des »Mit-Seins«. So steht denn der erste Teil unter dem Titel »Strukturanalyse des Miteinanderseins« (S. 14). Indessen kommt in das durchsichtige Gefüge der »Welt-, Umwelt- und Mitwelt«-Strukturen ein ganz andersartiges und die Festigkeit der Ontologie gleichsam aufstörendes Moment hinein dadurch, daß »das Dasein« eindeutiger als bei Heidegger wirklich nur Seinsweise bedeutet und nicht zugleich auch »Seiendes«, daß vielmehr das Seiende, anstatt wie dort in eigentümlichen ontologischen Bewegungen sich etwa als »Selbst« erst zu bilden und eben mittels dieser als Strukturen immer zurückgenommenen Bewegungen stets vom ganzen Grunde des Daseins umfangen zu sein, hier als Ich und Du und Andere und Personen wenigstens formaliter wirklich auftritt. Aber hierbei ist ganz anders als bei Heidegger das Formale dieses Auftretens gerade dasjenige, was aus der Strukturanalyse hinausweist und auf konkrete »Verhältnisse« hinzugehen strebt. Diese Strukturen sind immerhin so weit *offene*, daß sie nicht reflexiv alle »Möglichkeiten« in sich einschließen, sondern gleichsam die Aussicht freihalten auf wirkliches »Begegnen«, so etwa auf das Begegnen von Anderen *im* Dasein (und somit nicht von »anderem Dasein«!). Solches Offenhalten ist geradezu das Pathos dieser Arbeit, insofern sie »ein Beitrag zur anthropologischen Grundlegung der ethischen Probleme« sein will. Das, was bei Heidegger »Zerfall« ist, wird

hier konstitutiv, dies aber nicht in dem Sinne, daß mit der Konstitution auch schon eine strukturale oder sonstwie beschaffne Ganzheit auch nur erstrebt würde, sondern so, daß das *Konstituierte* eben zugleich auch das Freigehaltene ist, das, was grundsätzlich draußen bleibt und die »Grundlegung« nichts angeht, nämlich in seiner Wirklichkeit nichts angeht. Eben das würde freilich die völlige Leerheit und Müßigkeit des Aufweises solcher ungeschichtlicher Strukturen bedeuten, wenn es nicht dahin käme, daß unter allen möglichen eine ganz bestimmte Struktur oder ein bestimmtes unter allen menschlichen »Verhältnissen« für Löwith eigentliche Relevanz und unbedingten Vorrang erhält: das Verhältnis der ersten und zweiten Person, von Ich und Du. Und zwar begründet sich dieser Vorrang aus dem ständigen Hinblick auf das für Löwith offenbar zentrale ethische Problem, dasjenige des Egoismus und Altruismus. Er führt dieses Verhältnis folgendermaßen ein:

> »Aus der prinzipiellen Rückbezogenheit der Andern und ihrer Verhältnisse untereinander auf einen selbst und sein eigenes Verhältnis zu ihnen ergibt sich die empirisch bekannte Grundunterscheidung der Anderen in Näher- und Fernerstehende, *Angehörige* und *Fremde.*« »Und innerhalb der Angehörigen bist allererst ›Du‹ im eigentlichen Sinne der *Meinige.* In der faktischen Ordnung der Verhältnisse bist ›Du‹ aber nicht der Letzte, sondern der Erste. Und weil ›Du‹ für mich der Nächste bist, sind alle andern – im Verhältnis zu Dir – Fernere, Andere in der ›dritten‹ Person.« – »Das Zu-zweit-sein bedeutet keine quantitative Verringerung des Zu-dritt-, viert- usw. -seins, sondern eine daraus nicht abzuleitende *qualitative Steigerung* des Miteinanderseins.« (S. 54 und 55.)

Wie dieser Bezirk, der hier nicht bloß anthropologisch fundiert wird, sondern für den bereits als für den eigentlichen und konzentrierten Schauplatz des ethischen Existierens entschieden optiert wird, gleichsam in der faktischen Welt steht, zeigt sich deutlich an den folgenden Sätzen:

»Wie wenig sich das eigentliche Einandergehören etwa reaktiv aus dem *öffentlichen Miteinandersein* bestimmt, zeigt sich daran, daß der ihm eigentümliche ›Ausschluß der Öffentlichkeit‹ nicht deren positive Kritik, sondern eine *radikale Gleichgültigkeit gegen alles Öffentliche* bedeutet.« (S. 55.)

Die große Nähe, welche derartige Aussagen zu der Philosophie der »Kommunikation« haben, die Karl Jaspers schon in der *Psychologie der Weltanschauungen*, dann später in seinen Heidelberger Vorlesungen und zuletzt in seiner dreibändigen *Philosophie* (Berlin 1932) ausgebildet hat, kommt an der zitierten Stelle in einem Hinweis auf Jaspers deutlich zum Ausdruck. Der allerdings krasse Gegensatz, der darin besteht, daß Jaspers überall philosophierend von »existenziellen Möglichkeiten« spricht, während Löwith stets den Anschein wahrt, bloß formale Grundstrukturen zu geben, fällt hier gerade, wo eine existenziell so offene Sprache geredet wird, kaum noch ins Gewicht. Es ist schwer, hier zu diskutieren, denn der Erweis dessen, daß im engen Bezirk dieser Intimität des »Einandergehörens«, der etwa auf eine nach »Konkretion« dürstende oder sich realisierende Innerlichkeit hinauszukommen scheint, daß dort faktisch solche »radikale Gleichgültigkeit gegen alles Öffentliche« anders als illusionär möglich ist, – dieser Erweis müßte durch das *Experiment* erbracht werden, und dort, in der Wirklichkeit oder in exakten Erzählungen von solchen Ich-Du-Begegnungen kann man dann erst genau zusehen. Löwith kommt seinerseits in der Sprache der »Grundlegung« auf den Ausweg, den intimen Bezirk aus dem allgemeinen »Mitsein« (welches an dieser Stelle stark in die Bedeutung von »Öffentlichkeit« überzugehen scheint) durch »Konzentration« und »Restriktion« erst hervorgehen zu lassen:

> »In dieser Konzentration des Einen und des Andern in einem eigentlichen ›Einander‹ modifiziert sich die *diffuse* Bedeutung des Mitseins zur *restringierten* Bedeutung eines solchen Mitseins, worin mit dem einen auch schon der andere ebenbürtig da ist und aus einem solchen anthropologisch-*bestimmten* Mitsein entspringt auch der *allgemeine* Sinn eines ›ontologischen‹ Begriffs von Mitsein. Erst Du, aber nicht jeder andere bist eigentlich ›Meinesgleichen‹. Am ursprünglichsten ›mit‹ einem andern ist einer dort, wo das bloß Mithafte des einen für den andern in einem ebenbürtig-einheitlichen Einander als einem *ausschließlichen* Verhältnis von mir zu Dir, von bin und bist, verschwindet.« (S. 55/6.)

Es kann dazu nur gesagt werden, daß die Überzeugung, hierin wirklich ein »bestimmtes« (freilich: *anthropologisch*-bestimmtes!) Mitsein gewonnen zu haben, ins Wanken kommen dürfte, wenn auch die »ausgeschlossene Öffentlichkeit« einer genaueren Untersuchung unterzogen würde, – was Löwith nirgends in diesem Buch in Angriff genommen hat. Es mag allerdings dafür die tiefere Ursache anzugeben sein, daß es eine anthropologische Bestimmung von Öffentlichkeit nicht gibt. Die Untersuchung dessen, wogegen sich das eigentliche Einandersein als Grundthema einer ethisch gerichteten Anthropologie so radikal gleichgültig verhält, würde auch aus deren methodischem Felde herausführen und faktische *geschichtliche* »Öffentlichkeiten« sich zum Gegenstande machen müssen. Dort aber fände sich ebenso auch die Privatheit des Ich und Du, nun erst wirklich »bestimmt«, nämlich faktisch, geschichtlich und gesellschaftlich lokalisiert, wieder vor, und hier mag das »diffuse« mit dem »restringierten« Mitsein in eine reale Dialektik geraten, in welcher das anthropologische, gar das ontologische Grundphänomen seine »radikale Gleichgültigkeit« gegen alles Öffentliche aufzugeben gezwungen sein wird.

§ 15. *Eines und andres Dasein. Reziprozität der Sphären. Das Ganze in der Schwebe.*

Ausdrücklich wird die »Vertretbarkeit des einen Daseins durch ein anderes« als eine »Seinsmöglichkeit des Miteinanderseins in der Welt« zugestanden. Indessen ist sie auf eine bestimmte Sphäre des Daseins beschränkt, nämlich auf die »Alltäglichkeit des Besorgens«, worunter die Öffentlichkeit überhaupt, die Existenz in Beruf, Stand, Lebensalter, kurz die soziale Existenz begriffen ist, – für Heidegger die »zunächst und zumeist« herrschende Seinsweise. Hierin ist jedoch zweierlei noch ungenau: einmal handelt es sich für Heidegger gerade nicht und an keiner Stelle *direkt* um ›soziale Existenz‹ – weder um eine ausdrückliche und beabsichtigte Untersuchung bestimmter sozialer Situationen (was freilich nicht ausschließt, daß solche Situationen innerhalb seiner Analysen durchschlagen und rückläufig ablesbar werden), noch auch um eine »allgemeine« Inangriffnahme gesellschaftlicher Wirklichkeit etwa als eine Philosophie der Gesellschaft mit dem Charakter des Hinweisens und Auftreffens wiederum auf bestimmte Situationen. Es handelt sich darum deswegen nicht, weil diese Alltäglichkeit eine »Seinsweise« ist, also nicht in dem besehen wird, *was* sie konkret ist, sondern *sich öffnet* in ihrem Sein selber, dahinein denn auch konkrete Ergebnisse einer Sozialforschung möglicherweise als verstehbare Strukturen verlegt werden. Zweitens aber – und aus dieser zweiten Korrektur wird auch die erste genauer zu verdeutlichen sein – handelt es sich hier ebensowenig um eine ›Sphäre des Daseins‹, in welcher der Mensch sich aufhalten oder auch nicht aufhalten kann, – das Dasein hat keine gegeneinander abgeschiedenen Sphären, da es ja das durchgängige, nur in sich selbst differenzierte Sein des seienden Menschen bezeichnet, auch genauer das Sein eines Seienden, dem es in seinem Sein um dieses selbst geht. (Häufigste Bestimmung des »Daseins«, z. B. S. 42). In dieser allerersten und allerformalsten, scheinbar nirgends fragwürdigen Formulierung liegt indessen doch schon all die Schwierigkeit, auf die wir kritisch nachgehend getroffen sind; am drastischsten vielleicht wird das sichtbar daran, daß diese Bestimmung *genau in derselben Weise* an der Vorzeichnung des Seins des Todes als der »eigentümlichen Seinsmöglichkeit, darin es um das Sein des je eignen Daseins schlechthin geht« (240) wiederkehrt, wovon denn rückwärts auf jenen Grundansatz ein erhellendes Licht fallen kann. – Nicht bloß nämlich ist die schon angemerkte sonderbare Vorsicht des Ausdrucks »es geht um . . .« beiden Bestimmungen gemeinsam, welche ja letzten Endes den Effekt hat, auch die Vernichtung des Menschen im Tode noch zur Möglichkeit ebendesselben Seins und keines anderen zu machen, das es in allen solchen Möglichkeiten immer und immer nur mit sich selber zu tun hat. Sondern weiter ist auch der Charakter der Sich-selbst-Offenheit dieses Seins, der Geöffnetheit, Erschlossenheit und Verstehensmöglichkeit in sich selbst, hier schon enthalten, demzufolge alle *Ver*schlossenheit immer nur »Verdekkung« oder »Flucht« vor der Offenbarkeit zu sein vermag. So faßlich gemacht, vermag das Verschlossne somit die Offenheit als *mögliche* an keiner Stelle mehr auszuschließen, zu durchbrechen oder zu überwältigen, gar zu zerstören[6]; vielmehr soll die gefesselte Äußerlichkeit als bloß »privativ« nicht weniger von der Struktur, der positiven Gegliedertheit und dem Bau des Daseins zeugen als die Eigentlichkeit selber. Ja, es gehört zum Pathos der Daseinsanalytik, daß sie *gerade* am Alltäglichsten, Durchschnittlichsten, Indifferentesten ansetzt und gerade in diesem Felde ihre Triumphe feiert und alles an den Tag bringt. (Vgl. z. B. S. 43:) »Das Dasein soll im Ausgang der Analyse gerade nicht in der Differenz eines bestimmten Existierens interpretiert, sondern in seinem indifferenten Zunächst und Zumeist aufgedeckt werden. Diese Indifferenz der Alltäglichkeit des Daseins ist *nicht nichts*, sondern ein positiver phänomenaler Charakter dieses Seienden. *Aus dieser Seinsart heraus und in sie zurück ist alles Existieren, wie es ist.* Wir nennen diese alltägliche Indifferenz des Daseins *Durchschnittlichkeit.*« Hierzu ist nun aber weiter der andere, nicht etwa platt widersprechende, sondern gerade die apriorische Bezogenheit und gar nicht sphärenhafte Bewegung zwischen Alltäglichkeit und Eigentlichkeit ausdrükkende Satz anzufügen (259): »*Uneigentlichkeit hat mögliche Eigentlichkeit zum Grunde.*« So wenig also setzt sich etwa in der Alltäglichkeit eine Unzugänglichkeit, ein Verschließen, gar so etwas wie Härte der Fakten durch, daß die Eigentlichkeit nicht einmal nur offene Möglichkeit oder Chance bleibt, sondern als mögliche sogar »zum Grunde« liegt – d.h.: ohne diese Möglichkeit ›gäbe es‹ auch keine Uneigentlichkeit! Ebendahin zielt auch die allerdings weniger auffällige, in gewisser Hinsicht sogar die bezeichnete reziproke Bezogenheit verschleifende Formulierung: »Die beiden Seinsmodi der Eigentlichkeit und Uneigentlichkeit – diese Ausdrücke sind im strengen Wortsinn terminologisch gewählt – gründen darin, daß Dasein überhaupt durch Jemeinigkeit bestimmt ist.« (S. 43.) Verschliffen erscheint hier die Bezogenheit insofern, als der Anschein einer Gleichursprünglichkeit beider aus der Struktur der Jemeinigkeit, gleichsam einer »Zwei-Stämme«-Konstitution entsteht, – während in den vorigen Sätzen die Eigentümlichkeit des Verhältnisses anders hervortrat: gerade das »Zunächst und Zumeist«-Sein bildet danach den notwendigen Ausgang *allen*, und also auch des eigentlichen Existierens, welches also die Durchschnittlichkeit *braucht*, um eigentlich sein zu können, – und andrerseits kann wiederum dieselbe Durchschnittlichkeit nicht anders verstanden werden – und also auch nicht anders *sein*! – als auf dem Grunde möglicher Eigentlichkeit. So ist die Charakteristik des alltäglichen Daseins nicht unbefangen in Angriff genommen als unbezügliche Beschreibung isolierter Vorfindlichkeiten noch auch als Untersuchung der ›Bedingungen‹, welche meine »Existenz« durchherrschen oder gar überhaupt gleichsam erst existent machen. – Sondern diese Charakteristik der Alltäglichkeit setzt in jedem Wort das mögliche Herausziehen aus dem Durchschnitt in ein Selbstsein schon mit und nimmt es ständig bereits negativ voraus.

Genau in dieser Weise beziehen sich Vertretbarkeit und Unvertretbarkeit aufeinander. Weder nämlich ist die Vertretbarkeit etwa die genaue Bezeichnung einer solchen Wirklichkeit, in der ich mich finde[7], die ich anerkennen oder verwerfen, vielleicht auch durch den Prozeß eines Kampfes mit derartiger »Bedingtheit« in Unbedingtheit überwinden kann; – sie ist ja vielmehr bloßer »Seins*modus«* (und der ihr allerdings zugestandne *Herrschafts*charakter betrifft, wie noch zu zeigen sein wird, bloß die *Auslegung* des Daseins, nicht das reale Existieren), – sowohl ihre Anerkennung als Verwerfung steht völlig außer Debatte, indem sie ja Modus des *Daseins* ist, das Dasein aber als das sich selber verstehende Sein und somit in allem letzte Instanz weder der Anerkennung bedarf noch eine Verwerfung ermöglicht[8]; und schließlich wird solche Vertretbarkeit auch *niemals überwunden*, sondern ist als Seinsart des Daseins strukturell verankert, muß von der Eigentlichkeit her gesehen *immer und wesenhaft* in Kauf genommen werden, bleibt also gleichsam liegen und vermag keiner wie immer gearteten dialektischen Rückwendung des eigentlichen Selbst einen verwandlungsfähigen Boden zu bieten. Noch auch ist umgekehrt die *Unvertretbarkeit* etwa als die präzise und durchgängige Bestimmtheit dessen, daß Ich Ich bin (dann und dort den und den Eltern geboren, in eine bestimmte Lage hinein, unvertretbar als Körper und Gesicht usw. usw.[9]) eine ›allgemein‹ *hinweisende* Angabe (von dem Charakter jenes »jeweils«, worüber in § 8 die Rede war). Wäre sie dies, so sänke ihr gegenüber die Vertretbarkeit wiederum zu einer bloß speziellen, ganz andersartigen Bezeichnung einer *faktisch* irgendwo oder auch überall *im* gesellschaftlichen Leben vorkommenden Übung herab. Alle derartige Befestigung nach der einen oder anderen Seite ist hier vermieden.

Freilich scheint – dem entgegen – andernorts eine Befestigung des Daseins in *Natur* mit Heideggers Explikation der »Geworfenheit«, auch des »Verfallens«, vollzogen zu sein. Indessen: daß das Dasein – man darf nicht sagen: geworfen, sondern – an ihm selbst geworfen*es* ist, ist auch schon etwas wesentlich Anderes als daß ich in eine Welt und damit auch erst in ein Ich geworfen bin und mich in diesem existierend finde. Denn wohinein ist Dasein geworfen? – Nirgend anders als *in es selber!* Für das Dasein gibt es so kein Nicht-erkennen seiner selbst oder Erschrecken vor ihm selbst. Dasein kann sich nicht absolut fremd sein, während *ich* mir sehr wohl fremd sein kann. Wenn das Dasein im »Verfallen« (welches die Geworfenheit bezeugt) uneigentlich wird, so heißt es nicht: es wird sich selber fremd, sondern: »es treibt seiner Entfremdung zu...« oder »Das verfallende In-der-Welt-sein *ist*...zugleich *entfremdend*«. Diese Verbalisierung der Bewegung *zur* Fremdheit schlägt dem Ergebnis der Bewegung, wenn ›ich‹ sie realiter durchmachte, sozusagen die Tür vor der Nase zu. Sie wird Brücke zum ontologischen Auffangen *im* Dasein, das somit auch in der Entfremdung noch es selber bleibt (S. 178): »Diese Entfremdung, die dem Dasein seine Eigentlichkeit und Möglichkeit, wenn auch nur als solche eines echten Scheiterns, *verschließt*, liefert es jedoch nicht an Seiendes aus, das es nicht selbst ist, sondern drängt es in seine Uneigentlichkeit, in eine mögliche Seinsart *seiner selbst*.« Nachdem so die Entfremdung als eine »eigene Bewegtheit« des Daseins eingeschlossen ist, als ein Sich-Verfangen in sich selbst, – nachdem weiter jedes Hinausfragen nach der faktischen Fremdheit abgesichert ist durch die Bemerkung, alles faktische Fremde müsse Seiendes vom Charakter des Objektseins, also Derivat bedeuten, – danach ist es Heidegger möglich, in diesem internen Bezirk die Bewegtheit selbst mit den kräftigsten und »radikalsten« Ausdrücken zu belegen, z. B.: »Wir nennen diese ›Bewegtheit‹ des Daseins in seinem eigenen Sein den *Absturz*. Das Dasein stürzt *aus ihm selbst in es selbst*, in die Bodenlosigkeit und Nichtigkeit der uneigentlichen Alltäglichkeit.« Oder: »Dieses ständige Losreißen von der Eigentlichkeit und doch immer wieder Vortäuschen derselben, ineins mit dem Hineinreißen in das Man charakterisiert die Bewegtheit des Verfallens als *Wirbel*.« Und: »Der Wirbel offenbart zugleich den *Wurf*- und Bewegtheitscharakter der Geworfenheit . . .« (S. 179). – Zwar spiegelt solche sprachliche Intensität und die bestimmte Wortwahl, wenn man alles ›wörtlich‹ nimmt, nachklingend noch uralte, gnostische und mystische Metaphysik und metaphysische Geschichtserzählung vom Menschen oder der Seele, die in die fremde Welt geworfen und ihr verfallen ist. Indessen ist ja dort, in Anthropogonien oder Psychogonien, gerade nichts ontologisch festgemacht und stabilisiert, überhaupt ist nie das *Sein* des Menschen mit dem Verfallensein gemeint, sondern gerade das, was dem Menschen *widerfahren* ist; und wenn es ihm auch schrecklich widerfahren ist, so gibt es daraus doch eine vielleicht noch so ferne Rettung und Erlösung. Das »Dasein« aber ist an nichts Fremdes ausgeliefert – denn sogar der Tod ist ja noch sein eigner, seine eigenste Seinsmöglichkeit –, da es ja vielmehr sein Wesen ist, es immer mit sich selbst zu tun zu haben (darum eben ist es »Dasein« und nicht Seele oder Mensch oder Ich!). Es hat sich trotz aller seiner »Möglichkeiten« restlos und endgültig alle Rettung verbaut, sei es auf dem Wege des Heils oder auf dem Wege wirklichen Handelns. Es kennt keine Kontingenz *und* es kennt keine Erlösung.

Mag nun auch jene wechselseitige Bezogenheit der ›Sphären‹ nach beiden Richtungen wesentlich verschieden sein, indem das eine, die Uneigentlichkeit, in der Möglichkeit des anderen *gründet*, während die Eigentlichkeit in ihrer Möglichkeit auf jene bloß *angewiesen* ist: Unvertretbarkeit und Vertretbarkeit genau wie Eigentlichkeit und Uneigentlichkeit geraten als Modi *eines* Seins, dämonisch zum Ganzen dieses Seins verschlungen, in ein Schweben, das, selber grund-los, alles Gründen und Bedingt-sein in sich versammelt und aufgelöst hat.

§ 16. Gewinn und Verlust und das letzte Ziel der Frage nach dem Tod.

In jenem wechselseitig unterschiedlichen Fundierungsverhältnis von Eigentlichkeit und Uneigentlichkeit bzw. Unvertretbarkeit und Vertretbarkeit sprach sich also weder eine einfach fundierte Zwei›stämmigkeit‹ (zweier ›Vermögen‹) dieses Wesens »Dasein« aus noch eine metaphysische Alternative, noch auch schließlich die Beziehung zwischen fremder und unbegründbarer bestimmter Faktizität und offener Chance, womit denn freilich die dämonische Verschlingung durch einen Bruch zerstört wäre. Obzwar somit deutlich genug reziprok, sind Eigentlichkeit und Uneigentlichkeit bisher doch des Charakters von Sphären oder absoluten Feldern, dahinein Dasein als Kreatur verlegt ist, nicht völlig entkleidet. Indessen ist die Autokratie des Daseins tätig, auch solchen Anschein von räumlich-naturhafter Objektivität in sich selbst zu verschlingen. Das Endgültige über die Reduktion der reziproken Sphären findet sich in diesem Satze: »Und weil Dasein je wesenhaft seine Möglichkeit ist, kann *dieses Seiende* in seinem Sein sich selbst ›wählen‹, gewinnen, es kann sich verlieren, bzw. nie und nur ›scheinbar‹ gewinnen.« (S. 42.)

Was der Satz an Bedeutung sprachlich mitführt, soll in den folgenden sechs Punkten kurz entwickelt werden.

1. Beide, Vertretbarkeit und Unvertretbarkeit als nähere Charaktere von Alltäglichkeit und Eigentlichkeit, sind *Möglichkeiten* des Daseins.

2. Es sind die Möglichkeiten des Gewinnens und Verlierens seiner selbst; wobei freilich sofort daran zu erinnern ist, daß sich das sich verlierende Dasein an nichts Fremdes ausliefert, sondern gleichwohl, *als* Verlorenes, es selber bleibt, obzwar dasjenige, was hier verloren wird, auch nur das Dasein ›selber‹ ist. Es kann sich aber verlieren deshalb, weil es sich ›auch‹ gewinnen kann. Das heißt: es ist nicht möglich, hinter diese beiden Möglichkeiten des Gewinnens und Verlierens zurückzugehen und ein Dasein zu präparieren, das sich noch nicht verloren und noch nicht (der Möglichkeit nach) gewonnen hat.

3. Dieses Wesen spielt *eine apriorische Lotterie mit sich selber als Einsatz* – aber es spielt allein: da ist weit und breit kein Partner, kein Unternehmer und kein Einnehmer. Das Abenteuer der Lotterie oder Spekulation, worin unter Verzicht auf die Sekurität stetigen Besitzes freilich auch bisweilen die faktische ›Existenz‹ aufs Spiel gesetzt wird, gibt hier das verschwiegene Material zu dem Sprachbilde ab, welches die Reduktion der Möglichkeits-Sphären wesentlich leistet. Dem Verzicht auf Sekurität entspricht in der existenzialen Analytik genau die Kritik des »Habens«: »Dasein *ist* je seine Möglichkeit und es ›hat‹ sie nicht nur noch eigenschaftlich als ein Vorhandenes.« (S. 42.) Die ontologische Sprache verdrängt kritisch das Apriori des Eigentums (der »Eigenschaft«) durch dasjenige des Risikos (der Möglichkeit). Aber mit der Kritik des Habens wird auch dem spekulativen Wagnis noch das faktische Material – vorhandener Besitz, materielle ›Existenz‹mittel, die eingesetzt werden können – entzogen: Spieler und Einsatz werden unter dem Titel des Seins identifiziert.

Auch von dunkler, unverstehbarer Vorbestimmung, Stern und Unstern, welche der Spieler kennt, zeugt noch ein sonderbarer Satz, der – gleichsam erratisch im Gange der Analytik – mit seinem rätselhaften »es« und »irgendwie« zaghaft ein Verhängnis zitiert, das, einmal zugestanden, der Selbst-Herrschaft des Daseins ein Ende setzen würde: »*Es* hat sich *schon immer irgendwie entschieden,* in welcher Weise Dasein je meines ist.« (S. 42.)
Soll auch mit alledem Existenz davor bewahrt werden, in aktuellem Risiko der Dinglichkeit eines aufs Spiel gesetzten Eigentums-Wertes als Medium des Hazards anheimzufallen, so rächt sich die ausgetriebene Dinglichkeit (»Vorhandenheit«) doch an dem so präparierten reinen Subjekt: indem es an sich selbst der Gewinn- und Verlustchance apriorisch unterworfen bleibt, tritt es hier selber als dinglich auf.
4. Kommt nun in das spekulative ›Alles oder Nichts‹ – durchaus nach der Vorschrift des Modells, welches hier mit der Sprache intentionsfremd und ohne Akt beschworen wurde, – die fraglose Tendenz auf das ›Alles‹, den Gewinn oder die »Eigentlichkeit«, so bleibt doch überdies auch dem Verlust als Möglichkeit nicht die vernichtende Gewalt, die er im faktischen Hazard bedeutet. Denn: Beide Möglichkeiten sind solche, in denen dieses Wesen »Dasein« auf sich selbst gewendet ist. Es gewinnt »sich« und es verliert »sich«, ist also in beidem *reflexiv.* Das Wort »Sich verlieren« als solches allerdings ist, ›auf der Schwelle‹ verstanden, zweideutig, indem es ja einfach so genommen werden kann, daß gerade die Reflexivität des »sich« *im* »Sich verlieren« den Boden unter den Füßen verliert und zugrundegeht. Tritt das Wort aber ein in die Analytik, so wird gerade die rein sprachliche Tücke des Reflexivums nützlich; der Umstand, daß das Verlieren seiner selbst eben »*sich* verlieren« heißt, wird zum unausdrücklichen, aber selbstverständlichen Erweis dessen, daß auch darin

noch einzig und allein vom Dasein geredet wird und von nichts Anderem.

5. *Wer* es nun aber ist, der »sich« gewinnen und verlieren kann, der Besitzer seiner Möglichkeiten ist, dies erfährt an dieser Stelle wiederum die bekannte Modifikation: nicht das Sein, sondern »dieses Seiende« Dasein »*in* seinem Sein«! Eingeleitet und vorbereitet ist diese Modifikation durch das vorausgehende »Je«: »Weil Dasein *je* seine Möglichkeit ist . . .«. Das je seiende Dasein ist bereits eben Seiendes und schon nicht mehr Sein. Das »je« restringiert zwar den Allgemeinbegriff, stört ihn – hinweisend – auf aus seiner in sich verharrenden Ruhe. Aber nur soweit geht auch hier das Sein auf den Krücken des »je« hinaus auf das hin, *was* »ist«, als nötig ist, um die so eingeholte Bestimmtheit noch als *Grund*bestimmungen in den Grund selber eintragen zu können. Ohne diese Bewegung aber würde dem puren Sein *des* Seienden »Mensch« niemals der Charakter einer Reflexivität zugesprochen werden können, auch dann nicht, wenn diese Reflexivität nur eine »mögliche« ist, nur Mögliches vollbringt und selber darstellt.

6. Denn »Dasein ist je seine Möglichkeit«: Alles, was dieses Seiende »kann« oder auch (was für Heidegger genau das gleiche ist) *daß* es gerade dies kann (sich gewinnen und sich verlieren), schreibt sich letzten Endes davon her, daß Dasein überhaupt und im Ganzen »Möglichkeit«, das heißt *seine* Möglichkeit nicht nur bedeutet oder gar nur offen hat, sondern *ist.* Und wiederum: da dieses nicht meinen kann, daß die *faktische* wirkliche Existenz aufgelöst oder auch nur suspendiert wird, solange man Ontologie treibt, so muß in den Satz hineingebracht werden, daß es gerade *als* Möglichkeit faktisch ist; ebendas geschieht durch das »je«, denn wenn das *Sein des Menschen* »je seine Möglichkeit« ist, so scheint ja für einen Augenblick alles Genauere und Verbindlichere auf die »jeweilige« einzelne »Realisierung« verschoben zu werden und dem *Menschen*

überlassen zu bleiben (etwa formaliter im Sinne des »Werde, was du bist«) – und die Ontologie zu einer *Vorschule des Existierens* zu werden[10]. Aber eben nur einen Augenblick, wieder nur soweit als nötig ist, um die Seinsmöglichkeit als existierende, faktische zurückzugewinnen und zurückzunehmen. Denn im nächsten ›Augenblick‹, in der zweiten Hälfte des Satzes also, springen bereits die fertig erschlossenen Charaktere des Sich gewinnen- und Sich verlieren-könnens heraus, – alles ist wieder in der Analytik beisammen, und nichts braucht mehr auf »Realisierung« zu warten[11]. – Es heißt also nicht: *Da* bist du, und hier sind deine Möglichkeiten, – entscheide dich, ob du dich gewinnen oder verlieren willst! Hier ist Rhodus, hier springe! – sondern es heißt: »Und weil Dasein je wesenhaft seine Möglichkeit ist, kann dieses Seiende ... usw.«, – wobei übrigens schon das »wesenhaft« die Funktion hatte, jenen Schein der bloßen Vorbereitung, dessen aber, wie gezeigt wurde, die Auslegung dringend bedarf, zu verdecken; und wobei dieses sonderbare »weil« ebenden ganzen Zusammenhang der Dinge enthält und verbirgt zugleich, den wir soeben auseinanderzulegen versucht haben.

Nach dieser Erörterung kann es nicht mehr so wundernehmen, daß der oben (§ 14) beschriebene Zerfall des Daseins in fremdes und eigenes (samt der damit zusammenhängenden Verwandlung der Phänomenalität des Phänomens »Sterben Anderer«) dadurch gehalten und gerechtfertigt wird, daß die Thematisierung des »Sterbens Anderer« selber als Irritierung abgeschoben wird, indem sie das, was rechtmäßig nur am »je eignen« oder »je meinen« Dasein zu ermitteln und aufzuweisen ist, bloß vertretungs- oder ersatzweise am fremden gesucht habe. Und indem sie die Unrechtmäßigkeit solchen Ausgangs von einem »Ersatzthema« aus dem Charakter der Unvertretbarkeit begründet, welcher dem Dasein zwar nicht schlechthin, aber doch mit Rücksicht auf den Tod unzweifelhaft zukomme. Was nämlich hier geschieht, ist dies: die vollzogene Aufspaltung des Daseins in fremdes und eignes Dasein führte nach der Seite des fremden Daseins – da Fremdes oder *Anderes* nur sein kann *für Eines,* vielmehr für *einen Daseienden,* der ich selbst bin, – nicht nur aus dem einen ontologischen Bereich heraus, sondern drohte sogar das ganze Wesen »Dasein« in Monaden aufzusplittern; gerade nur dies Festhalten am »Eigenen« *überhaupt* und »Anderen« *überhaupt* vermochte davor noch zu bewahren. Dieser gesamte Zerfallsprozeß aber wird hier *noch einmal* bewahrt und zurückgenommen durch jene Erörterung, ob Dasein »als solches« vertretbar sei. Wie aber: wodurch soll denn Dasein »als solches«, wodurch soll *ein Sein* vertretbar sein, und was für einen Sinn andrerseits kann es haben, von ihm auszusagen, daß es unvertretbar sei? Solche Frage zeigt eindeutig, daß auch so noch immer hinausgeschaut wird ins »Ontische«, wenn auch das »Je« immer noch mit einem Bein in der Ontologie steht und jederzeit bereit ist, sobald es seinen Dienst getan hat, auch das andre dahinein zurückzuziehen; denn dasjenige Dasein, welches das eine und alleinige Feld der Fundamentalontologie ist, kann ernsthaft in der Tat *nicht* daraufhin befragt werden, ob es vertretbar oder unvertretbar sei. Und *darum* geschieht nun der letzte Schritt. Dieses Dasein wird nämlich gar nicht mehr ›ernsthaft befragt‹, – sondern sein Priester meidet schließlich die Gefahr unterschiedlich herausschallender Antworten und wendet sich zur Untersuchung der (substantivierten) Vertretbar*keit* und Unvertretbar*keit* als *Möglichkeiten* der ›Dasein*heit*‹! Worin denn schließlich das Problem, wer hier durch wen etwa vertreten oder nicht vertreten werde, ganz verschwunden und abgedeckt erscheint. So kommt es am Ende heraus, daß das eigne Dasein, als das sich zu eigen gewonnen hat, und zwar im (ontischen) Unterschied zum fremden oder anderen (während zuvor das Dasein sozusagen *überall* je meines war ungeachtet aller Sphären) *ontologisch gerechtfertigt* als das rechte Thema der Frage nach dem Sein des Todes hervorgeht, – das eigne Dasein *allein* und *nicht* das andere, sondern *nur* dieses. Ja sogar scheint jetzt dieses im Unterschied zum anderen eigne Dasein geradezu sich zu decken mit der Möglichkeit des Sich-Gewinnens und des Ergreifens der *Unvertretbarkeit*, welche von allem existierenden Spiel-Einsatz unabhängig und *vor* aller Realisierung im ermöglichenden »Grunde«, welcher das Dasein ist, bereit liegt und es konstitutiv ausmacht zugleich. Genau entsprechend fließt auch zugleich das »andere« Dasein (also das dem eignen »objektiv« gegenüberliegende) mit dem uneigentlichen in eines zusammen[12].

So also ist hier, – prinzipiell genau in der gleichen Weise wie oben bei den Bestimmungen des Sich-gewinnen- und Sich-verlieren-könnens, – die ›Schwebe‹ des Daseins gerettet und wiederhergestellt und die Reflexivität zurückgewonnen, ja womöglich mit der Bereitung des »eigentlichen« Daseins noch inniger geworden. Und aus diesen sonderbar verschlungenen Wegen tritt nun am Ende klar die Frage heraus, unter deren Herrschaft, ja Diktatur, die Zitierung, Prüfung und Aburteilung des Phänomens »Sterben Anderer« überhaupt nur erfolgte, – unter deren Herrschaft es zugleich, indem die Frage sich dieses harte »Objekt« vorwarf, auch schon verworfen und abgetan war. Diese Frage ist nun endlich beim Namen zu nennen: sie ist letzten Endes die Frage nach der *»Daseinsganzheit«*. Zum einstweilen bloß leeren Beleg dessen und als vorläufige Selbst-aussage der Position, mit der wir es in der nachfolgenden Untersuchung zu tun haben, seien einige hierauf bezügliche Stellen aus Heidegger eingefügt:

Der Hinweis auf das Sterben Anderer wurde (S. 239) benannt »als Ersatzthema für die ontologische Analyse der Daseinsabgeschlossenheit und *Ganzheit* . . .«. Und am

Ende des § 47 heißt es: »So ist der Versuch, das *Ganzsein* des Daseins phänomenal angemessen zugänglich zu machen, erneut gescheitert.« (S. 240.) Die Frage selber ist begründet bereits zu Beginn des ganzen zweiten Abschnitts des Buches (S. 233): »Soll die Interpretation des Seins des Daseins als Fundament der Ausarbeitung der ontologischen Grundfrage ursprünglich werden, dann muß sie das Sein des Daseins zuvor in seiner möglichen *Eigentlichkeit* und *Ganzheit* existenzial ans Licht gebracht haben. So erwächst denn die Aufgabe, das Dasein als *Ganzes* in die Vorhabe zu stellen. Das bedeutet jedoch: überhaupt erst einmal die Frage nach dem Ganzseinkönnen dieses Seienden aufzurollen.« Und die Funktion der Interpretation des Sterbens hierin ist (S. 234) so ausgesprochen: »Das Zu-Ende-sein des Daseins im Tode und *somit* das Ganzsein dieses Seienden wird aber nur dann phänomenal angemessen in die Erörterung des möglichen Ganz*seins* einbezogen werden können, wenn ein ontologisch zureichender, d.h. *existenzialer* Begriff des Todes gewonnen ist.«

Was der hier vorwiegend herangezogne § 47 dazu vor allem geleistet hat, ist die Ausschließung alles dessen, was als »Begebenheit«, als faktisch einzelne Erfahrung und kontingentes Geschehen nicht erst die Gewinnung eines solchen existenzialen Begriffs vom Tode, sondern schon die ›Phänomenalisierung‹ *des* Todes überhaupt stören oder zu Fall bringen würde. Es ist ferner geleistet die abhebende Zubereitung und Bezeichnung desjenigen Bereichs, in welchem der Tod *verstanden*, und zwar existenzial verstanden werden kann. Dieses Verstehen aber, ausgearbeitet, macht selber dann die »Erfassung eines ganzen Daseins« möglich: Gerade der Sprengstoff des Todes wird zum Mittel, die Arche des Daseins zu schließen, abzuschließen, und alle Hoffnung, daß sie einmal wieder geöffnet werde, zu verbannen.

3. Kapitel

Der Tod in der Ganzheit des Daseins.

§ 17. Phasen der Frage nach der Ganzheit und Phasen der Betrachtung des Todes darin. 1. Phase: Idee, Region, Universalontologie und Restauration des Fundaments.

Jene Störungen und Verwirrungen, welche für die Durchgängigkeit und Geradheit der herrschenden Frage aus der Interpretation des Phänomens »Sterben Anderer« entstanden, wurden dadurch abgewehrt, daß aller direkten weiteren Analyse oder Betrachtung des Todes selber eine »zureichende ontologische Bestimmtheit der *konstitutiven* Phänomene, als da sind Ende und Ganzheit« vorausgeschickt werden soll. Solcher Aufbau der Untersuchung ist nun möglich geworden dadurch, daß ja »der Tod« selber in seinem Sein als aufgebaut, konstituiert bereits erwiesen wurde. Freilich sind die Konstituentien hier andere als dort, wo es sich um die Konstitution »im« Dasein selber, nämlich durch »Jemeinigkeit und Existenz« handelte. Hier ist vielmehr der Rahmen weiter gesteckt: »Ende und Ganzheit« *schlechthin* sollen in ihrem phänomenalen Gehalt, das heißt so wie sie gleichsam in die allgemeinste Ontologie oder Seinslehre überhaupt gehören, eröffnet und zugleich damit in ihren »regionalen« Abwandlungen hinsichtlich unterschiedlicher spezifischer »Seinsweisen« gekennzeichnet werden. Eine extensive Darlegung nach diesen beiden Seiten hin wird jedoch solange aufgeschoben, als die »Idee von Sein« selber noch nicht geklärt ist, – und hier bleibt nur die Absicht übrig, durch Abhebung gegen solche Begriffe von Ende und Ganzheit, welche andersartigem Sein als demjenigen des Daseins zugehören, eben die hier fragliche »Abwandlung« ihrer zu »Existenzialien« sozusagen abzudestillieren. »Damit verfestigt sich das Verständnis für Ende und Ganzheit in der Abwandlung als Existenzialien, was die Möglichkeit einer ontologischen Interpretation des Todes verbürgt.« (S. 242.) – Hierin fassen wir eine erste Phase der Frage nach der Ganzheit, soweit diese von der Analyse des Todes ausgeht oder auf sie zugeht oder besser sie sich dienstbar macht. Der Rahmen, der in dieser ersten Phase aufgesteckt ist, der Rahmen des Seins überhaupt nämlich und einer abhebenden Beschreibung des den Regionen des Seins jeweils eigentümlichen Sinnes von »Ende«, – dieser Weg ist inhaltlich an keiner andern Stelle von *Sein und Zeit* beschritten worden. Dies ist offenbar derjenige Abschnitt des Buches, welcher der eidetischen Phänomenologie Husserls noch am nächsten steht, insofern als mindestens formal eine durch alle »Abwandlungen« sich durchhaltende »*Idee*« von Ende und Ganzheit überhaupt angesetzt ist, und insofern alle spezifischen Seins-Begriffe eben bloß Abwandlungen dieser einen Idee sind, welche möglicherweise, als ›reine‹ Bedeutung all solche Spezifikationen und damit alle Ontologien übergreifend festgehalten werden kann. Kommt aber im Existenzial die Idee der Ganzheit nur zu einer bestimmten unter allen ihren Erscheinungen, – wandert also und wandelt sich die Idee in den Regionen des Seins wie die gestürzte Seele durch die Stufen der Kreaturen wandert, so ist damit die mythische Herrschaft des Existenzials, welches bis dahin sich selbst – als hermeneutisch – genügte, gebrochen. Das erschloßne Dasein selber und mit ihm der Tod verliert in diesem Durchblick auf die Idee seine überall abgedichtete Räumlichkeit, wird als Region unter andern Regionen durchlässig für das reine Licht der Idee, welche – wenn auch noch so formal – gerade als »Idee von Sein« eine Gewähr der Befreiung aus dem Hause des Todes zu sein vermag.

In der Durchführung indessen zeigt sich alsbald eine ganz

andre Problematik. Die Pointe ist, daß sämtliche an anderen Seinsarten aufgewiesnen Bedeutungen von »Ende« dem Dasein unangemessen sind, und der Gewinn des eidetischen Exkurses ist somit eine Reihe von blanken Negationen: dies und dies und jenes ist *nicht* das Enden des Daseins. Wozu denn noch die Einsicht gefügt ist, daß so in der Tat keine »positive Charakteristik der fraglichen Phänomene« gewonnen werde, welche vielmehr allein aus der Fortführung der direkten Auslegung des Daseins selber hervorgehen könne. Hiermit aber zerfällt auch die formalste ideale Identität einer *Bedeutung* von »Enden«, und die Analytik verfällt von neuem ohne Widerstreben dem Banne, dem sie kaum entronnen war. Ein Stachel freilich bleibt zurück: die Frage nämlich, ob nicht das abgesteckte Feld der Fundamentalontologie oder das Fundament der Ontologie, in dem alle Zugänglichkeit von Sein begründet und eingebaut sein soll, als solches durch den Umstand in Frage gestellt bleibt, daß hier »Regionen« des Seins ihr Recht behaupten, die zwar in dies Dasein hereinragen, ihm aber – mindestens hinsichtlich der Strukturen von Ende und Ganzheit – nicht bloß fremd, sondern geradezu als Negation entgegenstehen, ihm »ontologisch *zuwider*laufen«! (S. 246.) Oder umgekehrt: müßte es nicht im Gange der *Fundamental*ontologie liegen, hier das Gründen und Entspringen zu untersuchen oder die Modalität zu entwickeln, vermöge derer sich solche unterschiedlichen Weisen des Endens »*im*« Dasein bilden, – anstatt Regionen gegeneinander abzugrenzen! Hier hat dies Geschäft schließlich nicht viel mehr Resultat als die Erkenntnis, daß dieses Leitwort »Enden«, seiner idealen Macht einmal beraubt, freilich noch immer heterogene Anwendungsmöglichkeiten besitzt. Das Aufhören eines Wegs, das Aufzehren eines Brotlaibs, das Reifen und Sich-Vollenden einer Frucht und das Fertigmalen eines Bildes – dies alles sind Phänomene, mit denen der Tod des Menschen wohl kaum einmal verwechselt werden dürfte. Aber in diesem Abgrenzen steckt noch etwas ganz anderes. Es wird in den Satz zusammengefaßt: »Im Tod ist das Dasein weder vollendet, noch einfach verschwunden, noch gar fertig geworden oder als zuhandenes ganz verfügbar.« (S. 245.) Und in ihm sind die Wendungen zu erkennen, an deren Austilgung der Heideggerschen Frage-Intention gelegen ist: die Wendungen vom Tod als der »Vollendung« des Menschen oder auch ganz anders als einem bloßen gleichgültigen »Verschwinden« von der Erdoberfläche u. dgl. An Stelle einer direkt eindringenden Analyse solcher Redeweisen oder Deutungen selber, insofern sie etwas über den *Menschen* und über den Tod des Menschen meinen, ist also hier die Methode die, jede einzelne Wendung von ihrem Gehalt an solchem Meinen ganz zu entleeren, und die übrig bleibende Metapher oder Figur auf ihre bloße Struktur hin zu prüfen und einer Region des Seins zuzusprechen, die *nicht* daseinsmäßig ist. Auf diese Art kommt das wunderliche Ergebnis heraus, daß alle diese Wendungen »Modi des Endens« darstellen, ohne daß aber ein entweder »ursprünglicher« oder auch übergreifender Sinn von Ende, eine reine Idee davon ausgearbeitet würde. Die Idee würde ja nun vielmehr die polemische Abgrenzungsarbeit wieder schwächen. In diesem aber ist der weitere Zweck verborgen, eben jene hierin nicht zu erlangende »positive Charakteristik« des spezifisch daseinsmäßigen Endens, oder die ontologischen »differentiae specificae« (welche ja allerdings von den »Merkmalen« in einer gewöhnlichen Definition nach traditioneller Logik, allein ihres Machtanspruchs wegen, deutlich genug unterschieden sind) umgekehrt erst »in Anmessung an« die ontologische Erschließung der Seinsart des Daseins aufzubauen. Denn soviel ist von jenem eidetischen Abweg und von der *universal*ontologischen Perspektive doch zurückgeblieben, welche hier, an so entscheidender Stelle, waltet: daß der Tod fast als ein Fall, mindestens aber als eine Modifikation von »Ende überhaupt« mit anderen Fällen oder Modifikationen vergleichbar geworden ist, wenn diese Vergleichung ihn auch noch so scharf abhebt, als ein Enden ganz »eigner Art«, so immerhin doch als »auch« ein Enden. Noch deutlicher ist der Zweck hier der, die Erfahrungen vom Tode in den Grund der schon eröffneten Strukturen des Daseins einzutragen, welche nur ausdrücklich erinnert zu werden brauchen, um *den Platz sichtbar werden zu lassen, der darin auch für das »Phänomen« des Todes bereitgehalten ist.* Der Laib Brot, das Gemälde, der Weg und die Frucht – jedes von ihnen hat in einem universalen Katalog der Seinsarten sein ihm zugehöriges Ende und seine Ganzheit, die denn, wie für das ontologische Verstehen einsichtig ist, der jeweiligen Seinsart dieser Phänomene eindeutig »angemessen« sind: wie sollte nicht, wenn die Seinsart des Daseins doch schon offen liegt, auch diesem »sein« spezifisches, ihm (possessiv) zugehöriges Ende erschlossen werden können!

Wenn dies der Gang ist, wenn durch solche universalontologische Vergleichung der Modi des Endens bereits die Notwendigkeit des Rückgangs auf die spezifische »Seinsverfassung« legitimiert ist, wenn also die Zugehörigkeit und Angemessenheit des Todes gerade an das Dasein stillschweigend schon vorweggenommen ist, oder schließlich auch: wenn der Tod schon von Anfang an unzweifelhaft dem Dasein eigentümlich ist (das Dasein wird sich nicht dawider sträuben, wohl aber vielleicht – der Mensch!), – so kann von diesem Ende auch für die gleichwohl immer noch erfragte Ganzheit dieses Wesens kaum mehr irgendeine Gefahr erwartet werden! So ist es schon im Ausgang sofort eingefangen, im Dasein wohl aufgehoben und kann auch in der Folge nicht mehr ausbrechen. Diese volle Restauration des Fundaments mag wohl im Gange der Intention mit dem derart dienlich gewordnen Zwischenspiel seiner Entmächtigung zur Region unter Regionen nicht zu teuer erkauft sein. *Der Kritik aber bleibt der wenn auch kurze und flüchtige Ausblick auf Reiche des Universums, welche kein durchsichtiges Fundament einen kann, wie auch der rasch zerfällte Strahl der Idee dauernd bedeutsam.*

Eben der Zweck der auf breiterer Basis unternommenen Legitimierung dessen, daß die Analyse des Todes, kurz gesagt, eine solche des »daseinsmäßigen Endens« zu sein habe (worin nämlich der Rekurs auf die Daseins-strukturen und der zu leistende Einbau in sie in nuce bereits enthalten ist), – dieser Zweck bleibt im Heideggerschen Texte gar nicht verschwiegen: er wird vielmehr sogar offen als eine *Umkehrung* der anfänglichen Methode wie auch des zuvor im § 47 mit absichtsvoller Vergeblichkeit eingeschlagenen Weges zugestanden und gefordert: »Zugleich sollte aber die Betrachtung deutlich machen, daß ihr Gang umgekehrt werden muß. Die positive Charakteristik der fraglichen Phänomene (Noch-nicht-sein, Enden, Ganzheit) gelingt nur bei einer eindeutigen Orientierung an der Seinsverfassung des Daseins.« (S. 246.) Das Eidetische also war ein Gang, der hinausführte, aber »die Betrachtung« oder »die Frage«, die sich darin bewegt, dreht sich – gleichsam lichtscheu – um und kehrt an ihren Leitfaden zurück, von dem sie sicher ist, daß er nicht heraus-, sondern immer tiefer hineinleitet ins Labyrinth: »Die positive existenzialanalytische Interpretation des Todes und seines Endecharakters ist am Leitfaden der bisher gewonnenen Grundverfassung des Dasein, dem Phänomen der Sorge, durchzuführen.« (S. 246.) Oder wiederum, in ausdrücklich und akzentuiert methodischer Formulierung, die mit der Apodiktizität einer von der Sache geforderten notwendigen Ordnung der Themata auftritt: »Innerhalb der . . . Ontologie des Daseins ist wiederum die existenziale Analyse des Todes einer Charakteristik der *Grund*verfassung des Daseins *nachgeordnet.*« (S. 247.)

Ganz ohne »positives« Motiv geht indessen auch diese teils

verborgen polemische teils legitimierende Abgrenzungsarbeit nicht vorüber. Und zwar ist die schon recht kräftig zupackende positive Charakteristik mitten hineingesetzt ohne anderen unmittelbaren Zusammenhang mit den voraufgegangnen Negationen, als daß im Unterschied zu allen diesen nun das Eigentliche, nämlich das Daseinsmäßige, schon eingeführt ist. Damit ist nun, überraschend und sozusagen schneller, als man erwarten konnte, die Konsequenz gezogen und der eröffnete Weg eingeschlagen, indem der Tod als das dem Dasein spezifisch zugehörende Ende so tief in dessen Grund eingesenkt wird, daß er, selber geradezu zur Seinsweise erklärt, seine Ruhe darin findet. Bisher (vgl. Kap. 1 und 2) ging die Frageintention auf das Sein des *Todes,* – jetzt aber findet sich das Sein des Todes wieder als Sein des Daseins, das doch zuvor mit dem Tode gerade ins Nicht-mehr-Dasein »umzuschlagen« schien. Aber nicht so, sondern: »Das mit dem Tod gemeinte Enden bedeutet *kein Zu-Ende-sein des Daseins,* sondern ein Sein *zum Ende* dieses Seienden.« (S. 245.) So also wirkt sich die vorgenommene »Umkehrung« des Untersuchungsganges aus, so wendet sich alles um, daß aus dem Ende des Seins ein Sein zum Ende geworden ist. Und zwar ist hierbei abermals jene schon einmal dargelegte interne Aufspaltung des Phänomens zu beobachten, die Aufspaltung nämlich in ein Meinen und ein Gemeintes in ihm selber: »Das mit dem Tod *gemeinte* Enden . . .!« (Vgl. oben Kap. 2, S. 130/31.) Mag man auch solches Gemeinte den »Sinn« des Phänomens nennen, so ist doch dieser Sinn kein Hintersinn, auf den es von sich weg zurückdeutete, sondern es ist ein Sinn, der in ihm selber beschlossen ist, sein praecise »eigner« Sinn: der Seins-Sinn. Keine andere Macht geht hier für die Existenzialontologie im Tode des Menschen auf, nichts vermag er zu offenbaren, was »über ihn hinaus« ginge, – sondern, wenn er etwas meint und offenbart, so immer nur – sich selbst! Diese Rede hat aber freilich nur dann überhaupt einen Inhalt, wenn an »ihm selber« etwas zu offenbaren ist, oder – mit anderen Worten – *wenn* er eben ein Sein hat, und wenn dies bereits für erwiesen gilt. Ist es aber schon einmal soweit, so ist es auch kein gar zu großer Schritt mehr bis dahin, wo der Tod zur Seinsweise wird:

> »Der Tod ist eine Weise zu sein, die das Dasein übernimmt, sobald es ist.« (S. 245.)

Es ist darum an der Position Heideggers nicht weniger als die eine Seite, wonach der Tod keinerlei anderen oder »höheren« Sinn hier anzeigt, auch die andere festzuhalten, daß er gleichwohl noch etwas offenbart oder auch noch einen Sinn hat, nämlich den Seinssinn des Daseins, welchen das Dasein selber sich selber reflexiv zu verstehen gibt oder offenbar macht. So, als »Sein zum Ende«, bleibt der Tod, indem er nämlich eben darin verschwindet, davor bewahrt, einer stummen und nichts mehr »meinenden« Kontingenz anheimzufallen, worin kein Sinn noch Sein mehr zu finden sein würde. Oder – dasselbe auf »das Dasein« hin formuliert: *das Dasein ist ein Wesen, das nicht stirbt* (im ersten, unmittelbaren und unmißverständlichen Sinne des Wortes), *das kein Ende hat, sondern nur – ein Sein zum Ende.*

Exkurs über Gleichnis und Sinn-Bild.

Ginge man in der gleichen Weise, wie Heidegger es mit den Bedeutungen des »Endens« tut, mit allen gleichnishaften Redewendungen um, so könnten mit genau dem gleichen phänomenologischen Rechte auch Gleichnisreden, die hier in der Ontologie selbst entscheidende Stellen einnehmen, destruiert, abgespalten und derjenigen Region des Seins zugewiesen werden, auf welche ihre ausgeleerte metaphorische Form, für sich genommen, zurückweist. Ebenso wie hier im Texte Heideggers die Wendung vom Reifwerden unbesehen der Seinsweise des pflanzlichen Lebens zugeteilt wird und auf diese Weise zwar ihrer »tieferen Bedeutung« beraubt, aber auch wieder nicht als starre Allegorie stehen gelassen wird, – ebensowohl könnten wir Heideggers eigene Gleichnisse, etwa jene gesamte Gruppe, die – freilich ohne ausdrückliche Gleichnisabsicht – der Sphäre des *Bauens* entnommen ist, eben dieser Sphäre, und das ist – nach Heidegger – der Region des Zuhandenen wieder zurückgeben. Welche katastrophalen Wirkungen indessen müßte ein solches Unterfangen nach sich ziehen, da doch eben diese Bildersprache dem philosophischen Werke allein die Leibhaftigkeit gibt! Eben in diesen tektonischen Sprachmitteln setzt sich ja hinter dem Rücken der intentionellen »Zeitlichkeit« ein höchst dichter geschaffner *Raum* durch, – die Sprache selbst rächt sich sozusagen für die Verdrängung des Raums aus dem existenzialen »Sinn«. Und eben in diesem Bereich der Sprachbilder, der vom Licht der Intention nicht getroffen, doch ununterbrochen notwendig ist, um sie durchzuhalten und voranzutreiben, der mit Leidenschaft, aber mit *blinder* Leidenschaft ergriffen ist und darum, indem das Machtverhältnis sich umkehrt, eine absolute Herrschaft über das Denken gewinnt, – in diesem Bereich sind die Elemente versammelt, welche sich im anderen Lichte der Kritik zum prägnanten *Bild des Sinns*, zur Figur dieses Philosophierens zusammenfügen.

Die »Struktur« (der »Frage« und des »Daseins«), der »Boden« (für ein »existierendes Sein zum Tode«, vgl. 261), das »Abheben« und »Entdecken« – dies scheint den Philosophen bei der *Agnoszierung von Gesteinslagerungen* zu zeigen, – während das wechselfältig bezogne »Freilegen« und »Verdecken« des »Fundaments« (welchem namentlich in »Fundamentalontologie«, »Fundamentalanalyse« usw. eine besondre Dignität zugewiesen ist) eher die Tätigkeit eines schattenhaft-subjektiven *Ausgräbers* verrät. Indem aber nun »Aufriß« oder auch »Vorzeichnung« (39, 52, 249 u.a.)

angefertigt, »Entwurf« und »Entwerfen« schließlich schon eindeutig dem Dasein selber als Charaktere zugeschrieben werden und nicht bloß wie jene als methodische Mittel der Abhandlung auftreten, kündigt sich an, was mit dem »Gründen« und »Begründen« und dem »Bau« (»eines eigentlichen Seins zum Tode«, S. 260) ganz deutlich hervortritt: *hier entsteht ein Bau*, ein Haus wird errichtet. Aber es ist nur sehr gelegentlich, daß sich der Philosoph selber am Werke zeigt: recht eigentlich soll das Dasein selber der Erbauer des Baues sein, der es selber ist. Es »entdeckt« oder »ist entdeckend« und wird, nämlich in seinen Strukturen, entdeckt zugleich; es »entwirft« und ist doch selbst Grund, Fundament und Bau in einem. Ein Bau aber, der sich selbst baut, läßt an jene dämonischen Paläste denken, welche in einer Nacht aus dem Nichts erstehen. Nehmen wir noch hinzu, was in der Schrift *Was ist Metaphysik?* von Heidegger entwickelt wird, – daß nämlich Metaphysik ein »Grundgeschehen« oder ein Geschehen im Grunde des Daseins selber sei, – so wird das Opfer des Denkers, ja des Denkens an diese mythische Figur des gedachten »Sinnes« vollkommen.

In diesem Bau nun befinden sich vielfache »Gänge«, Zugänge und Durchgänge (z.B. S. 36), welche »die Frage« betritt und auf welche die Frage das Denken unwiderstehlich weist. Vollends aber ist es das Motiv des »Leitfadens«[1], das uns wie mit einem Schlage jenes höchst bedeutende mythische Bild zurückruft, in dem alle bisher bemerkten Züge dieser philosophischen Sprache vereinigt sind: das Wort »Leitfaden« geht unzweifelhaft unmittelbar auf den Ariadne-Faden der Sage von Theseus zurück, und das Bild, das wir meinen, ist das des *Labyrinths.* In seinem Banne vollzieht sich das existenzialontologische Denken, sein unheimlicher Raum ist es, der alle Sätze der existenzialen Analytik einschließt. Der Raum des Labyrinths aber ist hier zugegen, beschworen durch Worte, die in ebenderselben Analytik enthalten sind, die aber unbedacht, wie durch Zufall gesprochen wurden, und deren magische Kraft dem, der sie sprach, gänzlich unbekannt war.

Freilich führt der Leitfaden (der Frage nach dem Sinn von Sein) hier nicht heraus, sondern ausschließlich *hinein* in das Labyrinth. Denn er stammt auch nicht aus der Hand der Ariadne, die hier völlig ausbleibt oder noch nicht angekommen ist. Keine Helferin steht am Eingang, denn der Eingang ist hinter uns verschlossen, verpicht oder unsichtbar gemacht. »Aridela nannten sie die Kreter – das wäre die Weitberühmte, die sehr Gepriesene, zunächst die Strahlende, die Helleuchtende (in der Finsternis des Lebenswegs, des Seelenwegs) . . . dem im Finstern tappenden Heldenläufer ein wahres Licht aus der Ferne. Das weiß der Mythos urkundlich. Es war eine goldene Krone, sagt er, besetzt mit indischem Gestein. Ihr Gold und ihre Steine schimmerten in der Finsternis, so daß sie sie dem Lichte gleich erleuchtete. Dadurch soll Theseus aus des Labyrinths Dunkel wieder ans Licht gekommen sein«[2]. Dies Licht aus der Ferne also ist dem Sinn-Bild des Daseins und der Existenzialontologie *nicht* zugehörig, da es ja vielmehr schon den Sieg über die Macht des unterirdischen Baues und die Befreiung aus ihm bezeichnet. Dem Licht der Hoffnung aber steht das merkwürdige eigne Licht entgegen, das die »Gelichtetheit des Daseins konstituiert«. Dies Licht nämlich »ist keine ontisch vorhandene Kraft und Quelle einer ausstrahlenden, an diesem Seienden zuweilen vorkommenden Helligkeit. Was dieses Seiende wesenhaft lichtet, d.h. *es für es selbst* sowohl ›offen‹ als auch ›hell‹ macht, wurde . . . als *Sorge* bestimmt«. (S. u. Z., 350; Kursiv von mir.) Wahrlich ein andres Licht als das der Aridela!

»Jetzt wird dem Dasein ausdrücklich eine potestas clavium beigelegt; es besitzt Schlüsselgewalt, sich selbst zu erschließen« – diese Bemerkung Heinrich Barths läßt sich hier sinnvoll anfügen, denn sie benennt ein weiteres sinnbildliches Motiv, das in den gleichen Umkreis gehört. Der Sprachzusammenhang zwischen »Erschlossenheit« und »Entschlossenheit« wird von Heidegger in bestimmter Weise benutzt, ohne daß doch der bildhafte Ursprung in sein Recht käme; diesem Sprachzusammenhang ist vielmehr im Zuge eines *Bedeutens,* wodurch das im Worte angezeigte Bild wohl verhüllt und verdrängt wird, ohne aber wirklich aufgezehrt zu werden, die sonderbare Funktion zugemutet, von einem Seinsbereich Zeugnis abzulegen, worin Verstehen und Handeln in eine einzige »Wurzel« zurückgeht oder worin Praxis, da keinerlei »äußere« Wirklickeit ins Spiel tritt, in das undialektische »Innere« des Daseins zurückgenommen scheint. Solcher vom eignen Dämmerlicht, das von keiner Quelle ausgesendet wird, gleichmäßig erfüllte und mit eignem Schlüssel sich selbst eröffnete Bau ist in Wahrheit also *verschlossen* in sich (wie wiederum auch Heinrich Barth[3] mit Entschiedenheit festhält).

Das kretische Labyrinth aber war erbaut als Behausung des fressenden Stiergottes Minotaurus, »dem die Jünglinge und Jungfrauen zum Opfer fielen«. Auch das »Dasein« ist nicht allein Bau, sondern zugleich verschlingende und verzehrende Macht. Es verschlingt seine eignen Grenzen, Natur wie Geschichte, – den »ontischen« Menschen, Subjektivität und Praxis zehrt es in sich auf, wie mehrfach im Laufe unsrer kritischen Untersuchung zutage getreten ist. Dies gerade ist nicht blaß und billig »metaphorisch« zu nehmen (so wie manche spätidealistische Poetik und Sprachlehre Gleichnisse zum bloßen »schönen« Beiwerk herabästhetisierte), sondern ist ganz ernst und wörtlich zu verstehen. Denn mit diesem, erst der Kritik sich darbietenden letzten und vorzeitlichsten Charakter dieses imaginierten Wesens »Dasein« liefert sich vollends der Zusammenhang existenzialer und ontologischer *Bedeutungen* und Intentionen an das mythische *Bild* ihres Sinnes aus.

Derart verschlossen verharrt das Labyrinth bis zur Tat des Theseus und bis zur Öffnung, welche das andre Licht von der Krone der Aridela, das Licht der Hoffnung und Befreiung ins Innere dringen läßt. Der Kritik aber werden die beim Bau verworfnen Steine zu Ecksteinen, und das nicht ganz bewältigte kontingente Material wie auch der schwache Strahl der Idee dienen ihr zum Versuch der Lösung.

§ 18. 2. Phase: Fliehen und Vorlaufen. Struktur und Modalität.

»Die Betrachtungen über Ausstand, Ende und Ganzheit ergaben die Notwendigkeit, das Phänomen des Todes als Sein zum Ende aus der Grundverfassung des Daseins zu interpretieren. Nur so kann deutlich werden, inwiefern *im Dasein selbst*, gemäß seiner Seinsstruktur ein durch das Sein zum Ende konstituiertes Ganzsein möglich ist.« (S. 249: § 50 »Die Vorzeichnung der existenzialontologischen Struktur des Todes.«)

So knüpft die nachfolgende »positive« Ausarbeitung des »Begriffs des Todes« sofort an das Ergebnis der vorausgeschickten phänomenologischen Untersuchungen über die unterschiedlichen seinsmäßigen Bedeutungen des Endens an, – und so enthüllt sich noch einmal von rückwärts auf das klarste die eigentliche Absicht dieser Abgrenzungen: nicht sowohl »Befunde« rein schauend zu fixieren, als vielmehr aus dieser phänomenologischen Übung die Essenz zu ziehen, daß der jeweilige »Sinn« von Enden nur aus der Betrachtung der Art von Sein, welcher gerade dieses Enden zugehört, »erschlossen« werden könne. Darum auch soll der Tod nicht als bestimmte oder »allgemeine« Erfahrung (es ist von größter Bedeutung, daß sowohl die Bestimmtheit als die Allgemeinheit des Todes ausgeschaltet bleibt!), sondern nur aus dem Sein, welchem er *zugehört*, dem Dasein, heraus verstanden werden können. Dies eben macht jene erstaunliche »Umkehrung« des Untersuchungsganges aus. In ihr verbirgt sich aber, wenn wir unsere kritische Besinnung noch einmal in anderer Weise von außen umkehren, dies: daß der Tod hier so etwas wie einen Sinn hat, daß er verstanden und erschlossen werden kann, kommt nur daher, daß er im prägnanten Sinn als *zugehörig* zu einem Sein (welches selber erschließbar und strukturell ein Ganzes ist) angesetzt wird. Und die Umkehrung der Methode ist nur noch der drastischere Erweis dafür, daß eben diese Zugehörigkeit, die aus der Abgrenzung gegen andere »Modi« des Endens nur gekräftigt hervorging, *Anfang und Ende* der gesamten Untersuchung bildet. – »Das Zu-Ende-sein besagt existenzial: Sein zum Ende.« (S. 250.) Das ist der entscheidende Satz nach der »Umkehrung«. Aller nachfolgende ausführlichere Aufweis der schon bereitliegenden existenzialen Grundcharaktere *in* diesem »Sein zum Ende« (»Existenz«, »Faktizität« und »Verfallen« – die drei Momente der »Sorge«) – all dies ist nur noch gleichsam das Wiederaufnehmen der liegengebliebenen Verbindungsfäden, nachdem das neue Phänomen einmal unter Dach gebracht ist, unter das Dach des ganzen Daseins nämlich, oder nachdem der Tod einmal begriffen, und das heißt im Sein zum Ende verschwunden ist. (Von dieser genaueren Ausarbeitung oder auch Einarbeitung des Seins zum Ende in das Strukturganze der Sorge wird später noch zu reden sein.) Hier handelt es sich darum, ein zweites Stadium der Frage nach der Ganzheit darzustellen. Denn an diesem Einbau läßt es sich die Analytik nicht genügen. Es ist nicht genug damit, daß »der *Tod* ... als Ende des *Daseins im* Sein dieses Seienden *zu* seinem Ende« ist (S. 259), – vielmehr soll im Sein zum Ende nun auch noch »die existenziale Möglichkeit ... für ein existenzielles Ganzsein des Daseins« (S. 252) gefunden und dieses existenzielle Ganzsein als *eigentliches* Sein oder Selbstsein ontologisch begründet und entworfen werden, als dasjenige Sein also, in dem das Dasein sich selber gewonnen hat und zu eigen geworden ist. »Solange dieses eigentliche Sein zum Tode nicht herausgestellt und ontologisch bestimmt ist, haftet an der existenzialen Interpretation des Seins zum Ende ein wesentlicher Mangel.« (S. 260.) Dieser Übergang erscheint zunächst vage, – und in der Tat bleibt auch bei eindringlicherem Zusehen eine Schwierigkeit daran, diesen wesentlichen Mangel zu begreifen oder auch, was damit eng zusammenhängt, das Verhältnis des eigentlichen Ganzsein-könnens zu der vorweg schon gegebenen *Strukturganzheit* des Daseins einzusehen. Einen Anhaltspunkt scheint die Bemerkung (S. 252) zu bieten, daß mit der Kennzeichnung der Möglichkeit eines existenziellen Ganzseins »*die phänomenale Bewährung*« für die gewonnene Strukturganzheit sich ergeben würde. Aber wozu bedarf denn die Erschließung des Grundes noch einer »phänomenalen Bewährung«, da sie es doch selber von Anfang an schon vorgeblich mit nichts anderem als lauter »Phänomenen« zu tun hatte? Offenbar langt diese Brücke nicht zu, um begreiflich zu machen, daß die Einschließung des Endes in das Dasein so lange noch gleichsam zu nichts nutze ist, als nicht auch dieses Seiende Dasein »ontisch« als Ganzes existieren kann.

Grob gesagt: es ist auch jetzt noch nicht einleuchtend, warum überhaupt eine solche zweite Phase der Ganzheitsfrage sich aus oder über der ersten entwickelt, warum es nicht bei der ersten sein Bewenden hatte, und welches Verhältnis zwischen der ersten und der zweiten Phase tatsächlich vorliegt. Dies ist hier zu untersuchen.

Das Verhältnis jenes (oben Kap. 2. § 16 beschriebenen) reflexiven Möglichkeitscharakters oder jener wechselseitig bezogenen Doppeltheit des Möglichseins (der Doppeltheit von Eigentlichkeit und Alltäglichkeit) zu dem *einen*

Grundriß und Plan der *einen* Strukturganzheit des Daseins – welche sogar mit dem einen Terminus »Sorge« benannt ist! – dieses Verhältnis zeigt sehr merkwürdige Verschränkungen. Und das wird gerade hier in dem nur scheinbar so gradlinigen methodischen Gange deutlich.

Auch hier sind in der Tat wieder beide Möglichkeiten erörtert. Dem Aufbau jener »phänomenalen Bewährung«, des eigentlichen Seins zum Tode, geht eine Untersuchung des »alltäglichen Seins zum Ende« voraus. Und wiederum tritt unterhalb der ausdrücklichen Einführung dieses Themas als der »nächsten Konkretion des Daseins« der andere Zusammenhang heraus: daß der alltägliche *Modus* des Seins zum Ende in einem bestimmten Strukturmoment der Sorge, nämlich dem »Verfallen« seine Wurzel hat. Die Modalität bedeutet also nicht offene Möglichkeit des freien Ergreifens oder Nicht-Ergreifens, sondern sie ist in der *Struktur* selber vorweggenommen, angelegt oder auch gleichsam festgebunden. Umgekehrt angesehen: gerade die Darstellung des alltäglichen Modus (worin übrigens genau wie in jenem »Dabeisein« beim Sterben anderer – vgl. oben Kap. 2. § 13 – ganz disparate Verhaltungsweisen gegenüber dem Tod zusammengepackt sind), wird zum *Beleg* dienlich dafür, daß auch dieses Moment der Strukturganzheit des Daseins, das »Verfallen«, im Sein zum Ende sich wiederfindet. Schon diese eine Hälfte der modalen »Konkretion« hat somit zwei Seiten: einmal ist sie eine Ergänzung zur Interpretation des Todes aus den allgemeinen Strukturen der Seinsart Dasein – eine Ergänzung nämlich eben hinsichtlich des »Verfallens«; zugleich damit stellt sie aber auch schon eine und zwar die »nächste« Konkretion des zuvor bereits sicher eingebauten »Seins zum Ende« dar, nämlich eben die *Möglichkeit* eines »verfallenden Seins zum Ende«. Und in dieser zweiten Eigenschaft sozusagen, als modale Konkretion (ein Modus von zweien), welche denn als *»verdeckendes Ausweichen vor dem Tode«* charakterisiert wird (S. 255), kehrt dieses alltägliche Sein in der Analyse gerade in dem, *wovor* es ausweicht und flieht, negativ all das wieder hervor, was den positiven »Begriff des Todes« ausmachte. Man kann auch sagen: Die Auslegung der Alltäglichkeit ist so angelegt, daß immer im Fliehen das Geflohene, im Verdecken das Verdeckte gerade eben noch zum Vorschein kommt und analytisch entdeckt werden kann. Oder daß das Fliehen mit der Nennung des Geflohenen schließlich immer in derselben Weise überrascht werden kann, wie jenes Kind, dem eben dieselbe Glocke nachsetzte, vor der es davonlief, als sie noch »da droben auf dem Stuhle« hing. Dort freilich mit dem Effekt, daß das vormals böse Kind von dann an in die Kirche ging, hier eher – wenn diese Variation erlaubt ist – mit demjenigen, daß die Glocke auch das Äußerste noch tut, das Kind einfängt und in ihrem Bauche einschließt. Kein Verfallen, heißt das, kann so radikal sein, daß es wirklich herausfällt, und keine Flucht so rasch, daß der Fliehende davonkäme oder nur ein Weniges zu retten vermöchte. Und dies immer wieder aus dem einen gleichen Grunde: weil der Fliehende und das Geflohene beides das Gleiche ist: das Dasein. Oder weil es sich hier um das aufgefangne »Sich Verlieren« handelt, welches, obgleich das »Sich« verloren wird, doch (in der Existenzialontologie) immer noch reflexiv bleibt. Die Modalität des Fliehens aber, herausgelöst und isoliert, vermag ebenso wie zuvor in der ersten Phase das eidetische Zwischenspiel in der Kritik – welche ja die Kunst des Scheidens ist – eine andre als existenziale Wahrheit zu erweisen.

Fliehen als Möglichkeit: drehen wir den Spieß um und nehmen wir hier Möglichkeit als positive Macht, so wird zugleich aus dem bloßen »alltäglichen Sein zum Ende« der fliehende oder entrinnende Mensch selber wie aus dem geflohenen ontologischen Begriff die kontingente Natur-Begebenheit. Genau diese umgewendete Modalität gibt den

Blick frei auf geschichtlich und wirklich schon errungene und noch zu erringende Freiheit des Menschen. Wir bleiben nicht weniger mit dem Tode geschlagen, aber sein Bann, seine mythische Gewalt ist gebrochen: Indem der Tod zur kontingenten Natur-Begebenheit, zum harten, unverstehbaren Faktum sich wandelt, wird er uns ebendarum *fremd*, fällt ab und schließt uns nicht mehr ein. Eben indem wir die unnachlaßliche Härte des Todes *wissen*, sind wir ihm auch schon *entronnen*. So aber agiert der *Mensch*, nicht das Dasein, und so *agiert* der Mensch, anstatt bloß zu existieren. So öffnet sich gerade im Fliehen die »eigentliche Möglichkeit«, – wenn es überhaupt eine uneigentliche gäbe. Vielmehr: es öffnet sich wirklich in der stummen Kontingenz und im Wissen um sie eine weite Freiheit, und wenn das »Möglichkeit« heißen soll, so ist sie *wahrhaftig* errungen in der Geschichte des Menschen, und keine bloße Modalität. Aber es ist damit nicht allein die positive Möglichkeit auf die andere Seite der Heideggerschen Alternative, auf die Seite des Fliehens, verlegt, – sondern vor allem ist der strukturierte Grund, welcher alle Möglichkeit bindet, ja in den die Modi so sehr aufgesogen sind, daß sie ihrerseits nichts weiter vermögen als Strukturmomente zu konkretisieren, – vor allem ist dieser Grund dann gänzlich vernichtet und seiner Macht beraubt. Der Mensch bringt sich durch, *gegen* den Tod. Und der Tod, andrerseits, hat unaufschließbar treffende *Wirklichkeit*, die alle Einzelnen faktisch *vernichtet*, ohne uns doch »im Ganzen« *dem* Nichts preisgeben zu können.

Was ist es denn aber, was in jener »alltäglichen« Flucht geflohen wird? – Die ankommende Glocke ist keineswegs der faktisch sich ereignende Tod, dem freilich gar nicht ausgewichen werden kann, sondern – es ist der »existenziale *Begriff* des Todes«! Der Tod aber, der einen ›ereilt‹, die »Begebenheit«, das Vorkommnis, auch der ›Todesfall‹ – das ist existenzial samt und sonders gerade dem Verfallen zugerechnet und eine bloße Verdeckung, welche das alltägliche »Gerede« leistet. Was also geflohen wird – ist gerade das »Sein zum Ende«, denn dies ist doch nichts anderes als der existenziale Begriff des Todes. Andererseits aber ist ja eben dieses Fliehen und Ausweichen selber ein Modus des Seins zum Ende, nämlich »das alltägliche Sein zum Ende«. Ist also das Fliehen ein Modus dessen, wovor es flieht?

»Mit der verfallenden Flucht *vor* dem Tode bezeugt aber die Alltäglichkeit des Daseins, daß auch das Man-selbst je schon als *Sein zum Tode* bestimmt ist, auch dann, wenn es sich nicht ausdrücklich in einem ›Denken an den Tod‹ bewegt. *Dem Dasein geht es auch in der durchschnittlichen Alltäglichkeit ständig um dieses eigenste, unbezügliche und unüberholbare Seinkönnen, wenn auch nur im Modus des Besorgens einer unbehelligten Gleichgültigkeit gegen die äußerste Möglichkeit seiner Existenz.*« (S. 254/55.)

In der Tat also: das Fliehen ist ein Modus dessen, wovor geflohen wird, denn das Sein zum Ende, als welches »auch schon« die Flucht vor dem Tode bestimmt ist, ist ja selber identisch mit jenem »eigensten Seinkönnen« und jener »äußersten Möglichkeit der Existenz«. Die eigentümliche Verschränkung der zweifachen Grundmodalität (deren wechselseitige Bezogenheit das ganze Dasein in diejenige ›Schwebe‹ bringt, welche oben Kap. 2 § 15 beschrieben wurde) mit der strukturellen Einheit, der hier nachgegangen wird, stellt sich nun also folgendermaßen dar: Das Fliehen und Ausweichen ist nach der einen Seite festgemacht an der Strukturganzheit der Sorge, indem es die »Konkretion« eines einzigen von deren drei Momenten, des Verfallens, bedeutet; es findet sich als solches eine Moment am selber ganzen Sein zum Ende. Nach der anderen Seite ist das Fliehen ein *Modus* des Geflohenen, das heißt es zeigt »gerade« als verfallendes doch wieder das *ganze* Sein zum Ende, bloß negativ oder – mit Heideggers eigenem genaueren Terminus – »prohibitiv« (S. 260). Nach der einen Seite ist die »Uneigentlichkeit« in den Bau der Strukturen gleichsam eingelassen oder aufgesogen, nach der anderen ist sie ein Modus von zweien, »zum Tode zu sein«. Das erste sichert die Interpretation davor, die Modi als *Wahl*möglichkeiten des Verhaltens offen zu lassen und freizugeben. Das zweite ist ein Exempel auf die These »Uneigentlichkeit hat mögliche Eigentlichkeit zum Grunde« (S. 259) und rettet auf dem Umweg des prohibitiven Offenbarens das positive »Sein zum Ende« hindurch so, daß *ebendasselbe,* was zu Anfang der aus dem Sein des Daseins erschlossene existenziale Begriff des Todes war, am Ende als die *Möglichkeit eines eigentlichen* Seins zum Tode wieder hervorkommt. Daß es wirklich ein und dasselbe und nichts Neues ist, wird durch jene Formulierung vom »eigensten, unbezüglichen und unüberholbaren Seinkönnen« erhärtet, welche im obigen Zitat die zunächst neutralere vom »Sein zum Tode« sofort ersetzt. Damit ist aber die Frage nach dem Verhältnis eines solchen *eigentlichen* Seins zum Ende zur vorweg schon entfalteten Strukturganzheit desselben, – diese Frage ist beantwortet. Der eine aus dem Sein gewonnene »Begriff des Todes« bleibt auch weiter einer und derselbe. Oder umgekehrt – was im Grunde noch genauer zutrifft –: auch der erste strukturell entwickelte Begriff *war schon* das ausdrücklich jetzt erst gesuchte »*eigentliche* Sein zum Tode«. Was ihm aber fehlte, der »wesentliche Mangel«, der ihm anhaftete, war dies, daß der Begriff zwar die »Möglichkeit« als ein Moment enthielt (welche nämlich die Konkretion des Strukturmoments der »Existenz« war: siehe S. 250/51), aber *nicht als ganzer* eine Seinsmöglichkeit oder ein »Sein*können*« bezeichnete. Und genau dies ist es, was der »existenziale Entwurf eines eigentlichen Seins zum Tode« (§ 53) zu leisten hat. Die Essenz dessen, was darin »entworfen« wird, war bereits genau so im ersten Teil der »Vorzeichnung« enthalten, welcher eben gerade den Beitrag der »Existenz« zum

Strukturganzen des Seins zum Ende entwickelt. Und dies insbesondere in dem einen Satze: »Der Tod ist eine Seinsmöglichkeit, die je das Dasein selbst zu übernehmen hat.« (S. 250.)

Die zweite Phase der Frage nach der Ganzheit enthält also etwas Neues ausschließlich insofern, als nun das Motiv der Möglichkeit und des Könnens herrschend wird. Und den Übergang dahin bildet nicht die Redewendung von der »phänomenalen Bewährung«, sondern die Einschiebung des »Modus« der Uneigentlichkeit, welcher in seinem Fliehen von der geflohenen Eigentlichkeit überrascht wurde. Der Modus des Fliehens ist ebensosehr, als »verfallen«, in dem einen Grund verhaftet oder in ihn zurückgebogen, wie der andere »Modus« der Eigentlichkeit längst vor seinem »Entwurf« schon, als »Existenz«, im Dasein enthalten und eingeschlossen war. So, daß auch jetzt nichts entworfen werden kann, was über das Möglichsein hinaus noch auf einen faktischen Vollzug angewiesen wäre, und was aus der ersten Strukturganzheit herausspringen könnte.

»Der Tod ist eine Seinsmöglichkeit, die je das Dasein selbst zu übernehmen hat.« Der Satz legt es dem Verständnis näher als irgendein anderer bisher, die Wendung »je das Dasein selbst« für eine bloße Verkleidung des »Einzelnen« zu nehmen, und ferner den Tod als eine Art von Notwendigkeit, welche dieser Einzelne, sozusagen ob er will oder nicht, zu übernehmen hat. Aber auch dann, wenn wir uns daran erinnern, daß das Sein des Todes als »Seinsmöglichkeit des Daseins« erschlossen wurde (und zwar in dem oben § 6 erörterten Doppelsinn), so bleibt es doch noch schwer einzusehen, weswegen nun, da auf diese Art der Tod sowohl selber offenbar geworden als auch in der Einheit des Daseins begriffen ist, er noch einmal durch »je das Dasein selbst« übernommen werden soll. Und die Frage nach diesem Zusammenhang ist der vorigen nach dem Verhältnis der strukturellen Ganzheit zum ontisch ganzen

Existieren genau korrespondierend. Wir sagten, daß der Satz vom »Übernehmen« sich bereits in der ersten »Vorzeichnung der existenzialontologischen Struktur des Todes« findet. Das Übernehmen gilt dort genau ebensoviel wie das rein analytische Moment der »Unüberholbarkeit« des Todes, und es soll ganz offenbar keineswegs irgend etwas Neues, über die Analyse Hinausreichendes etwa noch hinzufügen. Umgekehrt steht auch im »Entwurf des eigentlichen Seins zum Tode«, also in der zweiten Phase, wieder dieser gleiche analytische Satz von der Unüberholbarkeit (S. 264), während das Übernehmen hier näher als »Vorlaufen« bestimmt wird.

»Im Vorlaufen kann sich das Dasein erst seines eigensten Seins in seiner unüberholbaren Ganzheit vergewissern.« (S. 265.) Dies »Vorlaufen« stellt – wiederum wörtlich genommen – das präzise Kontrastbild zum »Fliehen« als Weglaufen dar: beides höchst *leibhafte Bewegungen*, welche das »ontisch« gewordne Dasein im Innern des ontologisch-struktural aufgeführten Baus gespenstisch vollführt. Wurde aber das Fliehende, unfähig aus diesem Raume zu entkommen, von der Glocke des Begriffs überwältigt, so hat das Vorlaufende die Genugtuung, Eigentlichkeit zu gewinnen, indem es auf die gleiche Glocke zurennt, sich ihrer Macht anheim gibt. Wieder ist das Gewicht der leibhaft-räumlichen Sprachbilder so groß, daß die intendierte Raumlosigkeit existenzialer Möglichkeiten davon erdrückt, vielmehr verraten wird. Mehr noch als das Fliehen enthält überdies das Vorlaufen die Erinnerung der ›Zeitstrecke‹, als auf welcher das Vorlaufen stattfindet: ein Zeichen, daß trotz aller vorsorglichen phänomenologischen Abscheidung des »nicht-daseinsmäßigen Endens« das Räumliche (vgl. »das Aufhören eines Wegs« oben S. 156ff.), dessen die Sprache ständig bedarf, nicht konnte ausgetrieben werden.

Das Können also, dieses »Vorlaufen« wie jenes »Übernehmen«, scheint eine Art von aktivem Korrelat zu sein, welches die auch ohnedem schon bereitliegende Ganzheit und Unüberholbarkeit erst in Gang zu bringen hat. Was zuvor *Begriff* war (existenzialer Begriff), wird nun *Tätigkeit,* – denn Übernehmen und Vorlaufen sind Tätigkeiten. Es scheint – mit anderen Worten –, daß aus noch dunklen Gründen Heidegger die rein analytisch-ontologische Entwicklung der Daseinsganzheit und der Aufweis der Momente dieser Ganzheit am »existenzialen Begriff« des Todes, am Sein zum Ende, nicht genügt. Es scheint, daß darüber hinaus oder vielmehr innerhalb dessen noch ein Spielraum schemenhafter Bewegung offengehalten werden sollte, die »ontisch« erst noch zu vollziehen wäre. Oder auch: daß eine existenzielle Ganzheit noch herzustellen übrig bleiben sollte, in welcher nun die allgemeine Strukturganzheit erst richtig mitgenommen oder sozusagen *personifiziert* wird. Die zweite Phase der Ganzheitsfrage würde sich demnach zur ersten vergleichsweise so verhalten, wie die Ausführungsbestimmung einer Verordnung zu dieser Verordnung selbst. Wie aber: Wäre nicht, wenn es sich wirklich so verhielte, damit das Feld und die vorgesetzte Aufgabe der *Ontologie* weit verlassen und überschritten? Wenn hier etwas aktiv auszuführen aufgegeben oder auch nur entworfen wird, – geht dann nicht das Sein zum Ende aus dem existenzial-analytischen Begriff, der es zuvor war, über in die aufgezeichnete Geste eines bestimmten dynamischen *Verhaltens* zum Tode? Wenn auch einer Haltung, die sich gerade dadurch charakterisiert, daß sie in strengster und stetiger Adäquation zu den ihr vorgegebenen Strukturbahnen des Seins steht, – daß sie, metaphorisch gesprochen, das Gesetz dieses Seins erfüllt[4]. Auch so nämlich würde es sich um ein Hinausgehen über die Ontologie des Daseins handeln; denn in dieser mögen zwar Gesten und Haltungen überhaupt vorkommen, als zur Seinsweise des Daseins gehörig nämlich, – nicht aber kann

Modus und Begriff auseinanderfallen in *Haltung und Gegenstand* so, daß erst die Deckung beider – Bedeckung der Haltung durch den Gegenstand – als Eigentlichkeit die Ganzheit wiederherstellt. Ehe also die Beziehung der zweiten Phase zur ersten und, im Zusammenhang damit, die Frage nach der Bedeutung dieser Zweiheit überhaupt endgültig geklärt werden kann, muß untersucht werden, ob das »eigentliche Sein zum Ende« ein Verhalten zum Tode ist.

§ 19. Zwischenstück: Rekapitulation, – Sein und Realität.

Heideggers ausdrückliche und systematisch endgültige These ist schon klar geworden: Sowohl das eigentliche wie das durchschnittlich alltägliche »Sein zum Ende« sind weder faktisch vorliegende noch auch idealiter freie und wählbare Möglichkeiten des *Verhaltens* zum Tode, sondern Modi, in denen beiden es um das gleiche geht, um Möglichkeit nämlich, nicht um den wirklichen Tod, der in einer Haltung oder Geste sich spiegeln könnte, – um Möglichkeit, wenn auch um »die äußerste Möglichkeit der Existenz«, welche eben das Sein des Todes ausmacht.

Daß hier mit »Sein« nichts dergleichen wie »Realität« gemeint ist, ist nach allem Vorausgegangenen überflüssig zu sagen. Umgekehrt wird aber »der Titel Realität« einer ganz bestimmten Stelle innerhalb der Ontologie zugewiesen – und zwar ohne jeden Rekurs auf *etwas* Reales, ja unter bewußter Ausschaltung dessen (S. 212). Dieser Titel meine das Sein des »innerweltlich vorhandenen Seienden«, das Sein des Seienden, nicht das Seiende selber, – womit die logische Möglichkeit schon übersprungen ist, daß »Realität« ein Begriff von nicht-universaler Allgemeinheit sei, der auf jeweils bestimmtes Einzelnes treffend hinzuweisen hätte. Und weiter sei innerweltlich Seiendes nur aus dem

»Phänomen« der Innerwelt*lichkeit* zu begreifen. »Diese aber gründet im Phänomen der *Welt*, die ihrerseits als wesenhaftes Strukturmoment des In-der-Welt-Seins zur Grundverfassung des Daseins gehört.« (S. 209.) So ist denn schließlich durch diese Kette von Reduktionen alles in die letzte Struktureinheit aufgesaugt, – »Realität« wird sofort zum »ontologischen Titel« und fundiert sich in der Sorge. – Die Zitierung Diltheys und die zunächst rein sprachliche Variation, die im weiteren mit gewissen Diltheyschen Formulierungen vorgenommen wird, zeigt die charakteristische Weise der Verarbeitung des historisch vorgegebenen Realitätsbegriffs und die Abschnürung des »Titels« von dem, was durch ihn vielleicht jeweils angezeigt worden ist und wird, womöglich noch deutlicher: »Realität ist Widerstand« – zitiert Heidegger, aber sogleich wird der hierin noch angelegte Rückgang auf faktische Erfahrungen von Widerstand durch und für einen Erfahrenden abgeschnitten, und die Bestimmung ontologisiert durch die Korrektur Heideggers: »– – Genauer *Widerständigkeit*«. Das »Genauere«, das auf diese Art übrig bleibt und in das Seinsfundament eingeholt wird, ist wie ein Netz, dem alle Fische schon entschlüpft sind. Es ist nicht einmal mehr der »subjektive« Spiegel eines erlebenden Bewußtseins, denn zugleich mit der »Realität« ist auch das »Realitätsbewußtsein« solcher Reduktion zum Opfer gefallen: »›Realitätsbewußtsein‹ ist selbst eine Weise des In-der-Welt-Seins« (S. 211). Und doch enthält auch die subjektivistischste Auslegung dieser Diltheyschen Kategorie noch mehr »Welt« als das anti-subjektivistische »In-der-Welt-Sein« Heideggers. Denn der Begriff eines Realitätsbewußtseins war noch komponiert aus beidem, Realität und Bewußtsein, und darum steckte in ihm die Möglichkeit einer Dialektik, des Andrängens von Realität, der Ohnmacht des Bewußtseins, dann des Überwindens und Überwundenwerdens, und vor allem der Anspruch, das ganze Realitätsbewußtsein selber aus seinem konkreten »Jeweils« zu füllen und zu bestimmen, oder – umgekehrt – den Begriff nur anzuwenden auf eine *bestimmte* Welt. Dilthey ist Historiker gewesen, wenn auch Historiker des Geistes. – Das »In-der-Welt-Sein« ist nun zwar *eines* geworden: aber weder die Realität noch das Bewußtsein hat davon gewonnen, daß sie zusammengekommen sind. Es ist keine Spiegelung mehr, aber auch keine Abkehr vom Spiegel zu dem, was sich spiegelte. *Es ist niemand da, der in der Welt ist, und es ist keine Welt da, in der jemand ist: sondern es ist nichts als »das In-der-Welt-Sein«*, und dieses ist ein *Charakter*, nicht eine Tätigkeit »des Daseins«[5].

Daß also Heidegger den Terminus »Bewußtsein« ausgetilgt hat, entspringt keineswegs bloß der phänomenologischen Intention auf die »schlichten Sachen« und auf Destruktion traditioneller philosophischer Requisiten, ist auch nicht zureichend aus dem generellen Wesen einer Ontologie zu verstehen, welche ja immerhin das Sein *des* Bewußtseins sich zum Gegenstand machen könnte, – sondern diese Verbannung war notwendig, damit das Sein und zwar das »Dasein« zur Alleinherrschaft gelangen konnte. Dies ist nur eine sehr summarische Bemerkung, die auf das Genauere der polemischen Analysen Heideggers (etwa am Begriff des »Ich«, der cartesischen intellectio usw. vorgenommen, vgl. S. 95-100) nicht eingeht. »Polemische Analysen« ist freilich eine schiefe Bezeichnung für solche Ausführungen, denn es handelt sich nirgends um Polemik, Angriff und kritische Zersetzung, sondern diese Destruktion ist – strukturell genau wie bei Hegel – Einmauerung der kritisierten Position in das Gebäude der Existenzialontologie, nirgends auch eine »Auseinandersetzung« auf gleichem Niveau, sondern immer die Beziehung des Totalen zum Partiellen. Auch Descartes behält seine Wahrheit, bloß nicht für sich selber, sondern für Heidegger, – bloß wird ihr gleichsam wie einer Statue der Kopf abgeschlagen, der

Kopf des eigentlichen philosophischen Anspruchs, aktuell das letzte Wort zu sagen oder gesagt zu haben; und der entstehende Torso wird nicht museal untergebracht, nicht als Gestalt auf dem Wege des Geistes »erinnert«, sondern so in die Kammer der Seinsweise »Vorhandenheit« eingemauert oder – mit dem glücklichen Ausdruck Emanuel Hirschs[6] – »beigesetzt«, daß von der Figur nichts mehr zu sehen bleibt. –

Unsere Rekapitulation bleibt zu vervollständigen. Wir haben im I. Kapitel den Prozeß untersucht, in dem der Tod zum »Phänomen« und zum »existenzialen Begriff« geworden ist. Unsere Analyse hatte am Ende des II. Kapitels das weitere Ergebnis, daß auch dieser existenziale Begriff nicht um seiner selbst willen gewonnen und ausgearbeitet ist, sondern einer übergreifenden, autokratisch vorgetriebenen Frage dienstbar ist, in sie eingearbeitet ist: der Frage nach der Ganzheit des Daseins. Und zwar ist der »existenziale Begriff des Todes«, welcher »Sein zum Ende« heißt, dieser Frage dienstbar als derjenige Ort, an dem für Heidegger die Ganzheitsfrage sozusagen am akutesten ist, ja an dem sie sich recht eigentlich entzündet und zugleich auch sofort am schlagendsten darstellt. Um dahin zu kommen, wurde jene methodische Umkehrung vorgenommen, von der im § 17 ausführlich die Rede war, und die fertig in dem Satze ausgesprochen ist:

»Innerhalb der ... Ontologie des Daseins ... ist die existenziale Analyse des Todes einer Charakteristik der Grundverfassung des Daseins *nachgeordnet.*« (S. 247.)

Bei solcher »Ordnung« der Fragen und Gegenstände war es denn freilich nicht schwer, den schon phänomenalisierten und noch weiter verstandenen und erschlossenen, auf ein Sein und einen Seinsbegriff gebrachten Tod schließlich vollends auch in die strukturale Ganzheit, die schon bereit lag, aufzusaugen. Roh und, im Verhältnis zu der experimentierenden kritischen Methode, die wir beobachtet haben, sehr ungenau gesprochen: Vom Tod ist schon lange nicht mehr die Rede, er ist im »Sein zum Tode« untergegangen. »Das Dasein« ist auch im Tode und wenn es stirbt, total beisammen und bei sich selber. »Mit dem Tod steht *sich das Dasein selbst* in seinem eigensten Seinkönnen bevor.« (S. 250.)

Nun aber baut sich, wie in § 18 schon entwickelt wurde, auf diesem oder aus diesem heraus die zweite Phase der Ganzheitsfrage und das heißt hier eine zweite Phase des »Seins zum Ende« auf. Nämlich die Entfaltung eines »eigentlichen« Seins zum Ende und eines eigentlich ganzen Existierens – als *Möglichkeit*, aber nach wie vor und auch dieses als *»ontologische* Möglichkeit«. Deren Verhältnis zur Strukturganzheit ist in seiner ganzen Komplikation dargestellt worden. Aber die Motive dieser doppelten Intention sind noch nicht endgültig aufgeklärt. Das eigentliche Sein bedarf gleichsam als Sprungbrett wiederum eines alltäglichen Seins, ebenso wie vorher der Charakter der Unvertretbarkeit sich abstieß von einer vertretbaren Daseinsweise. Diese immer wiederkehrenden zwei Möglichkeiten, die schon in der »ganzen« Struktur selber – als »Existenz« einerseits und »Verfallen« andererseits – angelegt sind, führen aber nicht in zwei Wegrichtungen auseinander, sondern der eine und gleiche Begriff des Todes bleibt auch einer, indem er, »übernommen«, eben das eigentliche Sein zum Ende ausmacht, nicht übernommen oder geflohen, das alltägliche und uneigentliche. Aber nicht bloß ist das alltägliche Sein die pure Negation und Blindheit, sondern: »Dem Dasein geht es auch in der durchschnittlichen Alltäglichkeit ständig um dieses eigenste, unbezügliche und unüberholbare Seinkönnen, wenn auch nur im Modus des Besorgens einer unbehelligten Gleichgültigkeit *gegen* die äußerste Möglichkeit seiner Existenz.« (S. 255.) Eben diese Wendung der Beziehung zwischen den beiden »Modi« ist es, welche sich uns oben in dem mythisch-pädagogischen Bilde vom Kind und der Glocke darstellte: sie stellt auch hier die Reflexivität und den Zirkel des einen Daseins wieder her, und macht, daß das Dasein auf der Flucht vor dem Tode nicht aus dem Kreise seiner selbst herausflieht. So sind auch die Modalitäten eben dadurch, daß sie Modi des einen Daseins »selbst« sind, davor bewahrt, zu zerfallen, und von Anfang an eingefangen. Das steht, was das Referat angeht, bereits fest. Und eben darum kann die Frage, mit welcher der § 18 schloß, nichts für die Kenntnis des systematischen Zusammenhangs und des methodischen Ganges von Heideggers Untersuchung beitragen. Sie fordert vielmehr auf, nun noch einmal genau zuzusehen, was hier vorgeht, was sich in diesem Begriff des »Modus« verbirgt: deutlich hat er die Funktion, die beiden Phasen der Erörterung des Seins zum Tode zusammenzuhalten, ja allgemein im ganzen Buch der Stellung des »existenziellen Entwerfens« die ontologische Deckung zu sichern oder umgekehrt den Triumph des Daseins-Baues auch über die existenzielle Bewegung zu erweisen. Indem wir dies betrachten, ist auch weiterhin exakt die Sprache zu beobachten, die einzelne Formulierung eindringlich zu analysieren, denn nur so kann das ans Licht kommen, was in den Winkeln der Methode steckt.

§ 20. Sein zum Ende und Verhalten zum Tode. Existenzialbegriff und Verhältnis. Logik des ontologischen Satzes.

»›Sterben‹ gelte als Titel für die *Seinsweise*, in der das Dasein zu seinem Tode ist.« (S. 247.)
Sterben ist also ein Sein. Es ist geradezu identisch mit dem »Sein zum Tode«. Heidegger gebraucht beide Worte, »Sterben« und »Sein zum Tode«, völlig synonym. Er zieht

freilich auf die Dauer den letzteren Terminus vor, weil dieser das Moment der Seinsweise deutlicher hervorkehrt, während am »Sterben« immer noch die störende Erinnerung an die »Begebenheit« haftet. Aber von dieser Differenz hinsichtlich der innersystematischen Zweckmäßigkeit der Termini abgesehen: beide geben je einen ganz anderen Akzent, und mit dem Terminus verändert sich sofort auch die gemeinte »Sache«, das »Phänomen« oder endlich das als Phänomen angesprochene Bestandstück dieser Position. Es verändert sich, obwohl man weiß, daß es sich um Synonyma handelt. Der zitierte Satz, der nichts weiter enthalten soll als die Angabe, was mit »Sterben« künftig gemeint sein soll, und der ja den »anderen Titel«, etwas umschrieben, ebenfalls anführt, gibt ein drastisches Beispiel davon. »Sterben« soll eine Seinsweise des Daseins bezeichnen, beziehungsweise das Dasein *als* Seinsweise von einer bestimmten Seite her zeigen. Das Subjekt und Objekt der Fundamentalontologie ist, mit anderen Worten, von dieser bestimmten Seite her wesentlich: Sterben. Mit Heidegger: »Das Dasein stirbt faktisch, solange es existiert...« (S. 251.) – Worin das »Es stirbt faktisch« eben nichts anderes heißen soll als – Das Sterben ist ein Seinscharakter des Daseins. Aber nun: von was für einer Seite gesehen ist das Dasein Sterben? – »... die Seinsweise, in der das Dasein *zu seinem Tode* ist!« Also in Hinsicht auf den Tod ist Dasein Sterben, im Verhältnis zu *seinem* Tod. Hier ist nun wieder die Zweideutigkeit des Possessivums akut: Geht das Dasein in diesem »seinem« Tod zugrunde oder ist er ihm zu eigen, gehört der Tod dem Dasein an? Ontologisch ist die Sache längst entschieden. Der Tod ist »eigenste Möglichkeit«, oder – mit anderen Worten – das Dasein ist gerade ein Wesen, das überhaupt nicht stirbt (im »vulgären« Sinne), da es ja vielmehr im Tode sein Sein erweist, oder auch da umgekehrt der Tod ein Sein hat und zwar das Sein des Daseins. Setzen wir also alle diese ontologischen

Bestimmungen, die längst belegt sind, in das zur Rede stehende Zitat ein, so hört es sich etwa folgendermaßen an: Sterben bezeichnet die Seinsweise, in der das Dasein zu sich selbst ist, insofern es seine eigenste Möglichkeit ist. Das ist schon deutlich reflexiv. Aber es reduziert sich noch weiter, wenn gefragt wird, was denn das Dasein sei, abgesehen von seiner eigensten Möglichkeit. Es zeigt sich, daß hier keine Subtraktion vorgenommen werden kann, da das Dasein überhaupt als Verstehen von Möglichkeiten seiner selbst und als Existieren in solchen Möglichkeiten bestimmt wurde.

Es bleibt also übrig: Sterben bezeichnet die Seinsweise, in der das Sein in Möglichkeiten seiner selbst zu sich selbst als seiner eigensten Möglichkeit ist.

Der reinste und leerste Zirkel eines Selbst aus lauter Möglichkeit! Und es ist nach dieser Übersetzung, die nichts Fremdes, Außer-Heideggerisches zuzog, jeder Grund entschwunden dafür, daß dies nun gerade »Sterben« heißt, da es doch ebensogut irgendwie ganz beliebig anders heißen könnte. Fast wird es nun begreiflich, daß Heidegger in seinen terminologischen Angaben den philosophischen Namen der »Sache« als »Titel« einführt. Da nun das Wort »Sterben« in der Tat wie ein außen aufgesetzter Titel erscheint.

Hier ist nun zwar das Übersetzungsexperiment zu Ende. Aber das ist freilich erst der Anfang, denn nun muß von solchem fadenscheinigen Rest wieder zurückgeführt werden zu der vorigen Fülle, oder wir müssen zusehen, was an diesem Grundschema der existenzialen Analyse durch die tatsächliche Sprache Heideggers verändert und was hinzugebracht wird. Bei diesem Übersetzen darf das Übersetzte nicht liegen gelassen oder verloren werden, sondern muß jetzt erst rückwärts in scharfes Licht gebracht werden. Und dieses Übersetzte war: Das Dasein ist zu seinem Tode. Das Wort »Tod« steht noch immer da, Tod und nicht »äußerste Möglichkeit«; und auch nicht »das Sein zum Tode ist ein Charakter des Daseins«, sondern: das Dasein ist zu seinem Tode. Ein Satz, der ein *Subjekt* hat. Und zweifellos wird von diesem Subjekt auch mehr ausgesagt, als daß es existiere. Denn hier fängt ja die Differenz der »ontologischen Grammatik«, ja der ontologischen Logik gegenüber der »vulgären«, traditionellen Schullogik an: damit nämlich, daß ein ontologisches »Existenzialurteil« nicht bloß die pure Existenz des Subjekts anzeigt, sondern die Weise seines Seins, – daß es nicht bloß ausspricht, *daß* etwas ist, sondern *wie* es ist, und zwar dies nicht zusätzlich, sondern in einem mit dem »Daß«, – durch das »Wie« wird das »Daß« aufgeschlossen, das stumme »ist« regt sich und *wird* »sich zu verstehen gebendes« Sein. – Das Dasein ist zu seinem Tode: Hierin ist aber das Subjekt selber schon ein Sein, und von diesem Sein wird nun noch einmal ausgesagt, in welcher Weise es sei. Der Effekt davon, um es noch einmal zu wiederholen, ist klar: der Effekt ist, daß diese neue der Seinsweise »Dasein« zugesprochene Seinsweise »Sein zum Tode« in das als solches ganze (und somit nicht mehr urteilsförmige) Dasein eingetragen wird. Aber gleichwohl bleibt es doch dabei, daß hier dieser *Satz* steht, eben als ein Satz: Das Dasein ist zu seinem Tode. Nicht bloß also, daß in der Existenz das »Wesen« oder die Substanz des Daseins liegt (wie Heidegger in den Grundbestimmungen S. 42 angibt), – das Dasein macht nicht bloß die Substanz aus, sondern es ist oder wird auch und sogar Subjekt. Ja es war schon in eben jenem Satze aus der allerersten grundlegenden »Charakteristik des Daseins« (S. 42) Subjekt geworden: »Das ›Wesen‹ des Daseins liegt in seiner Existenz«, – sofern Heidegger hier zurückverweist auf ein unausgesprochenes ». . . das Dasein existiert«. (An dieser Stelle hat »Existenz« noch nicht die Bedeutung des einen von den drei Grundcharakteren – Existenz, Faktizität und Verfallen –, sondern bedeutet nichts weiter als

»Zu-sein«.) Indessen, was kann dies heißen, da doch das Dasein selber schon das Sein ist, der herrschende Gegenstand der *Fundamental*ontologie? Ist es aber nicht so gemeint, so bleibt wiederum nichts weiter stehen als: Das Wesen des Daseins ist das Dasein, – und das ist nicht mehr als: Dasein = Dasein. In diese leere Identität, die also nicht einmal Zirkel und leere Reflexivität ist wie oben, geht der Satz über, wenn er nach ontologischer Logik übersetzt wird: nämlich, wenn man das Dasein nicht als Subjekt nimmt und die vulgär-logische Direktheit des Verstehens abzuschalten versucht. Soll aber dasjenige, was über solche leere Identität hinaus hier enthalten ist, überhaupt gefaßt werden, so muß man dennoch direkt verstehen, das ausgesprochene »Urteil« wörtlich nehmen, und so ist darin das Dasein Subjekt, und es heißt von ihm, daß es existiere. *Dasein steht auf und regt sich und hat ein eigenes »Wesen«.* Es selber steht auf, – da ja die andere Übersetzung von »Dasein« durch »Mensch«, wonach es sinnvoller hieße, daß das Wesen des *Menschen* in seiner Existenz liege, allein durch die scharfe Abgrenzung der Existenzialontologie gegen alle Anthropologie (vgl. S. 45) deutlich genug verwehrt ist. Und es ist nicht nur Subjekt, das existiert, sondern es wird *subjektiv:* es ist zu seinem Tode! Der unverkennbare Anklang an die christliche und vor allem Kierkegaardsche »Krankheit zum Tode« gibt, obzwar genetisch überaus bedeutsam, doch der Analyse des ontologischen Satzes keine unmittelbare Hilfe[7]. Jedenfalls ist eben das Dasein, zu dessen struktureller »Verfassung« der Satz eine Tür sein soll, hier eingeschrumpft und hat etwas sich gegenüber, zu dem es »ist«. Aber gerade nun macht dies »Sein zu . . .« erst recht die Schwierigkeit. So viel ist doch wenigstens offenbar, daß – immer direkt verstanden – der Satz ein *Verhältnis* ausspricht, und diesmal nicht ein Verhältnis des Daseins bloß zu sich selbst. Freilich ist dies Verhältnis schon vorweg umgriffen und in die ›Schwebe‹ gebracht dadurch, daß gerade es als ganzes die »Seinsweise« ausmacht, deren Titel »Sterben« heißt. Aber immerhin ist das Innere solcher Seinsweise als Verhältnis des Daseins, welches eben *darin* vorkommt, subjektiv zusammengezogen, zu seinem Tode. Ein Verhältnis also zu einem Anderen, das gleichwohl possessiv zum Subjekt schon bestimmt ist, ihm zugehört und somit nicht mehr ein Anderes, das negiert. Ist es nun ein Verhältnis, in welchem das Dasein sich zum Tode *verhält*? Wird es hier menschenähnlich, – wird hier ein Appell vorbereitet, ein Appell an die Subjektivität des Menschen?

Sehen wir weiter zu! »Das äußerste Noch-nicht hat den Charakter von etwas, *wozu* das Dasein *sich verhält.*« (S. 250.) In der Tat, nun scheint es ganz deutlich zu werden. Hier ist von keinem Modus die Rede, so wenig wie von existenzialem Begriff, ja fast scheint der Tod (welchen das »äußerste Noch-nicht« meint) hier seine Phänomenalität zu verlieren, denn er springt ganz heraus, als bloßes Wozu eines Verhaltens, welches Wozu selber stumm und hart gedacht werden muß, – denn sobald es etwa einer »Erschließung« sich öffnet, so ist es schon nicht mehr Wozu. Und das Dasein andrerseits wird ganz lebendig, bewegt sich und, da etwas außer ihm ist, verhält es sich auch. Freilich, der Satz ist gerade *gegen* jenes Verständnis des Todes als dessen, was, solange wir leben, immer noch aussteht, gegen sein Verständnis als »Ausstand« gerichtet. »Das Ende steht dem Dasein bevor. Der Tod ist kein noch nicht Vorhandenes, nicht der auf ein Minimum reduzierte letzte Ausstand, sondern eher ein *Bevorstand.*« Der Begriff des »Bevorstands« leitet schon über, – bevorstehen kann manches, wird nun weiter argumentiert, manches von ganz andrer Art, nämlich andrer Seinsart als der Tod, – und seine Differenz von anderen »Bevorständen« liegt nun schließlich darin: »Der Tod ist eine Seinsmöglichkeit, die das Dasein selbst zu übernehmen hat.«

Damit sind wir an eben den Satz verwiesen, dessen Klärung erst ganz am Ende unserer Analyse gewonnen werden sollte, der hier aber nichts als neue Zweideutigkeiten hinzufügt. Einstweilen: wie auch immer die Intention ist, und wohin auch immer die Sache geführt oder entführt wird – es *hat* immerhin doch auch einmal geheißen, daß der Tod den Charakter von etwas habe, »wozu das Dasein sich verhält«. Und das war, für sich genommen, eindeutig, – wenn es eben auch nicht für sich genommen sein will. Und das Sich-verhalten war sogar ausdrücklich, wenn auch schwach, vor dem ontologischen Programm als Thema gerechtfertigt worden durch die Bemerkung: »Daß in einer existenzialen Analyse des Todes existenzielle Möglichkeiten des Seins zum Tode mit anklingen, liegt im Wesen aller ontologischen Untersuchung.« (S. 248.) Die Bemerkung bleibt indessen vage, insbesondere für unseren Zusammenhang, da es hier gerade darauf ankommt, zu fixieren, *wie* solche existenziellen Möglichkeiten »mit anklingen«. Solange das nicht deutlich ist, bleibt auch diese pro domo gesprochene Rechtfertigung kraftlos. Immerhin hat die Formulierung den bisherigen gegenüber die Besonderheit, eine bedeutsame terminologische Differenz zu machen: die Differenz zwischen »Tod« und »Sein zum Tode«. Danach heißt der Gegenstand der existenzialen Analyse »Tod«, während das »Sein zum Tode« gleichsam als das Schema möglichen Sichverhaltens erscheint. Mindestens müßte man den Satz so verstehen, wüßte man nicht schon, daß der existenziale Begriff des Todes eben gerade »Sein zum Tode« heißt, und die hier gemachte Differenz somit systematisch ohne Konsequenz bleibt. Der ganze Hinweis auf das voraussichtliche »Mitanklingen« des Existenziellen ist überhaupt nur eingefügt, um sofort der existenzialontologischen Strenge wieder zum Opfer zu fallen, denn Heidegger fährt mit einer wunderlichen Anknüpfung fort: »Um so ausdrücklicher muß mit der existenzialen Begriffsbestimmung die existenzielle *Unverbindlichkeit* zusammengehen und das besonders bezüglich des Todes, an dem sich der Möglichkeitscharakter des Daseins am schärfsten enthüllen läßt. Die existenziale Problematik zielt einzig auf die Herausstellung der ontologischen *Struktur* des Seins *zum* Ende des Daseins.« (S. 248/49.)

Da nun vorher mit den mitanklingenden Möglichkeiten offenbar die »Modi« des Übernehmens oder Vorlaufens und des Fliehens oder Verdeckens gemeint waren, so ist dunkel, was die ausdrückliche Wahrung »existenzieller Unverbindlichkeit« besagen soll, da doch den Modis gegenüber, welche ja unmittelbar auf die Strukturmomente der Sorge zurückweisen, weder eine Verbindlichkeit eigens zu fordern noch eine Unverbindlichkeit ausdrücklich wahrzunehmen sein kann. Andere, freie Möglichkeiten existenziellen »Seins zum Tode« aber klingen in Heideggers Analyse nirgends an, – ganz davon abgesehen, daß deren Verhältnis zum »fundierten« Sein zum Tode ganz fragwürdig sein müßte[8]. So herrscht auch nach all diesem immer noch Zwielicht: an mehreren Stellen ist die Möglichkeit offen gehalten, das Dasein subjektiv werden zu lassen, und jedesmal folgt sofort die Verwahrung nach, und die Starrheit der Struktur schließt die eben beginnende Bewegung eines Sichverhaltens wieder ein. Indessen genügt es nicht, dies als eine bloße Ungenauigkeit der Durchführung gewissermaßen zu rügen, und sich im übrigen damit zufrieden zu geben, daß systematisch ja am Ende alles in Ordnung und so auch die Auffassung des »Seins zum Tode« als Verhalten deutlich genug ausgeschaltet sei. Vielmehr kommt es nun darauf an, eben gerade dies unentschiedene Ergebnis als solches zu erkennen und in unsere Darstellung einzusetzen.

»›Sterben‹ gelte als Titel für die Seinsweise, in der das Dasein zu seinem Tode ist.« Nehmen wir jetzt alles bisher

Aufgewiesene in die Analyse dieses Satzes, von dem wir ausgegangen sind, herein, so zeigt er sich denn auch auf andere Weise. Es zeigt sich nämlich, daß jene Funktion des Umgreifens, welche der vorausgehende Ausdruck »Seinsweise« für das nachfolgende Verhältnis »Dasein ist zu seinem Tode« einnimmt, – daß diese Funktion auch in den Relativsatz selber schon eingegangen ist und auch dann nicht vernachlässigt werden kann, wenn man nichts als dies »Dasein ist zu seinem Tode« betrachtet. Denn es war ja eben dieses »ist«, welches dem grammatisch-logisch direkten oder – nach Heidegger – »vulgären« Verständnis des Satzes solche Schwierigkeit machte. Oder vielmehr nicht so sehr das »ist« für sich allein, sondern das »ist zu . . .«. Und die Schwierigkeit kommt daher, daß mit diesem »Sein zu . . .« der Alternative, von der hier gesprochen wird, ausgewichen ist; oder aber, daß auf diese Art versucht ist, *beides,* das Sein und das Verhalten, zusammenzuzwingen; oder endlich – noch genauer –, daß es die Eigentümlichkeit dieser Ausdrucksweise ist, das Verhalten (welches allein ein Wozu haben kann) oder das existenziell-subjektive *Verhältnis* für ein *Sein* auszugeben, zum Sein umzuprägen, – mit einem Wort: zu ontologisieren. Der existenziale Begriff des Todes trägt also, indem er »Sein zum Tode« heißt, die Spuren der Gewaltanwendung, welcher er sein scheinhaftes Leben verdankt, noch unmittelbar an sich: es wäre unmöglich gewesen, ihn zu bilden, wenn nicht gleichsam der Zwischenblick des Ontologen auf das subjektive Verhalten zum Tode gefallen wäre. Und von diesem Zwischenblick her ist im Seinsbegriff das »zu« noch stehen geblieben, – die eigentliche Absicht, das Verhalten *und* sein Wozu, den Tod in dem *einen* Sein und in dem einzigen Begriff des Todes zu verschlingen, ist nicht erfüllt worden, die Rechnung ist nicht ganz aufgegangen. Oder besser: Das subjektiv-existenzielle Verhalten rächt sich für die Vergewaltigung dadurch, daß der Tod als das äußere Wozu auch in der endgültig ontologischen Fixierung wieder ausspringt und dem Dasein eben den Anschein, die scheinbare Beweglichkeit des Subjektiven zurückgibt, welche *in* ihm selber, dem Verhalten, sollte ausgemerzt werden. *Und die Ontologie braucht diesen Vorgang und diese Gewaltanwendung notwendig, um mit ihren Bestimmungen nicht auf den Sand der leeren Identität und der leeren Reflexivität zu geraten.* (Vgl. oben S. 184.) Sie braucht auch die Zwischenformulierungen von der Art jenes Satzes »Das äußerste Nochnicht hat den Charakter von etwas, wozu das Dasein sich verhält«, – sie braucht das, um es leugnen zu können und zugleich, um der subjektiven Existenz sozusagen das Blut abzuzapfen, durch welches ihre eigene Bestimmung allein vor der Leere bewahrt bleibt.

Der Vorgang ist eine genaue Parallele, ja ein jetzt erst präzis gefaßtes Exempel zu der Zweideutigkeit des Daseinsbegriffes, die bereits oben im ersten Kapitel, insbesondere in § 8 (»Ontisch-ontologische Beweglichkeit des Daseins« usw.) aufgewiesen wurde. Dort schon wurde deutlich, daß der zwischen dem »Ontischen« und »Ontologischen« oszillierende Gebrauch des Wortes »Dasein«, oder daß exakt gerade dies Oszillieren selber das »Erschließen« der Strukturen erst möglich macht. Als »Seiendes« wird das Dasein ausgeschickt, um diejenigen Bestimmungen einzuholen, welche die Strukturen des Daseins als »*Sein*« nicht nur füllen, sondern geradezu ausmachen. (Vgl. insbesondere S. 101, ferner den Exkurs, namentlich den Schluß auf S. 104!)

In der Gewinnung des »existenzialen Begriffes« vom Tode oder im Zustandekommen des »Seins zum Tode« liegt also eine bestimmte Bewegung verborgen. Diese Bewegung führt über die Subjektivierung des Daseins – wie sie oben zunächst rein logisch nachgewiesen wurde – und das Verhältnis dieses Subjekts zu einem Anderen oder Gegenüber, zum Tod, schließlich erst zur gewaltsam festgehaltenen

Einheit eines Seinsbegriffs, welcher den *Satz* zu umklammern und zu übergreifen intendiert. (Gleichwohl läßt einerseits der fertige Begriff »Sein zum Tode« den Satz »Dasein ist zu seinem Tode« noch sehen, wie auch andrerseits der Satz, eben mit seinem »ist«, den Begriff schon vorwegnimmt.) Diese Bewegung scheint, gerade in logischer Darstellung, eine gewisse Verwandtschaft mit der Hegelschen Dialektik des Begriffs im Satze zu haben und sie muß in ihrer Eigenart noch deutlicher sichtbar werden, wenn wir dieser Spur nachgehen. Halten wir nun deswegen dieser Bewegung vom subjektiven zum ganzen Dasein, vom Verhalten zum Sein, vom Verhältnis zum Begriff, Hegels Beschreibung des »begreifenden Denkens« im Unterschied und in Beziehung zum »Räsonnieren« entgegen, welches seinerseits Subjekt und Prädikat je für sich fixiert. (Vgl. Vorrede zur *Phänomenologie des Geistes,* Ausgabe von Lasson, S. 41/42.) »Indem *der Begriff* das *eigene Selbst des Gegenstandes* ist, das sich als sein Werden darstellt, ist es nicht ein ruhendes Subjekt, das unbewegt die Akzidenzen trägt, sondern der sich bewegende und *seine Bestimmungen in sich zurücknehmende Begriff.* In dieser Bewegung geht jenes ruhende Subjekt selbst zugrunde; es geht in die Unterschiede und den Inhalt ein und macht vielmehr die Bestimmtheit, das heißt den unterschiedenen Inhalt wie die Bewegung desselben aus, statt ihr gegenüber stehen zu bleiben. Der feste Boden, den das Räsonnieren an dem ruhenden Subjekte hat, schwankt also, und nur diese Bewegung selbst wird der Gegenstand. – – Der Inhalt ist somit in der Tat nicht mehr Prädikat des Subjekts, sondern ist die Substanz, ist das Wesen und der Begriff dessen, wovon die Rede ist. Das vorstellende Denken ... wird, indem das, was im Satze die Form eines Prädikats hat, die Substanz selber ist, in seinem Fortlaufen gehemmt. Es erleidet, es so vorzustellen, einen Gegenstoß.« »Formell kann das Gesagte so ausgedrückt werden, daß die Natur des Urteils oder Satzes überhaupt, die den Unterschied des Subjekts und Prädikats in sich schließt, durch den spekulativen Satz zerstört wird, und *der identische Satz*, zu dem der erstere wird, den Gegenstoß zu jenem Verhältnisse enthält.«

Demgegenüber liegen nun in dem Heideggerschen »Sein zum Tode« – kurz gesagt – die folgenden Differenzen:

1. Vor allem anderen ist entschieden darauf hinzuweisen, daß Heidegger zum wenigsten keine Bewegung von einem subjektiven Dasein, das sich verhält, zum Sein selber *ausdrücklich gemacht hat*. Das Eigentümliche ist vielmehr gerade dies, daß man hinter das sprachlich Fixierte zurückgehen (oder das artikulierte System ›auf der Schwelle‹ fassen) muß, um hier eine Bewegung aufzufinden, die von Heidegger im Gegenteil eher unterdrückt und deutlich genug gleichsam überrumpelt wird, – nämlich eben durch die *Vermeidung* eines Satzes wie etwa »Dasein verhält sich zum Tode«.

2. Sein ontologischer Satz steht freilich gleichfalls in einem Gegenspiel zum »Räsonnieren«, welches bei ihm »Vulgärlogik« heißt. Indessen *wird* der ontologische Satz nicht aus dem logischen, sondern der logische bleibt auch wo er ist und hingehört: er ist der nicht daseinsmäßigen Seinsart der Dingvorhandenheit angemessen, deren Vorrang eine alltägliche Modifikation des In-der-Welt-Seins darstellt. Er *bleibt* an diesem Ort und wird durch das ontologisch »Ursprünglichere« keineswegs etwa hegelisch durch Gegenstoß zerstört und »aufgehoben«. So wenig wie das alltägliche Sein zum Ende durch das eigentliche Sein zum Ende, das Fliehen durch das Übernehmen zerstört wird: im Gegenteil, auch das Alltägliche bezeugte ja gerade noch die eigentliche Struktur, und wurde in der *Methodik* des Fragens – nicht etwa faktisch – vom ursprünglichen Sein zum Ende eingefangen wie das Kind von der Glocke –, was ganz gewiß kein dialektischer Prozeß ist.

3. Infolgedessen schwankt hier auch kein Boden. Und der Begriff geht nicht erst aus der Zerstörung als das »eigene Selbst des Gegenstandes« hervor. Obwohl hier das »Andere«, Akzidentielle, an welches hegelisch der Inhalt übergeht, sogar der Tod ist, den Hegel »das Furchtbarste« nennt (Vorrede, S. 22). Der Tod ist hier weder Negation des Daseins, noch geht dieses, als Subjekt, an ihn über. Sondern die »Thesen«, die bei Hegel kämpften und den Boden schwanken machten, sind schon vernichtet, ehe Heidegger anfängt zu philosophieren. Und eben darum begann ja seine Analyse des Todes mit jener »Umkehrung«, so daß *zuerst* gefragt wurde, welcher Seinsart er – qua Ende – zugehöre. So steht die »Identität« hier schon am Anfang des intentionellen Ganges und braucht nicht erst zu »werden«.

4. Aber sie bedarf der Mehrdeutigkeit, um überhaupt Inhalt zu haben und in sich gegliedert sein zu können. Diese Mehrdeutigkeit geht auf der Seite des Daseins zwischen subjektiv sich verhaltendem und fundamentalem Sein (das auch jedes Subjekt-Objekt-Verhältnis »fundiert«, nicht dialektisch überwindet!) hin und wider; das Verhältnis andrerseits schillert vom reinen, deutlich »ontischen« Sichverhalten des Einen zum Anderen über die Possession zur schließlich erreichten »Seinsweise«. Nur die Seinsweise ist ausdrücklich gemeint, aber sie wäre inhaltlos und könnte nicht ausgesprochen werden, wenn nicht eben diese anderen Bedeutungen im Satze beiher gingen und benutzt würden.

Das Ergebnis des Vergleichs ist also, mit einem Wort, dieses: die Anstrengung Heideggers geht gerade darauf, eine Ganzheit auszuarbeiten unter entschiedener Unterdrükkung alles dialektischen Zerstörens und Übergangs, – eine Ganzheit, für die auch der Tod kein Anderes, geschweige Negierendes ist, und die, im systematischen Resultat, diesseitig stabilisiert ist, ohne doch irgendwo subjektiv zu werden und Objektivität als Stoff oder Partner solcher Subjektivität aus sich zu entlassen. So wenig ist diese Ganzheit dialektisch bewegt, daß vielmehr das Herausspringen des Todes und die Variation des Seins zum Sich-Verhalten einer Rache und einem durchaus unbeabsichtigten Ausbruch der Momente gleichkommt, welche in diese Seinsganzheit eingepreßt werden sollten[9].

§ 21. Das Übernehmen und der Amor fati.

»Der Tod ist eine Seinsmöglichkeit, die je das Dasein selbst zu übernehmen hat.« Schon in § 18 wurde ausgeführt, daß dieser Satz aus der »Vorzeichnung der existenzial-ontologischen Struktur des Todes« bereits jenes Motiv enthielt, welches dann im »Entwurf eines eigentlichen Seins zum Tode« leitend wird: das Motiv des Übernehmens, das eben dort, mit dem gleichen Charakter einer leibhaft-bewegten Wendung des »Seinkönnens«, nämlich als »Vorlaufen in die Möglichkeit des Todes« wiederkehrt. Zunächst seien einige parallele Formulierungen angeführt, die sämtlich dasselbe zeigen:

»Das Vorlaufen in die unbezügliche Möglichkeit *zwingt* das vorlaufende Seiende in die Möglichkeit, sein eigenstes Sein von ihm selbst her aus ihm selbst zu *übernehmen.*« (S. 264.)

»Im Vorlaufen zum unbestimmt gewissen Tode öffnet sich das Dasein für eine ... ständige *Bedrohung.* Das Sein zum Ende *muß* sich in ihr halten und kann sie so wenig abblenden, daß es die Unbestimmtheit der Gewißheit vielmehr ausbilden *muß.*« (S. 265.)

»Im Sein zum Tode ... *muß* die Möglichkeit ungeschwächt *als Möglichkeit* verstanden, *als Möglichkeit* ausgebildet und im Verhalten zu ihr *als Möglichkeit ausgehalten* werden.« (S. 261.) Allen diesen Sätzen ist nicht nur das

Motiv der Tätigkeit gemeinsam, sondern im strengen Sinne *zugleich* damit auch ein anderes, welches wir das Motiv des *ontologischen Imperativs* nennen wollen. Das Dasein »hat zu übernehmen« – das Vorlaufen »zwingt« zum Übernehmen – das Dasein »muß« sich in der Bedrohung halten und sie, als Möglichkeit, aushalten. Schließlich spricht im selben Sinne noch eine letzte Formulierung, welche allerdings nicht auf das Übernehmen geht, sondern zu einer dritten Phase der Ganzheitsfrage, nämlich der Frage nach einer existenziellen »Bezeugung« des eigentlichen Ganzseinkönnens, überleitet, – gleichwohl aber hierher gehört, weil sie eben diesen ontologischen Imperativ überaus deutlich darstellt.

». . . es gilt nachzuforschen, inwieweit *überhaupt* . . . das Dasein . . . *Zeugnis gibt* von einer möglichen *Eigentlichkeit* seiner Existenz, so zwar, daß es diese nicht nur als *existenziell* mögliche bekundet, sondern von ihm selbst *fordert*« (S. 267).

Wir fragten am Ende des § 18, nach der Analyse der zweiten Phase der Ganzheitsfrage, ob nicht mit der Einführung der Tätigkeit des Übernehmens und Vorlaufens als einer Art von ›Ausführungsbestimmung‹ das Haus der Ontologie verlassen sei. Was die Auslegung des »Seins zum Tode« selbst als eines Verhaltens anbetrifft, so hat der § 20 den Beweis dafür erbracht, daß eine solche Auslegung zwar nicht grundlos wäre, daß sie aber nicht die systematische Intention Heideggers, sondern ein verborgenes, zur Präparierung des ganzen Seins zum Ende gleichwohl überaus notwendiges, schließlich jedoch unterdrücktes oder vergewaltigtes Moment an ihm trifft. Und weiter noch ein Moment, das in den konkreten Formulierungen gelegentlich immer wieder durchschlägt. Die jetzt zitierten Sätze zeigen zu einem Teil das gleiche Oszillieren zwischen Verhalten und Sein; am deutlichsten derjenige vom »Aushalten der Möglichkeit« im Verhalten zu ihr[10]. Was indessen hier neu hinzukommt, ist eben jenes »muß«, mit dem gleichsam die rein analytische Sprechweise aus dem Bezirk ihrer Strukturen deutlich hervorlangt, um solches Verhalten und solche Haltung oder Geste mit einem apodiktischen Wort einzuholen und ihr freies Ausschwärmen zu bezwingen. Oder auch: das Neue ist die Wendung, daß dies eigentliche Sein, da es denn nicht mehr ohne weiteres der gegliederten Ganzheit sich fügt, doch von dieser her *gefordert* sei. An dieser Stelle erhält also die Ontologie ihren Inhalt nicht mehr einfach dadurch, daß ein bestimmtes »ontisches« Motiv als ontologisch »erschlossener« Charakter ausgegeben wird, sondern nun sozusagen durch offene Gewaltanwendung, welche deutlich in der Sprache hervortritt.

Indem wir diesen Sachverhalt untersuchen, bleibt einstweilen noch immer ungeklärt, warum überhaupt die Ganzheit in diesen zwei Phasen auftritt. Jedoch wird die gegenwärtige Untersuchung dieses andere Thema immerhin fördern und schließlich unmittelbar zu ihm übergehen.

Was nämlich hier ontologisch zurückgeholt oder wem der Befehl zugerufen wird – das ist eine ganz bestimmte Figur und in der Tat, wie schon oben in § 18 gesagt wurde, eine »Personifikation«. Eine Figur, die freilich nicht in ihrem Sosein angeschaut ist und auf die Szene tritt, um, wie Nietzsche sagt, sich zu repräsentieren, sondern die nur weither aus dem Dunkel, in dem sie eingeschlossen ist – und dies macht nicht bloß der zurückrufende ontologische Imperativ aus! – mit schwachen Umrissen sichtbar wird; aus dem Dunkel der »Möglichkeiten«, in welche sich die Konturen der Figur fast völlig aufgelöst haben. Denn in dieser eigentlich ganzen Existenz steckt ein Rest von Nietzsches Herrenmenschen, von der blonden Bestie, vom heroischen Lastträger, wenn auch völlig ohne die al fresco glänzend aufgemalte Attitüde und ohne alle sichtbaren Attribute, die jener mit sich herumtrug. Auch das Dionysische ist ganz verschwunden, und am ehesten leuchtet die

unzweifelhafte Beziehung wohl ein, wenn an die Überschrift des letzten Kapitels vom *Ecce homo* erinnert wird: »*Warum ich ein Schicksal bin*«[11]. Wobei nämlich die Verwandlung in ein »existenziales« Verbalsubstantiv, etwa »Schicksal-Sein«, so fern sie Nietzsche gelegen haben mag, doch einigermaßen leicht fällt. Schicksal-Sein oder Sein des Schicksals, Sein der eigensten Möglichkeiten, Übernehmen – da ist die Skala, wie sie zu Heidegger hinführt. Oder, mit einem genaueren Satze aus dem gleichen Kapitel: »Diese Art Mensch ... konzipiert die Realität, wie *sie ist:* sie ist stark genug dazu, – sie ist ihr *nicht entfremdet,* entrückt, sie *ist sie selbst,* sie hat all deren Furchtbares und Fragwürdiges auch noch in sich, *damit erst kann der Mensch Größe haben.*« (*WW.* xv, S. 122.)
Noch von einer anderen Seite gesehen, ist das Übernehmen – jetzt immer als abgesondert von der »Forderung« betrachtet, durch welche die Figur gewaltsam zurückgeholt wird –, so ist das Übernehmen das zum Seinscharakter umgeprägte »Bejahen« Nietzsches. Und das Vorlaufen in den *Tod* als die eigenste Möglichkeit, – gerade der Tod, die Vernichtung, der äußerste Zufall, *ist* die *eigenste* Möglichkeit! – entspricht jenem zentralen Prädikat der »Stärksten« bei Nietzsche, »welche einen guten Teil Zufall, Unsinn, nicht nur zugestehen, sondern lieben«[12], ja welche gerade im Fremdesten und Fragwürdigsten sich selber finden, fühlen und verherrlichen, welche das Glück verachten und in die Gefahren hineinlaufen, »vorlaufen«.

»In jeder Wildnis heimischer als in Tempeln,
Voll Katzenmutwillens
Durch jedes Fenster springend
Husch! In jeden Zufall ...«

(*Dionysos Dithyramben, WW.* VIII, S. 402.)

Kurz: was hier im eigentlichen Ganzseinkönnen und vorab im Übernehmen und Vorlaufen durchscheint, ist Nietzsches Amor fati.

Freilich, all das ist sofort einzuschränken. Die Figur des Helden ist in der Existenzialontologie blaß geworden. Die »Gebärde«, deren sich Nietzsche bei der Aufzeichnung des Schicksalsträgers immer bewußt war, die ihm niemals in einem Sein verschwand, sondern die gerade *als Gebärde* in ihrer starren Entfaltung den Zufall »erlösen« sollte[13], – die Gebärde also, die höchst subjektiv-heroische Geste ist verschwunden, eingeebnet ins Sein des Daseins, oder die Figur ist zum Verbum geworden. Und sofern auch das Verbum noch gefährlich ist, indem es als Subjekt frei werden und sozusagen von sich aus entscheiden könnte, ob »übernommen« wird oder etwa nicht, ist auch dieses noch durch den Imperativ »Dasein *hat zu* übernehmen« dingfest gemacht. Gleichwohl ist dieser Zusammenhang mit der ganz reflexiv entworfenen, ja ästhetisch gegenübergesetzten und stark ausgemalten Figur des »heroischen Lastträgers« darum auf das Entschiedenste herauszustellen, weil Heideggers eigner »Entwurf« eines eigentlichen Seins zum Tode, – indem er schon als Entwurf nicht eigene Sprache und Aktion ist, sondern auf die Rechnung des »Daseins« selber geht, insofern diesem der Charakter des Entwerfens eigen ist, – weil also dieser Entwurf alles tut, um den Anschein zu vermeiden oder ihm zuvorzukommen, als ob hier ein *Bild* entworfen würde. In der Tat: es wird auch kein Bild entworfen, sondern eine *Möglichkeit* entwickelt, aber es kann und muß nachgewiesen werden, daß in dieser Möglichkeit ein Bild verborgen und aufgezehrt ist, – und daß diese Möglichkeit von solchem aufgezehrten Bilde lebt. Wieder – genau wie zuvor beim »Verhalten«, das im Sein verschwunden ist – wieder darf über dem Hervorholen des Verborgenen und in die Ontologie Eingearbeiteten nicht vergessen werden, daß dies alles eben schließlich existenzialontologisch auftritt und vorgetragen ist. Mit anderen Worten: daß das entworfene »eigentliche Sein zum Tode« selbstverständlich nicht identisch ist mit dem, was Nietzsche »Schicksal sein« nennt. Noch anders: es darf nicht vergessen werden, daß hier »*das* Vorlaufen« alles selber besorgt, nicht *ein* Vorlaufender, nicht jener katzenhafte Held der Dionysos-Dithyramben. Was aufzuweisen ist, kann darum immer nur dies sein: daß die Figur dieses Helden hier in bestimmter, genau darzustellender Weise eingearbeitet, nämlich verbalisiert, gleichsam verflüssigt ist. Aber sie schaut eben doch noch hervor. Und ihre Blässe gehört wesentlich zu dem *neuen Bilde* mit hinzu, dessen Analyse die Aufgabe der vorliegenden Arbeit ist. Es gehört zum Beispiel mit hinzu, daß Heidegger sehr entschieden sagt: »Das Vorlaufen erschließt der Existenz als äußerste Möglichkeit die Selbstaufgabe[14] und zerbricht so jede Versteifung auf die je erreichte Existenz.« (S. 264.)[15]

Denn dieser Satz, dessen Intention es ganz offenbar ist, aus dem Vorlaufen die Aufhebung jeder Fixierung der Existenz zur bestimmten, so und so beschreibbaren menschlichen Figur zu begründen, dieser Satz richtet doch eben damit eine neue Figur wieder auf. Genauer gesprochen: das Vorlaufen zum Tode soll die Funktion haben, jede Sicherung und Bindung an Besitz, Position, Glück, Selbstbewußtsein, »Repräsentation« (Nietzsche) zu annullieren. Wohl gemerkt, es »zerbricht jede Versteifung«, nicht etwa den Besitz, die Position, die Herrschaft, das Selbstbewußtsein selber, sondern *nur* jede Versteifung darauf. Denn wir haben es hier ja immer mit existenzialen Aussagen zu tun, nicht mit faktisch zugreifenden, welche bestimmte »je erreichte Existenzen« der Kritik unterziehen. Es ist aber auch nicht so, daß durch die existenziale Analyse eine derartige Kritik der faktisch »je erreichten Existenz«, also der realen Figuren, welche Menschen in einer menschlichen *Gesellschaft* bilden, etwa erst »ermöglicht« werde. Obwohl es in der Tendenz der Fundamentalontologie läge, einen derartigen Anspruch geltend zu machen, so ist an dieser

Stelle ihr Effekt doch der, *eine solche Kritik nicht sowohl zu ermöglichen als vielmehr zu verhindern und a priori abzuschneiden.* Das geschieht eben dadurch, daß der Bezirk der Existenz zugeschlossen wird, daß das Zerbrochene bloß »jede Versteifung« ist und daß dieses Zerbrechen seinen tragenden, wieder existenziellen *Grund* hat: die Erschließung der äußersten Möglichkeit der Selbstaufgabe. Der Bezirk der Existenz schließt sich – das heißt mit anderen Worten: eine neue Figur bildet sich, in der, eben weil sie Figur ist, so etwas wie Kritik faktischer »Existenzen« ebenso wenig Platz hat wie die Erwartung oder gar tätige Hoffnung auf ein anderes, utopisches Dasein. Die Figur eines Selbst, das aus der Möglichkeit der Selbstaufgabe seine Standfestigkeit bezieht, und das eben darum auf Besitz und Glück, mag ihm dies nun im übrigen faktisch zufallen oder nicht, zu verzichten vermag. Die Verachtung des »kleinen Glücks«, welche Nietzsches tragisch einsamen Höhenmenschen eignet, steckt auch hier, wie schon angedeutet, noch im Innern. Aber ebensosehr ist auch das *andere* Glück, welches dieser Heros kennt, der Rausch seiner eigenen Einsamkeit und Stärke wie auch der Durchblick und die Erwartung des großen Festes, des utopischen »großen Mittags«, hier bei Heidegger abgeschnitten, da denn das Vorlaufen eben im Tode die eigenste Möglichkeit schon erreicht, und nichts mehr außerdem zu hoffen bleibt.

Vielleicht am deutlichsten wird aber der positive Zusammenhang der neuen, »existenziellen« Figur mit der heroisch-übermenschlichen Nietzsches, wenn wir das entscheidende Moment der »Ganzheit« selber in den Mittelpunkt stellen. Die Funktion des Vorlaufens für das eigentlich ganze Existieren überhaupt wird von Heidegger so ausgesprochen:

»Das vorlaufende Freiwerden *für* den eigenen Tod befreit von der *Verlorenheit* in die *zufällig* sich andrängenden

Möglichkeiten, so zwar, daß es die faktischen Möglichkeiten, die der unüberholbaren vorgelagert sind, allererst eigentlich verstehen und wählen läßt. -- Weil das Vorlaufen in die unüberholbare Möglichkeit alle ihr vorgelagerten Möglichkeiten mit erschließt, liegt in ihm die Möglichkeit eines existenziellen Vorwegnehmens des *ganzen* Daseins, d.h. die Möglichkeit, als *ganzes Seinkönnen* zu existieren.« (S. 264.)

Eindeutig genug ist hierin noch eben dieselbe »Erlösung des Zufalls« oder Eliminierung der Kontingenz überhaupt wiederzuerkennen, welche bei Nietzsche der »wohlgeratene Mensch« vollbringt, nämlich: »Er sammelt instinktiv aus allem, was er sieht, hört, erlebt, *seine* Summe: er ist ein *auswählendes* Prinzip, er läßt viel durchfallen. Er ist immer in *seiner* Gesellschaft, ob er mit Büchern, Menschen oder Landschaften verkehrt ...« (*Wille zur Macht*, 4. Buch II, Nr. 1003. *WW.* XVI, 361.) Auch dieser Wohlgeratene existiert somit als »ganzes Seinkönnen«, wenn dies auch deutlicher durch »Auswahl« unter den »zufällig sich andrängenden Möglichkeiten« geschieht, und immerhin das »Durchfallen« von vielem, das eben nicht zum Besten dient oder nicht in die Ganzheit aufgeht, nicht bloß aufrichtig zugestanden, sondern geradezu mit Genuß akzentuiert ist; während auf der Seite Heideggers das »Wählen« zwar genau so dasteht, aber das »Durchfallen« des nicht Gewählten oder auch nicht »eigentlich Verstandenen« verschwiegen wird, so daß der Anschein gewahrt bleibt, als ob schlechthin alle Kontingenz ausgetilgt sei und auch nichts mehr als Schlacke jenseits der ganzen Existenz liegen bliebe, was erst, wie bei Nietzsche, durch den überschwänglichen Glanz des starken Einzelnen noch überstrahlt und sozusagen heteronom gerechtfertigt würde[16]. Und solche Vernachlässigung des »Durchgefallenen« fällt bei der »eigentlich ganzen Existenz« darum leicht, weil sie von vorne herein angelegt ist, insofern hier der Stoff des Wählens und Verstehens nicht einmal aus »Büchern, Menschen und Landschaften« besteht, sondern – aus »*Möglichkeiten*«, welche sich wohl noch williger ordnen und zum Ganzen schließen als jene Dinge des privaten Umgangs, die immerhin sinnlich »gehört, gesehen und erlebt« sein wollen. Aber diese Möglichkeiten sind durch die gleiche charakteristisch verflüssigende Reduktion und »Ausklammerung« der bei Nietzsche noch deutlich benannten Requisiten und Attribute zustande gekommen, wie das verbale »Existieren« und »Vorlaufen« die figürliche Greifbarkeit und Exponiertheit, die zugleich auch eine Gefährdung bedeutet, auszuklammern sucht, indem es dahinter, zu den Fundamenten, zurückzugehen meint. So wird mit dieser Reduktion zugleich die neue Figur, indem sie eben dadurch blasser und gleichsam abgelegener auftritt, doch auch sicherer eingebaut und ist im umschließenden Hause der Fundamentalontologie geschützter als es der Starke und Wohlgeratene in den Entwürfen sein konnte, für die bloß Friedrich Nietzsche mit seiner eigenen Person verantwortlich zeichnete[17]. Gleichwohl besteht auch in diesem Punkte eine tiefere Beziehung von Heidegger zu Nietzsche, denn auch die Figur des Übermenschen war nicht ganz so exponiert und hatte doch nicht alles so ausschließlich auf sich zu nehmen, wie es nun den Anschein haben mag. Im vierten Buch des *Willens zur Macht* heißt es (*WW*. XVI, S. 359): »Ich lehre: daß es höhere und niedere Menschen gibt, und daß ein Einzelner ganzen Jahrtausenden unter Umständen ihre Existenz rechtfertigen kann – d.h. ein voller, reicher, großer, ganzer Mensch in Hinsicht auf zahllose unvollständige Bruchstück-Menschen.« So pointiert und übermäßig kühn hier auch eben jene, bei Heidegger ganz wesentlich abgebaute Seite der Rechtfertigung durch den Einzelnen formuliert ist, so steckt doch eben in der Charakteristik dieses Einzelnen ein selbst an dieser Stelle noch wirksames Moment der *Fundierung*. Die Figur des Übermenschen ist der

»Herde« nicht bloß als das schlechthin und radikal Andere entgegengeworfen, sondern »er ist auch ein Mensch, sozusagen«. Vielmehr, er steht in einer ganz bestimmten Beziehung zu jenen Jahrtausenden, – er ist nämlich ein »höherer« gegenüber den »niederen« Menschen. Die Antithese ist somit nicht so radikal, daß ihre Glieder nicht durch eine *komparativische* Sprechweise umgriffen, oder daß die Pole nicht auf einer einzigen Skala der Steigerung eingetragen werden könnten. Damit ist freilich die Sachlage nur einstweilig und sehr formal bezeichnet. Deutlicher schon mag sie aus den weiteren Attributen des großen Einzelnen – »voll und reich« – sprechen, indem diese sofort die Frage implizieren: reich woran? – Und hier ist die Antwort Nietzsches: »Der Mensch als *Aufsummierung von Kraft«* (XVI, S. 285), – oder auch: »Der Arme an Leben, der Schwache, verarmt noch das Leben: der Reiche an Leben, der Starke, bereichert es ... Der Erste ist dessen Parasit: der Zweite ein Hinzu-Schenkender ... Wie ist eine Verwechslung möglich?« (XV, S. 174.)
Das besagt: Die Figur des heroischen Lastträgers hat auch schon ihre Fundierung, nämlich im Prinzip des »Lebens«, der »Kraft« oder des »Werdens«, welches sich im Übermenschen nur steigert, personifiziert und sozusagen superlativisch auftritt. Und im zuletzt zitierten Satze ist dieses fundierende Prinzip sogar so mächtig geworden, daß es nicht nur die Substanz der Figur ausmacht, sondern zudem auch noch außen vorkommt, als das Feld ihres Handelns und Wirkens und als das Substrat der Welt überhaupt. Auch hier schon ist also, wenn auch in Nietzsches Entwürfen nicht durchgehend, Welt *und* Existenz – um es nun von Heidegger her oder vielmehr auf Heidegger hin zu interpretieren – in einem einzigen Prinzip fundiert, und somit auch hier der Zufall schon a priori erlöst und in das »Leben« oder das an sich selbst unschuldige »Werden« aufgezehrt und aufgenommen. Halten wir diesen Aspekt bei

Nietzsche einen Augenblick lang als Angelpunkt fest, so müssen sich die »höhere« und die »niedere« Art Mensch, der tragische Heros wie die Herde als »Modi« dieses einen, in sich freilich dunklen, unerschlossenen und unstrukturierten »Werdens« darstellen.

Indessen: es ist hier nicht die Absicht, Nietzsche zu interpretieren, sondern es kann sich nur darum handeln, einzelne Züge, ohne ihre Bedeutung innerhalb der »Position« Nietzsches zu hypertrophieren, zu Heidegger in Beziehung zu setzen. Und so wichtig es ist, gerade die hier angeschlagene Seite der historischen Abkunft Heideggers herauszuarbeiten, so kann doch auch das in unserem Zusammenhang nur ein Nebenprodukt sein. Vielmehr soll uns der Aufweis dieser Beziehungen des »Übernehmens« zum »Amor fati« und des eigentlichen »Ganzseinkönnens« zum »Schicksal-Sein« dazu dienen, in der Analyse Heideggers selber präziser zu treffen. Und zwar durch den Aufweis sowohl der positiv verarbeiteten Motive wie auch der Differenzen. Und in dieser letzteren Hinsicht ist vor allem wesentlich, daß das »Dasein«, obzwar es im »Leben« und dessen fundierender Funktion seine genaue Analogie hat, doch ungleich stärker die Figur des »eigentlich ganzen Existierens« übergreift und einschließt. So sehr bildet gleichsam das »Dasein« an sich selbst schon ein eignes, scheinhaftes Wesen, daß in seinem Inneren die beiden Modi nicht mehr, wie dort der Starke und der Schwache, widereinander ins Feld ziehen. Daß dem »eigentlichen Existieren«, welches im Verstehen seiner »äußersten Möglichkeit«, des Todes, seine Festigkeit gewonnen hat, kein Herrschertum, keine »Gesetzgebung« und auch keine »Rechtfertigung von Jahrtausenden« mehr zugemutet zu werden braucht. Das eigentliche Existieren greift überhaupt nicht mehr ein, verändert nichts, ja es strahlt nicht einmal mehr zurück auf die Alltäglichkeit, da diese ja vielmehr selber schon, nämlich »prohibitiv«, die eigentliche

Möglichkeit und das eigentliche »Sein zum Tode« zeigte. Und es braucht auch dem Zufall und dem Tode gegenüber nicht mehr soviel Kraft aufzuwenden, da der Tod schon vordem, mit der ›Phänomenalisierung‹ und indem ihm ein Sein zugesprochen wurde, in die erste Ganzheit, die Strukturganzheit des Daseins überhaupt, aufgenommen war.
Damit aber sind wir schließlich bei dem noch offen gebliebenen Problem des Verhältnisses der beiden Phasen der Ganzheitsfrage und bei seiner endlichen Lösung angekommen. Soviel ist sicher, daß die beiden Phasen und ihre Inhalte, also erstens die Struktur-*Analyse* und zweitens der existenziale *Entwurf*, im Grunde zwei verschiedenen Motiven entstammen, die aber doch auf das Engste miteinander verknüpft und ineinander verschränkt sind. Die Analyse oder Präparierung des »Seins zum Ende« überhaupt entspringt dem Bedürfnis, immer mehr »Phänomene« oder phänomenalisierte Fakten einzubeziehen und umgekehrt an ihnen die Strukturen wieder neu aufzufinden, abzulesen und zu bewähren. Der »Entwurf« hingegen bedeutet darüber hinaus die Aufrichtung einer Figur von »eigentlicher Existenz«, beziehungsweise den Nachweis, daß diese Figur im »Dasein« zu stehen vermag. Heideggerisch: den Nachweis der ontologischen Möglichkeit eines eigentlichen Seins zum Tode. Damit aber ist die Verknüpfung der beiden Motive schon angegeben. Wie sie tatsächlich genau aussieht, ist in § 18 untersucht worden, – und was es zu bedeuten hat, daß die beiden Modi sowohl nach der einen Seite jeder für sich in einem Moment der Strukturganzheit festgemacht sind wie auch nach der anderen Seite als selber vollständige »Konkretionen« heraustreten, das mag nun rückläufig aus dem bisherigen Inhalt des § 21 erhellen. Die ganze Anstrengung in der Ausarbeitung des »Gründens« der beiden Modi (Eigentlichkeit und Alltäglichkeit) in der Struktureinheit der Sorge (als Existenz und Verfallen) geht darauf, trotz der mit aller Kraft ausgerüsteten und wesent-

lich als »Sein*können*« auftretenden Figur des eigentlichen Ganzseins, doch auf der anderen Seite nichts vom Dasein überhaupt – und sei es auch vom alltäglichen – der Kontingenz, das hieße – dem Chaos anheimfallen zu lassen, sondern auch hier und überall die Ganzheit zu bewahren. Die Bemühung zu solcher innigen Verschränkung, wie sie in § 18 dargestellt wurde, enthält weiter die Intention, dem eigentlichen Dasein kein anderes Substrat der Machtvollkommenheit zu überlassen als sich selbst – denn das Eigentliche ist ja das Dasein, das »sich gewonnen hat«, vielmehr die Möglichkeit des »Sichgewinnens«, und es ist verstehend seiner selbst mächtig –, die Intention, diesem keinen Gegenspieler aufstehen zu lassen, wodurch die Stabilität der Struktureinheit aufgestört oder gar dialektisch bewegt werden könnte.
Es bleibt uns hier somit nur noch die Frage nach der *Funktion* zu beantworten, die die doppelte Ganzheit innerhalb der Position Heideggers einnimmt. Wir sagten in § 18: »Die zweite Phase der Frage nach der Ganzheit enthält also etwas Neues ausschließlich insofern, als nun das Motiv der Möglichkeit und des ›Könnens‹, schließlich der Freiheit herrschend wird.« Sehen wir nun noch einmal zu, wie Heidegger selber diese Freiheit expliziert: »Das Sein zum Tode als Vorlaufen in die Möglichkeit *ermöglicht* allererst diese Möglichkeit *und macht sie als solche frei.* – – Im vorlaufenden Enthüllen dieses Seinkönnens *erschließt sich das Dasein ihm selbst* hinsichtlich seiner äußersten Möglichkeit. Auf eigenstes Seinkönnen sich entwerfen aber besagt: sich selbst verstehen können im Sein des so enthüllten Seienden: existieren.« (S. 262/63.)
Hierin ist viererlei festzuhalten:
1. Das Vorlaufen hat letzten Endes eine erschließende oder enthüllende Funktion. Während das »Man« die Phänomene, und so auch das Sein zum Tode, »sich auslegt« (S. 252), ist das »Können« des eigentlichen Existierens wesentlich: *Verstehen*-können[18].

2. Das Erschlossene oder Verstandene ist aber nicht ein Anderes oder Objektives, das sozusagen schon da war, sondern: das Dasein erschließt *sich ihm selbst.* Es ist Erschließendes und Erschlossenes in einer Person. Und dies bedeutet keineswegs eine subjektivistisch-skeptische These, etwa von der Art: Was wir auch verstehen oder zu verstehen meinen, wir verstehen immer nur uns selbst!, sondern dies reflexive Verstehen-können ist im Gegenteil:
3. *Das Verstehen des Seins selber.* »... sich selbst verstehen können *im Sein* des so enthüllten Seienden ...«. Oder, worin diese drei Punkte schließlich in einem wiederkehren: »Das Sein zum Tode als Vorlaufen in die Möglichkeit ermöglicht allererst diese Möglichkeit und macht sie als solche frei.« Denn dies zieht das Fazit und besagt: das Sich-selbst-verstehen versteht nicht nur damit das Sein selber, sondern es macht das Sein selber aus, ja noch mehr, es macht das Sein überhaupt erst möglich, und macht es, als sich selber, frei. Denn das Sein des Daseins ist Sein in und als Möglichkeit. Man könnte pointiert sagen: das Verstehen-können erschafft erst das Sein, welches verstanden wird. Wenn nicht damit viel eher hegelisch geredet und die Produktion des Seins und damit ein dialektisches Verhältnis angesetzt wäre[19]. Vielmehr ist Heideggers Position auch hier wieder völlig undialektisch. Das »Ermöglichen« und »Freimachen« will die Reflexivität des Daseins viel enger zusammenschließen und in sich zurückziehen als es das Prinzip der Seinsproduktion, der Schöpfung will und vermag. Die reflexive Identität des sich verstehend freimachenden Daseins mit sich selber ist gleichsam viel früher schon und ohne jeden Prozeß erreicht. Denn:
4. »Sich selbst verstehen können im Sein« heißt geradezu »existieren«. Vielleicht wird die ganze Tragweite eines solchen Satzes noch entschiedener deutlich, wenn er umgekehrt wird. Existieren ist identisch mit dem in sich selbst vollkommen durchsichtigen Raum offenbarer

Möglichkeit, mit dem derart selbstmächtigen Dasein[20]. Darnach erst kann die Funktion der zweiten Phase der Ganzheit, des »Entwurfs«, im Verhältnis zur ersten, analytischen präzis gefaßt werden. »Das Vorlaufen läßt das Dasein verstehen, daß es das Seinkönnen, darin es schlechthin um sein eigenstes Sein geht, *einzig von ihm selbst her* zu übernehmen hat« (S. 263). Erst so vollendet sich die Reflexivität und zieht sich ganz zusammen, so daß ihr Resultat ausdrücklich als »vereinzelnd« kenntlich gemacht ist. (S. 263.) Auch das Dasein als solches schon »bin ich je selbst« – vermöge seines Charakters der »Jemeinigkeit« –, aber dies liegt noch offen, gerade weil »*ich*« (in der Kap. 1. § 7 und 8 beschriebenen Weise) nur sehr allgemein eingefangen bin, und weil es schwer fällt, sich in diesem Charakter der »Jemeinigkeit« wiederzufinden. Es bliebe, wenn es dabei sein Bewenden hätte, etwa durchaus noch zweifelhaft, ob »ich« zum Beispiel auch *mein* Tod bin. Nicht als ob dieser Zweifel jetzt am Ende behoben wäre, denn von »mir« ist ja nach wie vor auch in der eigentlichen Existenz keineswegs und niemals die Rede, sondern nur vom »vereinzelten Dasein« oder »Dasein in der Vereinzelung«. Vielmehr ist nun lediglich der zuvor ausgebreitete Bezirk der analytischen Erschließung im exakten Wortsinne »selbständig« geworden, nämlich ein Selbst geworden. Die Fundamentalontologie ist gleichsam selber aufgestanden und ist jetzt erst ganz allein und frei von aller Störung durch Fremdes, da nichts Fremdes mehr außer ihr ist. Die Ontologie ist zugleich ihr eigener Ontologe geworden. Und auf diese Weise, da nun das Sein selber – durch den Mund des Baalspriesters – spricht, ist der Zweifel, ob »ich« mich darin befinde, – innerhalb der Position – zum Schweigen gebracht. Denn es gibt keine andere Sprache mehr als diejenige des eigentlich gewordenen Daseins; es gibt nichts mehr außerhalb davon, und also auch kein Ich, das da noch Ansprüche geltend machen könnte.

(So ist auch im Grunde schon der allererste Ansatz und die Einführung der hier unternommenen Analyse – nämlich als eine Untersuchung der ›Position Martin Heideggers‹ (vgl. I, § 1) – eine Verletzung des Prinzips der »immanenten Kritik«, denn ›immanent‹ könnte nicht Heideggers Position, sondern nur diejenige des *Daseins* selber Thema sein. Somit zeigt sich nun auch dieser Ansatz schon als eine, freilich notwendige, experimentierende ›Unterstellung‹, mit deren nunmehr geleisteter Korrektur auch zugleich das philosophische Gebilde, das unser Gegenstand ist, seine Umrisse zeigt und damit kritisch angerührt ist. Es ist auf diese Weise praktisch erwiesen, daß solche experimentierende Kritik ebenso weit davon entfernt ist, ihren Gegenstand zu eigenen Zwecken zu verändern und auszuwerten, wie auch ihn in die Perspektive einer andersartigen eigenen Position einzurücken. Die experimentierende Kritik besitzt, mit einem Wort, den Vorzug, genau sein zu können.) Solcher Art also ist die Funktion, welche der als »Übernehmen« erneuerte, gesicherte und ontologisch legitimierte Amor fati einnimmt. Und endlich wird nun – um das Motiv des Anfangs wieder aufzunehmen – der »ontologische Imperativ« in seinem vollen Effekt sichtbar, nämlich eben als Ausdruck der Gewalt, mit der die Reflexivität des Verstehens in das strukturierte Dasein hineingezwungen ist. Im Zusammenhang der Erörterung des »alltäglichen Seins zum Ende« heißt es:

»Aber dieses Ausweichen bezeugt phänomenal aus dem, wovor es ausweicht, daß der Tod als eigenste, unbezügliche, unüberholbare, gewisse Möglichkeit *begriffen werden muß.*« (S. 258.) Und das meint: begriffen werden *muß* der Tod in dieser Weise nicht sowohl von uns, den Lesern des Buches *Sein und Zeit* oder den Studierenden der Fundamentalontologie, als vielmehr vom Dasein selber, in welches wir aber gerade so erst recht verschlungen, aufgezehrt und geopfert werden sollen.

4. Kapitel

Hoffnung und Trost.

§ 22. Die Kontingenz des Todes.

Montaigne, in seiner grandiosen kompilatorischen Trokkenheit, hat unter den zahlreichen Erzählungen von gleichmütigem Sterben, welche ihm dazu dienen, das sçavoir mourir als einen Artikel des Hauptkapitels vom sçavoir vivre zu illustrieren, auch eine Schilderung des sokratischen Todes gegeben, die so lautet:

> »Il appartient à un seul Socrates d'accointer la mort d'un visage ordinaire s'en apprivoiser et s'en iouer: il ne cherche point de consolation hors de la chose: le mourir luy semble accident naturel et indifférent; il fiche là iustement sa vue, et s'y resoult, sans regarder ailleurs.«
>
> (*Essais,* Livre III, Chap. IV.)

Geht die Lehre Montaignes hierin eben auf den ›visage ordinaire‹ als auf eine erlernbare Haltung, mit welcher mythische Angst und mythisches Grauen aufgelöst oder aufgespalten wird, – so ist das notwendige Korrelat solcher Haltung der ohne Tröstung eingestandne *›Naturzufall‹ des Sterbens.* Le mourir accident naturel et indifférent: gerade indem dem Sokrates, nach Montaigne, die Indifferenz der ›Begebenheit‹ sich zeigt, lernt er, richtig zu sterben, und triumphiert ebendarin über die Natur, deren Macht gebrochen ist. Ihre Macht ist aber nur gebrochen, weil aller ›Sinn‹ und alle mythische Bedeutung aus ihr ausgezogen ist: so bleibt der gleichgültige Zufall des Todes selber, höchst spürbar, höchst faktisch zwar, aber nicht mehr bannend. Nur wenn die indifferente stumme ›Sinn‹-losigkeit des widerfahrenden Todes, die Leere des Zufalls, die Kontingenz der Natur eingeräumt wird, – nur dann können wir aufatmen, nur dann sind wir auch über die Natur hinaus und dem Grauen entronnen[2].

Allein in solchem visage ordinaire des Sokrates, vor dem Bann wie Trost zerfällt, kündigt sich verschwiegne Hoffnung und in ihr wirkliche Befreiung an.

Wird aber der Zufall aufgehoben, der Tod als Sein verstanden und das Nichts offenbar gemacht, so beginnt der schon gebrochne Bann abermals zu wirken, und Sokrates versinkt wieder. Der Mensch wird in das gründlich »strukturierte« Haus des Daseins eingeschlossen, und hier ist vor ihm nicht mehr eine offne Tür gegeben, denn der Ontologe hat sie, soweit es in seiner Macht stand, zuzuschließen gesucht[3]. Drinnen kann er wohl *Trost* finden vor dem Zufall, den er nicht mehr sieht, sondern schon verstanden hat, – *aber keine Hoffnung mehr.*

Nun aber handelt es sich für uns nicht darum, der Existenzialontologie gegenüber mit Sokrates-Montaigne oder auch aus ›objektivem Befund‹ die Kontingenz des Todes ins Treffen zu führen – schon darum nicht, weil in einer derart isolierten These Wahrheit sich nicht aufhält –, sondern wir müssen den Begriff in die Analyse, welche unsre Aufgabe ist, gänzlich einführen. Es muß nachgewiesen werden, daß der Begriff der Kontingenz nicht ein bloßer, frei der Daseinsganzheit gegenüber aufgestellter, anderswoher bezogner Kontrastbegriff ist, daß er auch nicht schlechthin etwas von ›der‹ Wirklichkeit behauptet, was gegen Heideggers Meinung ›über‹ die Wirklichkeit mit Erfolg streiten könnte[4]. Sondern es muß mit diesem Begriff etwas getroffen sein, was sich in Heideggers Analytik selber, wenn auch an der verborgensten Stelle, tatsächlich findet. Es gilt also, diejenigen Stellen im ontologischen Bau ausfindig zu machen, an denen die Macht der Intention, abzudichten und zuzuschließen, nicht zugelangt hat. Der untrügliche Anzeiger dieser Grenzen der Macht ist uns abermals die *Sprache*.

Wir sagten zuvor, daß mit der Ausbildung der Figur des »eigentlichen Seins zum Tode« das Dasein endlich ganz reflexiv geworden sei und nichts mehr außer ihm habe. Oder auch, daß alles Kontingente im Sein aufgezehrt sei. Eine solche These kann, in einer experimentierenden Kritik, ebenfalls nicht als bloße These stehen bleiben, sondern muß sich in bestimmter Art im ›Gegenstande‹ selbst ausweisen. – Der Begriff der Kontingenz – um dies noch vorauszuschicken – spricht hier weder antirationale noch irrationale Tendenzen aus, er steht überhaupt jenseits auch der idealistischen Begriffsordnung von ›allgemein, besonders und einzeln‹. Er ist vielmehr nichts als der Name oder das Siegel, mit dem auf den Vorgang des Herausspringens aus dem Seinsbezirk, damit aus dem Bezirk des Verstehbaren und sich Erschließenden, hingedeutet wird. Nicht also wird die ›Unverständlichkeit‹ – als Gegenmeinung über das Sein – hier ausgespielt gegen *hermeneutische* Phänomenologie, die Unverständlichkeit weder mit dem Schauer des Geheimnisses (den Diltheys »Irrationalität des Lebens« immerhin noch als Residuum enthält) noch mit der Bitternis skeptischen Rückzugs aus dem Fragen, sofern sie sich zur Haltung stabilisiert –, sondern: Hier ist wieder der Begriff der ›Folie‹ zuständig, den wir gleich zu Anfang unsrer Untersuchung eingeführt haben. Damals wurde die Folie (der Zufälligkeit des Todes) indessen nur untergeschoben, probierend, ob sich vor dieser stumpfen, grauen, harten und undurchsichtigen Fläche die Ontologie und das Dasein als Relief deutlicher abheben würde, nicht zum Genusse, sondern zur präzisen Erkenntnis. Nun aber ist die Folie anders zu sehen, nämlich durch die Löcher hindurch, welche die Figur hat. Und es zeigt sich, daß die Figur, ganz entgegen dem Schein, aus eben dem Material der Folie hervorgetrieben ist, obzwar sie so ganz anders, durchsichtiger und deren Stumpfheit überglänzend, ja ihren materialen Ursprung verschweigend, sich davorgeschoben hatte.

In der Tat ist hier die ontologische Sprache der Verräter. Denn, was schon in § 20 mit Bezug auf die Formel »Dasein ist zu seinem Tode« ausgeführt wurde – daß nämlich in ihr der Tod doch noch, entgegen der systematischen Intention, das Andere des Seins ist –, das läßt sich, vielfältiger und genauer, noch an einer ganzen Reihe von Formulierungen aufweisen. Es sind sämtlich Stellen, an denen sich das System (in dem mehrfach angewendeten Sinne) ›auf der Schwelle‹ befindet. An denen aus den Löchern der Sprache ein ganz anderes Bild hervorblickt: der Tod als fremdes, absolut zufälliges, unerschlossenes und unerschließbares Anderes, – als kontingent (contingit: es ereignet sich, begibt sich, passiert, stößt zu, widerfährt). In jenem Satze: »Der Tod ist keine Begebenheit, sondern ein existenzial zu verstehendes Phänomen«, wurde die Kontingenz als »Begebenheit« mit einer ausdrücklichen Bewegung auf die Seite geschoben (und später in der alltäglichen verdeckenden Auslegung wieder untergebracht); nun aber ist es dieselbe Kontingenz und Sprödigkeit, die sich ganz unausdrücklich und wider den Willen der Methode in der Sprache einschleicht, oder, genauer gesagt, – die aus dem im großen Gange des Fragens und Erschließens schon konstituierten Ganzen wieder ausbricht. Es ist im Hinblick auf diesen Sachverhalt mit gutem Recht möglich, die Ontologie, mindestens soweit sie vom Sein des Todes handelt, als *Ontologisierung* des Todes anzusprechen, eines Todes nämlich, der zuvor noch kein Sein hatte und noch nicht zum Fußpunkt eines eigentlichen Selbst gemacht war. (Mit dem gleichen Rechte übrigens, mit welchem im 1. Kapitel von der »Phänomenalisierung« gesprochen wurde.)

Die Belege hierfür, die unter dem bloß hinweisenden Namen »Kontingenz« vorgreifend zusammengefaßt wurden, sollen nun im Einzelnen analysiert werden.

Als »*Wozu*« eines Verhaltens (S. 250 u. 260) wie auch im »Sein *zum* Ende« ist das Ende selber noch eher korrelativ zu nehmen als eindeutig kontingent. Viel krasser blickt die Fremdheit und die durch ein wie immer geartetes Verstehen bloß zu umkleidende, aber nicht wesenhaft aufzunehmende Äußerlichkeit des Todes in dem Satze hervor: »Die Analyse des Todes« interpretiert das Phänomen lediglich darauf hin, »wie es als Seinsmöglichkeit des jeweiligen Daseins *in dieses hereinsteht*« (S. 248).

Denn das Hereinstehende ist selber draußen, und es vermag selbst dadurch nicht hereingeholt zu werden, daß es »als Seinsmöglichkeit« hereinsteht; auch so noch sagt hier die Sprache etwas anderes, als sie sagen soll, da ja »das Phänomen« eine Seinsmöglichkeit nur soweit darstellt, *als* es eben hereinsteht, aber nicht »im Ganzen«. So nämlich, als hereinstehend, bricht seine Ganzheit gleichsam auseinander, und selbst der Name »Phänomen« für dies Zerbrochene wird fragwürdig. Nun mag dem entgegengehalten werden, daß an der zitierten Stelle es sich um die Abgrenzung der existenzialontologischen »Interpretation« gegen die Jenseits-»Spekulation« (Fortleben nach dem Tode, Auferstehung, Unsterblichkeit) handle. Über den Sinn und das Recht solcher Spekulation nämlich werde in der Ontologie nichts ausgemacht, sie könne aber in jedem Falle ihrerseits, wenn überhaupt, so nur auf dem Fundament der Ontologie stehen. Eben aus diesem Grunde, so könnte uns eingeworfen werden, sei der Terminus »hereinstehen« gewählt, – indem für die Analyse, sozusagen damit die Bezirke reinlich auseinandergehalten werden können, nichts als solches Hereinstehen *ins* Dasein wesentlich sei. – Indessen ist dies hier erstens nicht die einzige Stelle, an der die Wendung »hereinstehen« vorkommt (sonst zum Beispiel S. 248 unten und S. 258). Zweitens aber und vor allem wäre die Phänomenalität des Todes auch dann zerbrochen, wenn abgesehen von seiner existenzialen Interpretation sozusagen an ihm noch etwas übrig wäre, das nun spekulativ erfaßt werden könnte. Und auch wenn die Stelle so ausgelegt würde, als Hinweis auf eine möglicherweise zweifache Erfassungsweise des Todes oder seine Zugehörigkeit zu zwei voneinander stark unterschiedenen Bereichen des »Verstehens«, so würde eben an der Bruchstelle, die damit sichtbar gemacht wäre, die Kontingenz und das Nicht-Aufgehen, weder in der Interpretation noch in der Spekulation, sich durchsetzen. Es leidet aber keinen Zweifel, daß dies gar nicht die systematische Meinung ist; im Gegenteil ist eine derartige Auslegung schon dadurch abgewiesen, daß der Ontologie ein unbedingter Vorrang vor der Spekulation, nämlich als der schlechthin alles fundierenden Wissenschaft, zugesprochen wird: »Mit Sinn und Recht kann überhaupt erst dann methodisch sicher auch nur *gefragt* werden, was *nach dem Tode sei*, wenn dieser in seinem vollen ontologischen Wesen begriffen ist. Ob eine solche Frage überhaupt eine mögliche *theoretische* Frage darstellt, bleibe hier unentschieden.« (S. 248.) Damit ist noch einmal klar der Beweis dafür erbracht, daß hier die eingehendste systematische Diskussion und das getreueste Kommentieren notwendig an dem vorbeigeht, was in der bloßen Formulierung, hinter dem Rükken der Intention vor sich geht, und was einer Rache des ›auf der Schwelle‹ kontingenten Materials an der Ontologisierung gleichkommt.

Solcher Verrat der Sprache am System ist aber nicht zu verwechseln mit gewissen absichtlich paradoxen Wendungen, die gerade darauf hinzielen, das faktische Ende einzufangen, so, daß an ihm als dem einzigen, was sie wahrhaft hat, festgeklammert die Figur des Daseins sich aufrichten kann. Dahin gehört etwa der Satz: »Dasein stirbt faktisch . . .«, der denkbar weit von der Meinung entfernt ist, daß es mit dem Dasein faktisch zu Ende gehen könne, – denn er fährt weiter: ». . . solange es existiert«! Und mit diesem »solange« ist die faktische Lebenszeit mit dem faktischen Sterben in solcher Weise zur Deckung gebracht, daß alles

»Faktische« an beiden paralysiert, und die Einheit des Daseins von aller faktischen Bedrohung durch das zerstörende Ereignis des Endes freigemacht ist.
Ebenso pointiert paradox ist jener schon zitierte Satz: »Der Tod ist die Möglichkeit der schlechthinnigen Daseinsunmöglichkeit.« (S. 250.) Gleichwohl erscheint diese Ausdrucksweise für die Absicht schon gefährlicher als die im vorigen Zitat. Denn hierin paralysiert sich das Faktische der »Daseinsunmöglichkeit« nicht so leicht hinweg, und es bleibt sehr fraglich, ob, wenn man den Satz so für sich nimmt, die »Möglichkeit« wirklich gegen die »schlechthinnige Daseinsunmöglichkeit« aufkommen oder gar die Oberhand behalten kann. Allerdings ist die Funktion dieses Satzes genau die gleiche wie oben: das Ende so scharf, so »schlechthinnig«, so »radikal« zu fassen als irgend möglich und es doch, vielmehr gerade in dieser Gestalt, festzuhalten. Die Formulierung, die mit dem suggestiven Schein paradoxer Einfachheit auftritt, ist indessen nur möglich durch den zweideutigen Gebrauch des Wortes »Dasein«, indem nämlich »Daseinsunmöglichkeit« freilich als die Unmöglichkeit noch da *zu* sein, verstanden sein will, aber dies ja jederzeit und sogar gleichzeitig in »*das* Dasein« zurückgenommen werden kann, für welches der Tod nichts weniger als Unmöglichkeit, sondern vielmehr »Möglichkeit« ist, da es ja »stirbt, solange es existiert«. Den deutlichen Beleg dafür, daß eben diese ontisch-ontologische Zweideutigkeit hier verwendet und ausgenutzt ist, gibt ein Satz her, der sehr ähnlich klingt und sich wenige Zeilen vor dem soeben angeführten findet: »Sein (sc. des Daseins) Tod ist die Möglichkeit des Nicht-mehr-daseinkönnens.« (S. 250.) Die noch eben verbale und die gerade soeben substantivierte Form von »Dasein« stehen hier dicht nebeneinander. »Nicht-mehr-dasein-können« bezieht sich noch zurück auf das Konjugieren: ich kann nicht mehr da sein, du kannst nicht mehr da sein usw. Bliebe es

aber dabei, so würde es sich um Wirklichkeit handeln, welche mich und dich »faktisch« betrifft. Sogleich aber wird daraus »Möglichkeit«, und so ist das Nicht-mehr-dasein-können Möglichkeit *»des* Daseins«, das nun nicht mehr konjugierbar ist, sondern sein Recht geltend macht als das *Wesen,* das seine eigene Grenze noch mit einschließt, ja im gleichen Satz noch als Besitzender auftritt und, sofern es selber sprechen kann, es auch ausspricht, daß der Tod »sein Tod« sei.

Zunehmend mit der Aufreihung dieser Sätze wird deutlich, daß eben dasselbe, was zu Anfang durch den Verrat der Sprache aus seiner Unterdrückung sich für Augenblicke befreite und ausbrach – die Kontingenz des Todes –, in der Tat zugleich als das Material angesprochen werden kann, das in der Existenzialontologie ausdrücklich verarbeitet wird. Genauer: Mit der »schlechthinnigen Daseinsunmöglichkeit« und dem »Nicht-mehr-dasein-können« scheint hinter und aus der Position, die mit der Errichtung des ganzen Daseins bezogen ist, eine Ausgangssituation hervor, die nachmals vom ganzen Dasein eingefaßt und so ›überwunden‹, vielmehr: ihrer eignen Schärfe beraubt wurde. Um diese Situation sicherer bezeichnen zu können, seien noch zwei weitere Sätze angeführt, worin sie ausdrücklich ausgesprochen ist, ohne sofort, wie bisher, im Paradox, das dann doch nicht als Paradox stehen bleibt, sondern der »Möglichkeit« und dem »Existieren« zu einem Überrumpelungssiege verhilft, zurückgenommen zu werden. Der erste von diesen beiden Sätzen heißt:

»Daß es (sc. das Dasein) seinem Tod überantwortet ist, und dieser somit zum In-der-Welt-sein gehört, davon hat das Dasein zunächst und zumeist kein . . . Wissen« (S. 251).

Auch hier freilich müssen wir wieder die erste Hälfte des Satzes ablösen und für sich nehmen, um das zu fassen, was wir meinen: das Dasein ist seinem Tode überantwortet. Denn die zweite Hälfte: dieser gehört somit zum In-der-

Welt-sein – macht die erste schon wieder ungeschehen, da ja das In-der-Welt-sein gar nichts anderes ist als dieses selbe eine Dasein, welches soeben noch seinem Tode überantwortet wurde. Legen wir aber nun einmal den Satz und den Prozeß, der in ihm vorgeht, auseinander und halten wir die erste Hälfte allein fest, denn darin ist wohl exponierter als zuvor, wenn auch nicht weniger transitorisch, eine Übermacht des Todes eingeräumt oder ihm das letzte Wort überlassen. Und stellen wir daneben den anderen, in späterem Zusammenhang die Todesanalyse rekapitulierenden Satz:

»Den Tod begriffen wir existenzial als die charakterisierte Möglichkeit der Unmöglichkeit der Existenz, d.h. als schlechthinnige Nichtigkeit des Daseins« (S. 306).

Jetzt vollends scheint die bislang hier und dort teils widerwillig, teils absichtlich hervorspringende Kontingenz des Todes übermächtig geworden zu sein. Und indem die vernichtende Kontingenz gleichsam in den Begriff der Nichtig*keit* versammelt ist, scheint das ganze Dasein zusammenzubrechen und in ihr zu versinken, ohne daß auch nur irgend etwas von seinem Besitz Bestand behält. Dies aber ist nur ein Schein oder Übergang, denn eben am vernichtenden Tode vielmehr bildet sich das Selbst des eigentlichen Daseins und in ihm gerade hat es seinen Bestand. Gerade auf dieser Grenze zur Kontingenz und sozusagen kurz vor dem völligen Absinken in sie ist der Tod festgehalten, – und dies ist sein letzter geretteter Sinn: das Sein. Solches Sich-Bilden im Zugrunde-gehen erscheint am gewagtesten ausgesprochen in einem Satze, der an späterer Stelle (§ 74, S. 385) den Ertrag der Todesanalyse in die Interpretation der »Geschichtlichkeit« einbringt. Gewagt ist dieser Satz deswegen, weil hier eine sprachliche Wendung auftritt, deren bildhaftes Gewicht so groß ist, daß, nimmt man sie nur ernst genug, die Zurücknahme der Vernichtung in die Freiheit ganz aussichtslos scheint. Dennoch ist sie im Wege der Bedeutung, von der das Bild verhüllt wird, vollzogen. Der fragliche Satz lautet, wenn wir das Hierhergehörige herausziehen: Dasein ist in seinem Sein wesenhaft *zukünftig,* »so daß es frei für seinen Tod *an ihm zerschellend* auf sein faktisches Da sich zurückwerfen lassen kann . . .«. Nur weil die Allegorie des an der Felsklippe zerschellenden Schiffes – eine echte Allegorie der Vergänglichkeit – eben *nicht* ernst genommen, sondern zur unverbindlichen Metapher degradiert wird, – nur darum ließ sich die »Freiheit« und die »wesenhafte Zukünftigkeit«, als welche jene harte und unauflösliche Felsklippe dennoch auflösen oder umfangen soll, ontologisch aus diesem Schiffbruch herausretten. An einer einzigen Stelle des Buches (S. 382) findet sich denn auch das Fragment einer regelrechten Allegorie des Todes ›selber‹, das denn auch trotz seines fragmentarischen und beiläufigen Charakters bildlich so kräftig ist, daß es sich gegen die Intention durchsetzt und scharf konturiert stehen bleibt, während unter ihm die Bedeutungen plötzlich für einen Augenblick verschwimmen, ja zergehen: In der vorlaufenden Entschlossenheit »versteht sich das Dasein hinsichtlich seines Seinkönnens dergestalt, *daß es dem Tod unter die Augen geht,* um so das Seiende, das es selbst ist, in seiner Geworfenheit ganz zu übernehmen«. Darin steht ›der Tod‹, dem alten Knochenmanne durchaus ähnlich, gänzlich außerhalb, und der Blick seiner blicklosen Augen ist in keiner noch so »radikalen« Weise mehr zu »übernehmen«. In der *Allegorie* des ›Memento mori‹ aber gewinnt die *Kontingenz* des Todes sichtbare Gestalt, ohne darum nur um einen Deut vertrauter oder gefügiger zu werden: so erst recht vielmehr sperrt sie sich der existenzialen Auslegung und Erschließung, welche gleichwohl, da sie ja reden muß, ständig gezwungen ist, sprachlich von ihr und *sogar* von Allegorie Gebrauch zu machen. – – –

Indessen muß nun doch noch gründlicher die Frage nachgeholt werden, was denn solche nihilistischen Formulierungen im Ganzen zu bedeuten haben. Denn erst dann, wenn auch diese Seite genau so, wie sie bei Heidegger fungiert, in das Bild eingetragen ist, das wir anzufertigen haben, – erst dann ist die Position wirklich am entscheidenden Punkte getroffen, und erst dann rücken die bisherigen Analysen schließlich an den rechten Ort.

§ 23. Nichtigkeit. Diesseitigkeit der Existenzial-Ontologie. Tod als Trost.

Es gibt hier keinen Trost, der sich an Hoffnung hielte. Weder Trost aus ›diesseitiger‹ Zukunft noch aus ›jenseitigem‹ neuen Feld oder Reich, dahinein der Tod als »eine große Wunderpforte« – um mit Jacob Böhme[5] zu reden – sich öffnet. Also: »Alles ist eitel« auch in der Existenzialontologie, oder – wieder mit Böhme –: »Was trachten wir doch also nach zeitlicher Wollust, nach Ehren, Geld und Gut . . .«. Denn dies ist der Ursprung jener asketischen Sätze aus der Schrift *Was ist Metaphysik?*, in denen die »Möglichkeiten des nichtenden Verhaltens« beschrieben werden: »Verantwortlicher (sc. als die bloß rationale Verneinung) ist der Schmerz des *Versagens* und die Schonungslosigkeit des *Verbietens*. Lastender ist die Herbe des *Entbehrens*.« (S. 22.) Wobei freilich sofort gegenüber der Böhmeschen Predigt auffällt, daß hier nicht von uns selbst gesprochen wird, daß vielmehr existenzielle und darum auch »existenzial zu verstehende« *Phänomene* figurieren und einen Anblick bieten, der, wenn überhaupt, so allenfalls in der Form von Exerzitien des Verhaltens aus dem Dasein selber in unser Dasein übersetzt werden könnte: ihnen ist ja nicht das mindeste Material beigegeben – wie dort »Wollust, Ehren, Geld und Gut« –, woran sie sich zu bewähren hätten. An Stelle davon aber sind diese »Mög-

lichkeiten« bei Heidegger ausgestattet mit einer Fülle reflexiver Charaktere wie »verantwortlichem Schmerz«, »Schonungslosigkeit«, »lastender Herbe«, welche das nichtende Verhalten vollends aus der Praxis herausnehmen und ihm einen Glanz verleihen, der die Konjugation dieser Verbalsubstantiva endgültig verhindert (vgl. oben S. 217). Das wird erst recht begreiflich, wenn wir bedenken, daß der Satz Jacob Böhmes vollständig folgendermaßen lautet: »Was trachten wir doch also nach zeitlicher Wollust, nach Ehren, Geld und Gut; sind wir doch allhier in diesem Leben nur fremde Gäste und dazu Pilgersleute, die alle Stunden müssen warten, wenn sich dieses Leben endet.«
Nun ist zwar auch das Dasein ein »Un-zuhause« und eine »Unheimlichkeit« (S. 276), aber es ist so nicht für uns als die, welche solche Fremdheit erfahren und von ihr erlöst werden wollen. Denn nur wenn wir im Unheimlichen sind und die »fremden Gäste« selber darstellen, können wir auch weiterkommen, das heißt nur dann kann der Tod die Pforte der Erlösung sein. So aber ist das eine Dasein selber seine eigene Unheimlichkeit, und darum kann es sich auch nicht aufmachen, sie zu überwinden oder von ihr erlöst zu werden.
Sondern der Tod ist das Letzte. Das Dasein ist ihm »überantwortet«, und dies so vollständig, daß der Tod schließlich die »schlechthinnige Nichtigkeit« des Daseins bedeutet. Da nun aber niemand »da ist«, der diese Nichtigkeit faktisch in seinem Dasein erfahren könnte, so gibt es auch wiederum nicht die nihilistische Alternative: entweder Einwilligung zu leben oder Gegenaktion, Befreiung vom Dasein, Selbstmord. Sondern diese Nichtigkeit macht selbst das Wesen aus, oder: »das Dasein hat den Tod zu übernehmen«. Da ist gar keine Wahl, und hier tritt der ontologische Imperativ kräftig in Funktion. Ebenso ist auch eine so entschieden nihilistische Formulierung wie diejenige, in der »das Dasein in seiner Unheimlichkeit, das ursprüng-

liche geworfene In-der-Welt-sein als Unzuhause, *das nackte Daß im Nichts der Welt*« (S. 276/77) angesprochen wird, doch nicht so verzweifelt, weil hier kein Mensch ist, der diesem Nichts ausgeliefert würde, und weil selbst jenes »Daß« im Nichts infolge davon noch Selbst ist und zur Person des Daseins gehört: Diese ganze Stelle ist nämlich die Beschreibung des »Rufers«, welcher das Dasein aus der Verlorenheit in das Man zum vereinzelten eigentlichen Seinkönnen aufruft – des Gewissens. Aber »der Ruf des Gewissens, d.h. dieses selbst, hat seine ontologische Möglichkeit darin, daß das Dasein im Grunde seines Seins Sorge ist« (S. 278). Das heißt, nicht einmal dieses »nackte Daß im Nichts der Welt« ist stumm und fremd, der bloße Boden, den wir übernehmen müssen, ohne gefragt zu werden, und dem wir selber als zufällige Individuen zugehörig wären – aber freilich läßt er sich auch ebensowenig etwa von uns als »Chiffreschrift«[6] eines offenbaren oder auch ganz verborgenen Planes deuten: sondern dieses Daß selbst hat Stimme, aber es ist wieder nur das Dasein, welches sich selber anruft, – und *wir* sind nicht im Spiele, weder als die der Nichtigkeit Überantworteten noch als die, welche den Sinn zu finden oder die Bedeutung der Schrift auch nur zu ahnen vermöchten. Auch der Tod ist nicht *für uns* »zu verstehen«, – eben darum ist er weder faktische Vernichtung noch große Wunderpforte – sondern er ist »ein existenzial zu verstehendes Phänomen«, das heißt, er erschließt sich als Dasein dem Dasein.

Einstweilen aber – und darauf kommt es hier an – bleibt der Tod das Letzte. Und dies scheint nicht einmal so sehr wider den Jenseits*glauben* gesagt als vielmehr wider die Spekulation, das *spekulative Denken*. Die einzige Stelle in *Sein und Zeit*, an der in dieser Hinsicht auf die eigene Position reflektiert wird, an der über Diesseits und Jenseits überhaupt geredet wird, macht gar keinen Gegner namhaft, am wenigsten den, der es an diesem Ende recht eigentlich ist: den idealistischen[7]. Dort ist vielmehr alle Entscheidung über Diesseits und Jenseits, Unsterblichkeit, anderes Dasein, und damit, unausgesprochen, über Hoffnung und Erlösung, welches alles unter dem summarischen Titel »existenzieller Stellungnahme zum Tode« geht, aufgeschoben auf eine der Ontologie möglicherweise nachfolgende, sicher aber nachgeordnete »Ontik«.

»Über das ›Jenseits‹ und seine Möglichkeit wird ebensowenig ontisch entschieden wie über das Diesseits, als sollten Normen und Regeln des Verhaltens zum Tode zur ›Erbauung‹ vorgelegt werden.« (S. 248.)

Über die Beziehung zwischen solchem Verhalten zum Tode und dem Sein des Todes als »Sein zum Tode« ist schon (§ 20) gesprochen worden. Was aber die »ontischen« Bilder vom Jenseits und den Begriff der Unsterblichkeit angeht, so ist dem durch eben dieselbe Aussage, welche versichert, hier nicht vorzugreifen, in einem anderen Sinn gleichwohl schon vorgegriffen. Diese Aussage lautet nämlich: »Die ontologische Analyse des Seins zum Ende greift . . . keiner existenziellen Stellungnahme zum Tode vor.« Und der Satz greift vor, gerade *indem* er alle die genannten Themen, die doch, ernst genommen, Jenseits und Diesseits gleichermaßen gründlich betreffen (vgl. die eingangs zitierten Worte Jacob Böhmes), selber einbaut und existenzialisiert. Damit nämlich ist intendiert, daß spekulative Begriffe und Bilder schon nicht mehr auf das hin angesehen werden, was sie de facto enthalten und meinen, sondern nur noch darauf, in welcher Weise sie »Stellung nehmen« zum im übrigen ontologisch bereits verstandenen Tode. Es ist, mit anderen Worten, der Spekulation jedes Recht abgesprochen, über den Tod selber etwas auszumachen, und es ist im Interesse des ungestörten Ganges der rein interpretativen und in dieser Abwandlung noch immer »streng-wissenschaftlichen« (Husserl)[8] Ontologie die Fiktion aufgerichtet, als ob beispielshalber mit der Auferstehung des Fleisches oder überhaupt der Erlösung von dieser Welt nicht zugleich auch über den Tod und das Dasein *in* dieser Welt etwas ausgesagt sei, als ob von dieser Seite lediglich zusätzlich »ontische« Ausmalungen bekannt oder zu erwarten seien, von denen die Ontologie gänzlich unberührt bleiben und ihr Werk ausarbeiten könne. Hier kann einmal entschieden von einer Fiktion gesprochen werden, ohne daß die Methode der experimentierenden Kritik verletzt würde: da es doch gar nicht, wenn nicht geflissentlich, übersehen werden konnte, *daß unter der Perspektive der Hoffnung auch der Tod selber restlos mitverändert wird*, und zwar eben in seinem »Sein«. So etwa, wenn man dem »Sein zum Ende« als dem existenzialen Begriff des Todes das Böhmesche »Warten, wenn sich dieses Leben endet« entgegenhält.

Immerhin ist denn auch in die fiktive Bewältigung der Spekulation eine gewisse Entscheidung eingearbeitet mit dem Satze:

»Die Analyse des Todes bleibt aber insofern *rein ›diesseitig‹*, als sie das Phänomen lediglich daraufhin interpretiert, wie es als Seinsmöglichkeit des jeweiligen Daseins in dieses hereinsteht.« (S. 248.)

Und, einige Zeilen später, tritt das Wort »Diesseitig« noch klarer hervor, indem es sich seiner Anführungszeichen entledigt hat:

»Die diesseitige ontologische Interpretation des Todes liegt vor jeder ontisch-jenseitigen Spekulation.«

Hier freilich, wo die Ordnung von Ontologie und Ontik eindeutig hergestellt wird, braucht kein Mißverständnis mehr gefürchtet zu werden, und das »diesseitig« hat seine ontisch-ontologische Zweideutigkeit verloren: die Analyse betrifft nicht das Diesseits im Gegensatz zum Jenseits, welches draußen und in dubio bleibe, nicht ein Diesseits, das wir als außer uns erleben und erfahren, sondern sie ist diesseitig als Ontologie des Daseins.

Halten wir aber aus der Analyse dieser Stelle, die polemisch zu nennen wäre, wenn das Dasein polemisch sein könnte, – halten wir davon immerhin das Motiv der Diesseitigkeit fest, wenn auch aus ihm nichts über die wirklichen Gegner zu erfahren war. Und sehen wir nun schließlich zu, wie sich solche diesseitige Ontologie, welche den Begriff der Nichtigkeit enthält und aus dem Begriff des Todes die Figur eines eigentlichen Ganzsein-könnens erstehen läßt, wie sie tatsächlich aus einer bestimmt gearteten Gegnerschaft gegen den spekulativen Idealismus ihre Position gewinnt.

»Was auf ein natürliches Leben beschränkt ist, vermag durch sich selbst nicht über sein unmittelbares Dasein hinauszugehen; aber es wird durch ein *Anderes* darüber hinausgetrieben und dies Hinausgerissen-werden ist sein Tod. Das Bewußtsein aber ist für sich selbst sein Begriff, dadurch unmittelbar das Hinausgehen über das Beschränkte und da ihm dies Beschränkte angehört, *über sich selbst;* mit dem Einzelnen ist ihm zugleich *das Jenseits gesetzt,* wäre es auch nur, wie im räumlichen Anschauen, neben dem Beschränkten.« (Hegel, *Phänomenologie,* Lasson S. 57/58.) Hier ist der prägnante Sinn der idealistischen Dialektik. Der Tod wird überwunden. Man weiß oder kann wissen oder weiß doch am *Ende,* als Erkennender, zuverlässig, daß und warum man sterben mußte. Ein Anderes ist da, welches den Tod hervorbringt. Aber der Tod ist nicht Tod überhaupt und Nichtigkeit überall, sondern der Tod *des* Einen, welches im Untergehen »hinausgerissen« wird. Dies eine »Beschränkte« wird aber nicht selber gerettet, ihm wird keine Auferstehung zuteil. Ebensowenig wie oder vielmehr deswegen weil das »Andere«, welches hinaustreibt, nicht Gott in Person ist, sondern das Jenseits. Das Jenseits wiederum aber kann das einzelne Daseiende nicht sterben lassen und die Überwindung dieses Todes zugleich sein, – das Jenseits ist nicht selbsttätig handelnd und erlösend aus Gnade, sondern: es ist ebensowohl »gesetzt« wie das sterbende und über den Tod zum Jenseits seiner hinausgerissene Einzelne auch. »Mit dem Einzelnen ist ihm zugleich das Jenseits gesetzt.« Und wiederum ist nun da keine dritte Person, welche beide »gesetzt« hätte, sondern wer hier »setzt«, das ist der Prozeß selber, in welchem das Gesetzte steht und in welchem die Überwindung des Todes stattfindet: der dialektische Prozeß, der Weg des Geistes oder des »Bewußtseins«, das sich selber weiterbringt, indem es das Einzelne, in welchem es war, über seinen Tod hinweg mit sich reißt und im Jenseits aufhebt. Denn es ist nicht das absolute Jenseits, in dem sich die Toten versammeln, sondern das Jenseits dieses einen, einzelnen, endlichen und beschränkten »Daseins«. Diesen Weg geht und diese Taten vollbringt der Geist aber nicht aus Gnade, sondern aus Notwendigkeit. Und er geht ihn so lange, bis kein »Jenseits« mehr übrig ist und bis er zum absoluten Ganzen, als der Seligkeit des letzten »Bei sich selbst seins«, sich durchgearbeitet hat.

Heidegger aber hat die Dialektik verworfen, als eine »Verlegenheit der Philosophie«. Und mit dem Geiste, der sich im Endlichen offenbart und in diesem Offenbaren sich selbst reicher macht und näher zu sich kommt, – mit dem Geiste hat er auch die darin gleichsam eingefrorene Hoffnung des Endlichen auf Erlösung (als Aufbewahrung seiner im Absoluten) und die Überwindung der »Zeitlichkeit« verworfen[9]. Das endliche Dasein offenbart nichts mehr, kein Sinn und keine Vorsehung tut sich in ihm und durch es kund, sondern es ist dem Tode überantwortet, und der Tod ist in der Ontologie »freigegeben«, daß er mächtig werde über das Dasein. Der Tod ist »die schlechthinnige Nichtigkeit« des Daseins, von welcher es dermaßen durchdrungen ist, daß von ihm gar nichts gerettet werden kann. Denn wenn das Dasein »schlechthin nichtig« ist: was soll über die Vernichtung hinausgerissen werden? Der Tod ist auch nicht die »Negation« des Daseins, welches als das Eine damit an sein Andres stieße und in dieser Negation selber mit »aufgehoben« wäre. Sondern: »Dasein stirbt faktisch, solange es existiert«, – und eben darum kann es kein Jenseits haben.

Was hier alles mit dem Geiste untergegangen ist, wird erst deutlich, wenn man sieht, was in ihm noch verborgen war unter dem festen Gewande der Notwendigkeit und Vernunft: wie der Tod auch hier noch öffnet und eine »große Wunderpforte« ist. Zum Beispiel der Tod Christi: dieser nämlich sei, sagt Hegel, nicht ein Ende, sondern »der eigentliche Wendepunkt in diesem Leben Gottes«, »das Abtun seiner einzelnen Existenz als dieses Menschen«, indem der Geist gerade »durch die Aufopferung des Sinnlichen und der subjektiven Einzelheit zu seiner Wahrheit und zu seinem Himmel« komme. (*Ästhetik* II, S. 148.) So sehr ist an dieser Stelle die »Begebenheit« des Todes in den *Prozeß* verschlungen, daß – nach Hegel – »der Prozeß des Todes in der göttlichen Natur nur als ein Durchgangspunkt zu betrachten« sei, als Vermittlung und bloßer Übergang zur Himmelfahrt. Dies ist freilich nur *eine* Stelle, nur *ein* Tod, nicht »der« Tod. Aber darin liegt so wenig ein Einwand, daß vielmehr gerade so die Differenz noch intensiver merkbar wird. Denn der Hegelsche Geist war nicht eine Überwindung »des« Todes überhaupt, sondern er hatte viele »Durchgangspunkte« und wand sich aus vielen, jeweils bestimmten Toden heraus, worin er jedesmal auch die bestimmte Erlösung brachte oder vielmehr wurde.

So ist die Natur wohl die vollkommenste »Selbstentäußerung« des Geistes und der »Leichnam des Verstandes«, aber auch hier geht der Geist wieder hervor, und es bleibt nichts Totes auf dem Felde, sondern die (dialektische) Versöhnung ist vollkommen: »der Gott bleibt aber nicht versteinert und verstorben, sondern die Steine schreien und heben sich zum Geiste auf.« (Hegel, *WW.* VII, I. *Enzyklopädie* II, S. 24.)

Nunmehr erst mag im ganzen Umfange deutlich sein, inwiefern schon der (existenziale) Begriff des Todes, vollends aber seine Interpretation als »schlechthinnige Nichtigkeit des Daseins« eine anti-idealistische Konzeption darstellt, und was diese Feststellung, die sich des geistesgeschichtlichen Terminus nur als Instrument bedient, letzten Endes besagt. Die faßlichste und ohne weiteres einsichtige, aber auch am wenigsten eindringende Formel dafür wäre: In der Existenzialontologie ist die *Endlichkeit* als »Dasein« festgehalten gegenüber der alles Endliche »aufgehoben« enthaltenden Unendlichkeit des »Geistes«. Hierdurch ist aber das Genauere schon angedeutet:

1. Das »sterbend« existierende Dasein scheint so vollkommen von der Nichtigkeit des Todes durchdrungen, daß da gar nichts an ihm ist, was gerettet und durch die Negation dialektisch hindurchgebracht werden könnte. Oder, als nichtig ist das Dasein so vollkommen entsubstanzialisiert, daß es gar kein Jenseits seiner selbst mehr haben kann, und daß seine »Erschließung« aus diesem Grunde in der Tat »rein diesseitig orientiert« bleiben muß. Das Dasein ist vom Tode verschlungen und hebt sich nicht mehr zum Geiste auf. So macht es sein Wesen aus, von der Erlösung, welche der Hegelsche Prozeß, in der Gestalt der dialektischen Notwendigkeit eingeschlossen, enthält, abgeschnitten zu sein.

2. Weiter aber zeigt sich an der Formel »Endlichkeit des Daseins gegen Unendlichkeit des Geistes« das Summarische und die Ungenauigkeit in dem Augenblicke, in dem wir auf die Bedeutungsdifferenz dringen, die zwischen der Daseins-»Endlichkeit« und der im Geiste aufgehobenen Endlichkeit besteht. Oder noch zuvor sogar auf den Umstand, daß zwar in der Unendlichkeit des Geistes die »Geister« aufbewahrt sind, welche zugleich auch eine »Seite ihres freien, in der Form der Zufälligkeit erscheinenden Daseins« (*Phänomenologie*, Lasson, S. 521) besitzen und,

freilich »unbegriffen«, in der *Geschichte* aufgezeichnet sind, – daß aber andrerseits in der Endlichkeit des Daseins von keiner Unendlichkeit die Rede ist, weder im Sinne etwa einer faktisch vollzogenen analytischen Reduktion ihrer auf »Existenz«, noch in demjenigen ihrer Überwindung. Das heißt aber zugleich, daß bei Heidegger von einer »anti-idealistischen« Position gesprochen werden kann nicht als von einer stetigen »Auseinandersetzung« mit dem Idealismus noch gar im Sinne seines Abbaus. Was mit diesem Stichwort vielmehr benannt sein soll, ist lediglich die, überall verschwiegene, Aufstellung der Existenzialontologie *jenseits* des Idealismus. Oder, anders ausgedrückt: die »schlechthinnige Nichtigkeit«, von welcher das Dasein durchdrungen ist, schlägt wesentlich nicht nach außen, richtet überhaupt keine geschichtliche Zerstörung an und hat also auch für die idealistischen Gebilde, insbesondere für den Hegelschen Geist und seine Unendlichkeit, keinen Stachel.

3. Die Bedeutungsdifferenz zwischen der Endlichkeit des Daseins und der sich selbst aufgebenden Endlichkeit der Hegelschen Geister besteht aber selber darin, daß bei Heidegger *nichts Endliches* auftritt, auch nicht, um von der Nichtigkeit ergriffen zu werden, – während umgekehrt in der Unendlichkeit des Geistes keine »Endlichkeit überhaupt«, sondern gerade nur *das* Endliche, *das* Beschränkte und Einzelne im Prozeß aufgehoben wird. Würde man die Pointe der Existenzialontologie in dem Satze aussprechen: Dasein ist endlich, – so ist deutlich, daß Heidegger hieran endgültig nicht dies festhält, das Dasein sei *ein* Endliches oder Einzelnes, sondern vielmehr: sein *Wesen* sei Endlichkeit. Jede Gestalt des Geistes, für sich festgehalten, ist beschränkt; aber eben, sobald sie für sich genommen wird, läßt sie – bei Hegel – auch nichts mehr davon sehen, daß sie eine Gestalt des Geistes ist, sondern wird zum Objekt des Verstandes; und die Unend*lichkeit* stellt sich hier nur

her, indem nichts für sich bleibt, sondern jedes Beschränkte dialektisch über sich hinausgeht. Nur »das« Endliche oder Bestimmte kann aber über sich hinausgehen, nicht »die« Endlichkeit selber.
In diesem also liegt der »anti-idealistische« Charakter dieser ontologischen Diesseitigkeit. Aber hier ist zugleich auch seine Grenze. Denn so wenig wie die Endlichkeit über sich hinauszugehen vermag, so wenig vermag sie auch sich selbst zu vernichten. Oder eben weil der Tod die schlechthinnige Nichtigkeit des Daseins »ist«, und weil so das Dasein in sich selber oder »in seinem Grunde« (*Was ist Metaphysik*?, S. 27) nichtig ist, so ist damit »Das Nichts« auf solche Art stabilisiert, daß das Dasein selber jeder Gefahr der Vernichtung entzogen ist. Es vermag weder, vernichtet zu werden, noch selber zu vernichten. Denn wen sollte es vernichten, wenn nicht sich selber? Soll es aber sich selbst vernichten können, so müßte es dazu wiederum über sich selbst hinaus sein. Hiergegen sind die »Möglichkeiten des nichtenden Verhaltens« (s. oben) nichts weniger als eine Widerlegung. Denn im »nichtenden Verhalten« wird nichts *ver*nichtet, sondern stellt sich das Nicht, das Nichts selber dar, das Nichts »repräsentiert sich«.
Und wenn es hieß, das Dasein sei dem Tode überantwortet, so ist gleichwohl bis jetzt und bis zuletzt durchgehalten, daß der Tod ein Sein hat, und zwar von der Seinsweise des Daseins, eben desselben, das ihm überantwortet ist. Und so zeigt sich bis zuletzt, daß auch als Nichtigkeit das Dasein nicht abstirbt, zerfällt oder zugrunde geht. Daß mit der Nichtigkeit, so »radikal« sie auch ausgesprochen werden mag, nichts dem Dasein Fremdes in es eindringt, in welchem es nicht immer noch sich selber wieder erkennen könnte. Sondern gerade in dem Augenblick sozusagen, in welchem es untergehen – oder aber als das »nackte Daß im Nichts der Welt« dieses Nichts und dieses Daß nach seiner

Bestimmtheit zu erfahren beginnen sollte[10] –, gerade im nämlichen Augenblick bewahrt es sich, und bewahrt sich in seiner Ganzheit und Selbstheit. »Ohne ursprüngliche Offenbarkeit des Nichts kein Selbstsein und keine Freiheit.« (*W. i. M.*? S. 20.) Das Nichts ist so zwar die Auslöschung aller Offenbarung *im* Dasein, aber nur deswegen, weil es selber offenbar ist.

So gibt es hier keinen Trost über den Tod hinaus. *Aber doch nur darum, weil der Tod, als offenbar gewordner, selber schon der Trost ist.*

Diese Nichtigkeit, die keine Vernichtung mehr erwartet, in ihrem offenbaren Innern, gibt den Trost des verstehenden Besitzes – als hermeneutische Eigentlichkeit, ja eigenste Möglichkeit.

Das Licht solcher Offenbarkeit freilich vergeht nicht, unter Tag und Nacht: darin ist kein anbrechender Morgen zu bemerken.

Daß der Tod aber Trost wurde, ist durch *das Opfer des Menschen* – der nur bisweilen noch als ontischer Schatten hindurchgeistert – an seine mythische Macht teuer genug erkauft, die sich hinter aller intentionellen Zeitlichkeit als dichtes fensterloses Labyrinth abzeichnete.

Anmerkungen

1. Kapitel

Das erste Auftreten des Todes. Erfahrung und Phänomen. (S. 73–107)

1 Merkwürdig übrigens ist, wie in die formale Entwicklung dieses »verfallenen« Redens und Verstehens konkrete Schilderung von soziologisch ganz bestimmt lokalisierter »öffentlicher Meinung« ohne Abhebung eingemischt und eingeschlungen ist, – was aber alles in einem und sogar mit Nachdruck ontologisch festgemacht ist und damit

jede, auch nur geringste Chance zur Kritik, Negation oder »Aufhebung« immanent ausschließt. Vgl. S. 167: Es »mag die Bemerkung nicht überflüssig sein, daß die Interpretation eine rein ontologische Absicht hat und von einer moralisierenden Kritik des alltäglichen Daseins und von ›kulturhistorischen‹ Aspirationen weit entfernt ist«.

2 Dieser Auslieferung von Wahrheit an die Sprache ist wohl auch Julius Kraft (*Von Husserl bis Heidegger*, Leipzig 1932) auf der Spur, wenn er sie auch freilich mehr als eine absichtsvolle Kunst oder Tricktechnik des philosophischen Autors polemisch angreift, ohne ihr im einzelnen nachzugehen. Die Methode – schreibt Kraft S. 95 – ist nicht die logische Begründung, »sondern etwas, was man eher Bewortung nennen kann, eine Kunst der ›Belehnung‹ mit Worten«. Das polemische Motiv, so berechtigt es sonst sein mag, scheint uns in diesem Falle die Treffsicherheit solcher Formulierung zu gefährden: da denn eine »Belehnung« mit Worten gerade nur dann stattfinden kann, wenn ein deutlich agierender Erkennender seinen Gegenstand zuvor schon sprachfrei vor sich hat. So aber wäre Heideggers Sprache, die er nicht selber spricht, sondern für sich und »von selbst« sprechen läßt, mißverstanden. Und das Mißverständnis wird noch gefördert durch den Anschein, als ob die Methode logischer Begründung der Sprache im Innersten entraten könne, als ob sie nicht auch »Verbalphilosophie« sei.

3 Es ist von Wichtigkeit, in diesem Zusammenhang auf die ganz andre Haltung hinzuweisen, die Husserl der Sprache gegenüber einnimmt. Obzwar es freilich auch für ihn keine positiven Aporien des Sprechens gibt, und obwohl von einer positiven Benutzung des sprachlichen Zirkels oder des Widerspruchs schon gar keine Rede sein kann, so deutet doch die durch ihn in großartiger Weise ausgebildete Technik der Bedeutungsreinigung und der exakten Ausfaltung von Äquivokationen, schließlich der darauf sich aufbauenden Fixierung *eindeutiger,* nämlich eindeutig definierter »Ausdrücke« unbestreitbar darauf hin, daß hier das »wahre« Reden jedenfalls niemals einem Rückgang zur »ursprünglichen« oder »echten« und das heißt für Heidegger eben von sich aus offenbarenden Rede gleichkommt, – daß also *Wahrheit der Eigenmacht der Sprache »selbst« entzogen* ist. Die Aktivität, *mit* der Husserl die Sprache *be*arbeitet, ist von der selber sprachlichen oder der Sprache hingegebenen Aktivität Heideggers sehr scharf zu unterscheiden. Vielfach fällt ja für Heidegger der ungeschichtliche Ursinn der Rede mit einem wiederbefreiten ersten etymologischen Sinn zusammen: etwa (S. 54) die etymologische Ableitung der Bedeutung des Terminus »In-Sein«, ferner ganz pointiert (119/20) die durch einen ausführlichen Hinweis auf For-

schungen Humboldts belegte Erläuterung der »existenzialen Räumlichkeit«, – wobei nämlich solcher Rückgriff auf die von Humboldt beschriebenen primitiven Sprachformen ausdrücklich (120) mit der Bemerkung gerechtfertigt ist, daß es sich hier um »theoretisch unverbogene Daseinsauslegung« und – so kann in seinem Sinn angefügt werden – auch um eine »grammatisch« unverbogne, besser noch vorgrammatische Rede- und Verstehensweise handle. Damit vermischt sich ontologische und historische ›Genese‹ verhängnisvoll, die Primitivität tritt in das verklärende Zwielicht von vorzeitlichem Ursinn und geschichtlicher Frühe, und zwischen diesem Paradies der Sprache und der Existenzial-Ontologie liegt die Geschichte unter dem Zeichen der ›Verbiegung‹ und des Abfalls. –

Die entscheidende Differenz Husserls in diesem Punkt kann kaum klarer formuliert werden, als es im ersten Bande der *Logischen Untersuchungen* (2. Aufl., S. 23) bereits geschehen ist. Dort heißt es:

»Die Sprache bietet dem Denker ein in weitem Umfang anwendbares Zeichensystem zum Ausdruck seiner Gedanken, aber obschon niemand desselben entraten kann, so stellt es doch ein höchst unvollkommenes *Hilfsmittel* der strengen Forschung dar. Die schädlichen Einflüsse der Äquivokationen auf die Triftigkeit der Schlußfolgerungen sind allbekannt. Der vorsichtige Forscher darf die Sprache also nicht ohne *kunstmäßige* Vorsorgen verwenden, er muß die gebrauchten Termini, soweit sie nicht eindeutig sind und scharfer Bedeutung ermangeln, definieren. In der Nominaldefinition sehen wir also ein methodisches *Hilfsverfahren* zur Sicherung der Begründungen . . . usw.« (Sperrung von Husserl, Kursiv von mir!)

Daß überhaupt sprachliche »Vorsorgen« getroffen werden müssen – darin würde Heidegger selbstverständlich übereinstimmen, daß indessen diese Vorsorgen »kunstmäßige« sind, darin spricht sich die Differenz aus; daß die tradierte Sprache überhaupt »unvollkommen« sei und zur Philosophie nicht ohne weiteres tauge – das ist auch H.s ganz entschiedene Ansicht, daß sie aber ein unvollkommenes »Hilfsmittel«, überhaupt also ein Mittel oder bloßes Instrument sei, welches »angewendet«, »verwendet«, »gebraucht« wird – das steht prinzipiell gegen Heidegger. – Schließlich würde auch eine Gegenüberstellung der von beiden Philosophen gegebenen Analysen des Wortes »Logos« und des verschiedenen Akzentes, den jeweils die Vieldeutigkeit dieses Wortes und entsprechend auch seine »Grundbedeutung« (von der ausdrücklich freilich nur Heidegger spricht, während Husserl bloß eine »Zusammengehörigkeit« der im übrigen genau zu unterscheidenden Einzelbedeutungen kennt) trägt, außerordentlich lehrreich bezüglich des angedeuteten Gegensatzes sein. (Diese Analysen sind gegeben: von Heidegger in *Sein und Zeit*, S. 32-34, – von Husserl in *Formale und transzendentale Logik* [Jahrbuch x, 1929], S. 16–17.)

4 Die Frage der Universalität bzw. Nicht-Universalität nicht bloß des Daseins, sondern des Seins überhaupt, ist von Heidegger selbst gestellt worden, nämlich am Schluß der Einleitung von *Sein und Zeit* in dem Paragraphen, der überschrieben ist »Der Vorbegriff der Phänomenologie«. Die sehr wichtige Stelle muß hier unkommentiert bleiben, soll aber doch angeführt werden, weil sie voll Beziehung zu dem hier Erörterten ist (S. 38):

»Das Sein als Grundthema der Philosophie ist keine Gattung eines Seienden, und doch betrifft es jedes Seiende. Seine ›Universalität‹ ist höher zu suchen. Sein und Seinsstruktur liegt über jedes Seiende und jede mögliche seiende Bestimmtheit eines Seienden hinaus. *Sein ist das Transzendens schlechthin.*«

Der Kontakt und die Differenz zu der oben von uns entworfenen »Folie« wird auch ohne Erläuterung im Rohen deutlich sein. Im weiteren übrigens gebraucht Heidegger den Titel »universal« positiv, wenn auch wohl nur als Abbreviatur jener »transzendentalen« Universalität, unbedenklich zur Kennzeichnung des Seinsbegriffs wie auch der Frage nach dem Sein. So z. B. S. 39:

»Die Frage nach dem Sinn des Seins ist die universalste und leerste.«

Oder:

»Der Universalität des Begriffes von Sein widerstreitet nicht die ›Spezialität‹ der Untersuchung . . .«

Indessen ist es eben jener »höhere« Ort, an dem die Universalität des Seins zu suchen sei, welchen präzise herauszuarbeiten oben versucht wird.

5 Es mag den Anschein haben, als ob mit einer derartigen Bemerkung in die gleiche Richtung gewiesen wäre, nach welcher Maximilian Beck (Philosophische Hefte, hrsg. v. M. Beck, Heft 1, Juli 1928, Sonderheft über Heidegger, *Sein und Zeit*) in seinem Heidegger-Referat den Daseinsbegriff auslegt. Er charakterisiert den Heideggerschen Ansatz negativ in folgender Weise:

„Wird die Seinskontinuität von Ich und Welt der Isoliertheit der fensterlosen Monade entgegengesetzt, so geschieht dies auf Grund einer durchaus unphänomenologischen Vergewaltigung der Einsicht von der Insichgeschlossenheit des individuellen Ich-*wesens*. Dieses *Aufgeben der Ichisoliertheit* ist, . . ., nur möglich auf Grund der Aufhebung der Vielheit menschlicher Individualwesen (*Geschichte und Gesellschaft als Seinsweisen ›des Menschen‹*)« (das. Anm. S. 28).

Es ist hier nicht über die gegen solche »Vergewaltigung« gesetzte eigene Ich-Metaphysik Becks zu reden, wonach »das Ich« schon vor allen Konstitutionsfragen ein Elementarwesen von absoluter »qualitativer Einzigkeit« sei, das nur durch Eigennamen bezeichenbar sei; wenn es so vom Benennen her aufgezogen wird, ist leicht zu erwidern etwa, daß ich selber mich ja gar nicht mit dem Eigennamen bezeichne, so wenig wie der Eigenname auch in der Anrede anderer Menschen die primäre Rolle spielt, da ja viel häufiger »du« oder »Sie« oder »Herr Direktor« oder auch »lieber Freund« u. dgl. gesagt wird, was alles doch sein Recht gegenüber dem Eigennamen behaupten wird. – Vielmehr ist darauf hinzuweisen, daß Beck die eigentümliche Problematik des Heideggerschen Daseinsbegriffs offenbar von dem im Zitat kritisch angezeigten Punkte her nicht im Kerne aufzuweisen vermag, daß er sozusagen zu kurz zuschlägt. Und zwar deshalb, weil von jener Charakteristik als »Aufhebung der Vielheit menschlicher Individualwesen« aus als letzte Schicht und eigentliche Konzeption des Daseinsbegriffs nur etwas erreicht wird, was er durch die Kategorie der »Einheit« zu fixieren versucht:

> »Damit ist Heidegger die Möglichkeit gegeben, vom menschlichen Dasein als von einer konkreten Einheit und Einzelheit zu reden, *innerhalb* derer sich erst die Vielheit und Verschiedenheit von Menschen phänomenal konstituiert.« (S. 30.)

Und er fährt, obwohl er anderwärts prägnant referierend vom »Dasein *des* Menschen« spricht, sogar so fort:

> »Heideggers ›Dasein‹ bedeutet, ›*den* Menschen‹ als geschichtliches, gesellschaftliches, generelles und individuelles Wesen. . . . Es ›gibt‹ für Heidegger nicht die Vielheit von zeitlich hintereinander folgenden oder gleichzeitig nebeneinander vorhandenen menschlichen Einzelindividuen, sondern es gibt nur das eine selbstidentische Wesen ›der Mensch‹ = Dasein.« (S. 30.)

Treffend ist daran, daß »Dasein« in der Tat »Wesen« wird und sogar in gewisser Weise auch zum »selbstidentischen«; nur ist es darum doch nicht »*dem* Menschen« gleichzusetzen, sondern seine »Einheit« und sein Wesenwerden kommt auf eine ganz andere Art zustande als durch die bloße »Aufhebung« des Vielen, das hieße von rückwärts. Darum auch erscheint die ganze Daseinskonzeption nach Beck fast als eine sonderliche und ganz uneinsichtige (nämlich auch nicht *kritisch* einsichtige) Abstrusität, die sich in der Folge für ihn in lauter stumpfe und nicht viel bedeutende Widersprüche verwickeln mußte.

6 Hierzu bemerkt Beck (a. a. O. S. 39):

> »Andrerseits *setzt* diese Konstitution (z. erg.: des Daseins) schon

im Begriff der ›Jemeinigkeit‹ *das voraus*, was sich erst ... konstituieren soll: Individualität. Und indem sie dieses voraussetzt, gibt sie dem Dasein (= dem Menschen) die Möglichkeit, in der Vielheit menschlicher Individuen zu existieren – als könnte ›*der* Mensch‹ (nicht ein begriffliches Abstraktum, auch nicht ein exemplarisches Wesen, sondern ein existierendes Konkretum!) zugleich in vielfacher Individualisierung existieren.«

Der wenig förderliche Versuch, die Begriffsbildungen Heideggers in »die Sprache traditioneller Philosophie« zu übersetzen, um dann auf Grund dieser Übersetzung im »Referat« hinterher »Kritik« anzufügen, – anstatt gerade das Spezifische von Neubildungen zum Stoffe einer Analyse zu machen –, rächt sich hier, wo »Dasein = der Mensch« gesetzt wird, dadurch, daß als Resultat solcher Kritik ein dürr raschelnder Haufen aufgewiesner »logischer Widersprüche« bleibt, aus dem das Untier, das gestochen werden sollte, längst entwich.

7 S. Georg Misch, *Lebensphilosophie und Phänomenologie. Eine Auseinandersetzung mit Heidegger und Husserl;* Philosophischer Anzeiger, Bd. III, 1928 und IV, 1929/30. Die hierher bezügliche Stelle lautet vollständig:

»Als Ontologie fragt die Hermeneutik des Daseins nach dessen Seinsart ... d.h. sie stellt der menschlichen Lebenswirklichkeit gegenüber die platonische oder phänomenologische Frage nach der usia, die sich jeglichem gegenüber stellen läßt, was einen Namen hat und durch den Namen zunächst in phänotypischer Prägung als etwas Einheitliches angesprochen wird. Wir können diese Fragestellung, um die verfänglichen Begriffe ›Idee‹ und ›Wesen‹ zu vermeiden, anknüpfend an die Worte der Sprache durch die Bildung mit ›... heit‹ formulieren, wie z.B. Heidegger von dem Worte ›Welt‹ aus nach der ›Weltlichkeit‹ fragt, ebenso nach der Zeitlichkeit, Zuhandenheit, Vorhandenheit, Geschichtlichkeit usf. ... So auch drückt ›Dasein‹ genauer die ›Daseinheit‹ oder ›Existenzialität‹ aus. An dieser Aufstellung von so etwas wie Daseinheit hängt die ganze Möglichkeit der hier unternommenen ›ontologischen Interpretation‹ der menschlichen Existenz.« (a.a.O. Bd. III, S. 296/97)

Das Fruchtbare dieser Hinweise Mischs liegt eben darin, daß das Spezifische solcher – wenn dieser unpräzise und erst noch zu erweisende Ausdruck einstweilen schon erlaubt wird – solcher »Formalisierung« nicht durch die herkömmlichen Kategorien des »Idealismus« umschrieben, sondern durch die Kennzeichnung der *Sprachtechnik* viel genauer getroffen wird. *Was* es nun jeweils ist, das von Heidegger in dieser Weise »formalisiert« wird, – das hat Misch, der sich in seiner Auseinandersetzung durchgängig auf Dilthey stützt und beruft, in seiner Art breit und eindringlich untersucht, worauf später noch zurückzukommen sein wird.

2. Kapitel

Einzigkeit des Todes. Seine Einbringung in den Bau des Einen Daseins.
(S. 108–153)

1 Sie wird erstmalig in § 26 (S. 117 ff.: »Das Mitdasein der Anderen und das alltägliche Mitsein«) expliziert.

2 Wie die »Vorhandenheit« so war auch das »Leben« als eigentümliche, nichtdaseinsmäßige Seinsweise vorweg im Aufriß der Analytik des Daseins bestimmt worden, und zwar beide mit der entscheidenden Doppelseitigkeit, einmal in sich selbst streng zu kennzeichnende, und sowohl voneinander als auch beide vom Dasein ontologisch scharf zu unterscheidende »Regionen« des Seins darzustellen, andererseits aber einzig und allein, und nicht bloß faktisch, sondern »wesenhaft« nur »im« Dasein begegnen, zugänglich und entdeckt werden zu können. In Bezug auf die »Vorhandenheit« ist die Konstitution solchen Begegnens vor allem im dritten Kapitel des 1. Abschnittes expliziert, welches überschrieben ist »Die Weltlichkeit der Welt«. Hieraus sei wenigstens ganz abgekürzt soviel wiedergegeben, wie nötig ist, um die oben verhandelte »Verwirrung« der Todesanalyse und ihre Ursachen näher kennen zu lernen. Nach der ersten ausführlichen Analyse der »Weltlichkeit der Welt« rekapituliert H. (S. 88) die differenten, bis dahin ausgehobenen »Strukturen und Dimensionen der ontologischen Problematik« wie folgt:

> »1. Das Sein des zunächst begegnenden innerweltlichen Seienden (Zuhandenheit); 2. das Sein *des* Seienden (Vorhandenheit), das in einem *eigenständig entdeckenden Durchgang* durch das zunächst begegnende Seiende vorfindlich und bestimmbar wird; 3. das Sein der ontischen Bedingung der Möglichkeit der Entdeckbarkeit von innerweltlichem Seienden überhaupt, die Weltlichkeit von Welt. Das letztgenannte Sein ist eine *existenziale* Bestimmung des In-der-Welt-Seins, d.h. *des Daseins.* Die beiden vorgenannten Begriffe von Sein sind *Kategorien* und betreffen Seiendes von nicht daseinsartigem Sein.«

Obzwar also mit der Fundierung alles Entdeckens von Zuhandenem und Vorhandenem im Boden der Weltlichkeit, welche ein Existenzial ist, die Brücke zum Dasein zurückgeschlagen scheint, so führt doch diese Brücke, in umgekehrter Richtung begangen, auch ins *Fremde*, nämlich zu »Seiendem von nicht daseinsartigem Sein«. Indem aber bleibt für Heidegger doch das Dasein das Fundament und als solches das Feld der »Fundamentalontologie«, mag es sich auch in den fundata oder den Außenbezirken des Gebäudes, das es selber ist, noch so sehr verfangen und verrennen. (Vgl. dazu nochmals die drastischen Zitate oben S. 85/86.) Spezieller ist nun hier das Auftauchen des Vorhandenen »im« Dasein zugeordnet oder bezüglich auf einen »eigenständig entdeckenden Durchgang« durch das Zuhandene, als welches das innerweltlich Seiende *primär* begegnet; weiter unten (auf S. 88) aber ist dasjenige, was so zugänglich wird, als das *»nur noch* Vorhandene« bezeichnet und erscheint somit gleichsam als das Ärmere gegenüber dem Zuhandenen. Unmittelbar an diese Wendung gemahnt nun eine programmatische Bemerkung zu einer »Ontologie des *Lebens*«, welches nämlich privativ als *»Nur-noch*-Leben« interpretiert und begründet werden müsse. Die Stelle lautet vollständig (S. 50 im Zusammenhang der Abgrenzung der Daseinsanalytik gegen die Biologie!):

> *»Leben ist eine eigene Seinsart, aber wesenhaft nur zugänglich im Dasein.* Die Ontologie des Lebens vollzieht sich auf dem Wege einer privativen Interpretation; sie bestimmt das, was sein muß, daß so etwas wie Nur-noch-Leben sein kann. Leben ist weder pures Vorhandensein, noch aber auch Dasein. Das Dasein wiederum ist ontologisch nie so zu bestimmen, daß man es ansetzt als Leben – (ontologisch unbestimmt) – und als überdies noch etwas Anderes.«

Soviel ich sehe, ist der oben verhandelte zweite Schritt der Deskription des »Sterbens Anderer« der einzige Punkt, an dem innerhalb der zur Daseinsanalytik gehörigen Phänomenbeschreibungen selber das »Leben« überhaupt vorkommt. Und an dieser einzigen Stelle tritt lediglich das Moment der Andersartigkeit des Lebens gegenüber dem Dasein ins Spiel, mit dessen Hilfe denn das schlechte Phänomen »Sterben Anderer« abgefertigt wird: ebendeswegen, weil die Leiche (des Anderen!) ein des *Lebens* verlustig gegangnes Unlebendiges ist, ebendeswegen (neben andern Gründen) scheidet ja das Sterben der Andern und alles mögliche und faktische Erfahren davon aus der existenzialen Analyse des Todes restlos aus. Das Gewicht der tatsächlichen Auffindung von »Leben« und »verlorenem« Leben ist so gering für die Frageintention, daß am Ende nichts weiter herauskommt als das Erfordernis einer Unterscheidung, wobei übrigens auch wieder diese sonderbare nach Seinsminderung klingende Wendung »Nur-lebendes« fungiert. Es heißt (auf S. 240):

»Ferner zeigte sich bei der Charakteristik des Übergangs vom Dasein zum Nichtmehrdasein als Nicht-mehr-in-der-Welt-sein, daß das Aus-der-Welt-gehen des *Daseins* im Sinne des Sterbens unterschieden werden muß von einem Aus-der-Welt-gehen des Nurlebenden. Das Enden eines Lebendigen fassen wir terminologisch als Verenden. Der Unterschied kann nur sichtbar werden durch eine Abgrenzung des daseinsmäßigen Endens gegen das Ende eines Lebens.«

Offenbar ist es hier bereits ganz vergessen, daß das »des Lebens verlustig gegangne Unlebendige« die Beschreibung des »Umschlags«-resultats am *Dasein* der Anderen war, da ja zuvor niemals und nirgends etwa behauptet worden ist, daß die Anderen »Nur-lebende« seien und nicht Daseiende. Die vorgenommene terminologische Differenzierung überdeckt auch noch die »Verwirrung«, welche von der positiven Deskription selber und gar nicht einmal bloß von dem, was sich darin, wie wir darzulegen versuchten, versteckt, auszugehen drohte.

Die Problematik der Heideggerschen Abgrenzung der Daseinsanalytik gegen Lebensphilosophie und philosophischen Biologismus wie auch die hier vorliegenden positiven Zusammenhänge, die schon mehrfach, u. a. auch von Misch und Beck, bemerkt und dargestellt wurden, sind hier noch nicht zu erörtern, da es einstweilen vielmehr nur auf die Bloßlegung der für die Existenzialontologie gegebenen »Sachen« und ihrer Bearbeitung innerhalb ihrer ankommt.

3 In der gleichen Richtung, wenn auch ohne Bezug auf den hier untersuchten Zusammenhang von psychologischem und ontologischem Verstehen, wie er ganz im Innern der existenzialen Analytik aufgespürt wurde, geht die folgende Bemerkung von Koepp, die auf eine Theologie der »Agape« als einer religiösen »Selbstauslegung des Daseins« zielt (Koepp, *Merimna und Agape* = Reinhold Seeberg-Festschrift 1, Leipzig 1929, S. 105):

»Die solipsistische Ausgangsposition für das erkenntniskritische Problem, das von Heidegger mitsamt seinem ganzen erkenntniskritischen Quellboden völlig abgelehnt wird, wird mit einer psychologisch-biologischen Untermalung doch wieder lebendig. *Das solus ipse taucht hier eben doch auf, wenn es auch alle andre Welt, in der es ist, mit umfaßt.*«

4 Diese Abgrenzung ist ausführlich vollzogen auf S. 23 ff. Es ist insbesondre zu vergleichen S. 29, wo es heißt:

»Erscheinung als ›Erscheinung von etwas‹ besagt demnach gerade nicht: sich selbst zeigen, sondern das Sichmelden von etwas, das sich nicht zeigt, durch etwas, was sich zeigt. Erscheinen ist ein *Sich-nicht-zeigen*.«

Diese Abgrenzung ist deutlich und entschieden. Gerade diese Entschiedenheit macht es möglich, den Bruch, die Verwicklung und Verwandlung der Phänomenalität, welche in der oben geschilderten Erledigung des »Sterbens Anderer« stattfindet, scharf zu kennzeichnen als eine Aporie, in die die Frage nach dem Sein des Todes notwendig gerät.

Weiter aber scheint es nach diesem einigermaßen fruchtlos, Heidegger vorzuwerfen, er habe den eigentlichen Sinn der Phänomenalität verfehlt, und ihm als solchen eigentlichen Sinn eben jenes ausgestoßne »Erscheinen« in der spezifischen Form des »Durchscheinens« wieder entgegenzuhalten, – mag auch außerhalb der Diskussion mit Heidegger hierin eine gehaltvolle Äußerung gefunden werden. So nämlich geht Maximilian Beck vor, der bei Gelegenheit der Erörterung des Begriffs der »Zuhandenheit« folgendermaßen antwortet (a. a. O. S. 27):

»In Wahrheit lebt aber der Mensch, auch wenn er noch so sehr in alltäglichen Besorgungen aufgeht, nie in einer Welt purer Zuhandenheiten. Vielmehr durch allen Zuhandenheitscharakter *scheint* die feste Eigendignität allen Fremdseins stets *hindurch*. Heidegger hat den ursprünglichsten und eigentlichsten Begriff des ›Phänomens‹ und der ›Erscheinung‹ verfehlt. Beide bedeuten Transparenz.« (Kursiv von Beck.)

Ist hier zunächst wieder ganz allgemein anzumerken, daß solche einfache Entgegensetzung, die über die ausdrückliche Scheidung zwischen Phänomen und Erscheinung bei Heidegger eilig hinwegspringt, um von dem zu berichten, was nun »in Wahrheit« vorliege, in keinem Fall ein Beispiel von »dialektischer Polemik« darstellt (wie Beck auf S. 38 sein Unternehmen bezeichnet), – so beraubt sich solcher Angriff, wie uns scheint, völlig seiner Wirkungskraft durch die nachfolgende programmatische Andeutung einer positiven Ausarbeitung dieser »Transparenz« und vor allem dessen, *was* in ihr »erscheint« (S. 27):

»So durchdringt der Blick des Menschen auch in seinen Alltagssorgen und Alltagsbesorgungen stets die menschbezügliche praktische und emotionale Interessenschicht – nur hält er sich gerade bei dem durchscheinenden *Eigenwesen* nicht auf. Gewöhnlich erst, wenn ein Bauer länger den Aufenthalt in Acker, Weide und Wald entbehren muß, leuchtet ihm immer klarer das Bewußtsein ihrer als ›Landschaft‹ auf: *Schönheit* ihrer als *purer Eigenrealität*, die er eigentlich immer schon hinter allen Zuhandenheiten gesehen, aber ›nicht weiter bemerkt‹ hat, dämmert ihm auf: in der sehnsüchtigen Erinnerung. Überhaupt läßt sich Heideggers Auflösung der Welt in Zuhandenheiten durch gründliche *ästhetische* Analysen widerlegen.«

So sonderbar die Wendung ist, die hier das »interesselose Wohlgefallen« Kants nimmt, nämlich zum Abfallen aller Interessiertheit überhaupt (in einem viel weiteren als dem Kantischen Sinne) und Durchbruch zur »puren Eigenrealität« – so gibt doch die flüchtige Illustration des Problems an der »sehnsüchtigen Erinnerung« des Bauern, *»in«* welcher ihm solche Schönheit als das Eigenwesen aufdämmere, bereits einen der ganzen Konzeption von der Bedeutung der Ästhetik bedrohlicheren Aspekt, indem diese Angabe des Daseinsmediums, worin etwas als schön erscheint, sofort gestattet, hier einen neuen Bezirk daseinsmäßig fundierbarer Phänomenalität zu eröffnen. »Die Tatsache der Kunst« bewiese dann nichts weiter, als daß es noch einen anderen »Modus« des Begegnens »gibt« als die Zuhandenheit – ein Resultat, das vermutlich von Heidegger nicht bestritten würde.

5 Beck führt wider die Heideggersche Gleichursprünglichkeit der Welt mit dem »Ich« (ausgesprochen als: Dasein ist In-der-Welt-sein) Leibniz ins Feld, der die Antwort auf die Frage, wie ein isoliertes Ich-wesen zur »Welt« gelangen und sich richtig zu ihr verhalten könne, in der »absoluten qualitativen Einzigkeit jeder seelischen Substanz« gesucht und gefunden habe, das heißt also in der *Monadologie* (a.a.O. S. 28/29). Diese Ergänzung zu Becks Kritik des Daseinsbegriffes, die oben (S. 235) schon gekennzeichnet wurde, bestätigt abermals, daß auf seine Weise die »Position« Heideggers nicht getroffen, geschweige zersetzt werden kann: unsere eigene obige Untersuchung versucht zu zeigen, daß Heidegger se invito und freilich in dem erörterten Sinne unmetaphysisch mit dem »Dasein« zwangsläufig auf monadologische Abwege gedrängt wird, – so daß Becks summarischer Systemkrieg, der auf der Voraussetzung basiert, Heidegger habe die »Ich-isoliertheit« aufgegeben, bei genauerem Zusehen den Gegner überhaupt noch nicht recht aufgespürt zu haben scheint.

6 Man vergleiche hierzu die überaus deutliche Formulierung auf S. 133, *Sein und Zeit:*

»Die ontisch bildliche Rede vom lumen naturale im Menschen meint nichts anderes als die existenzial-ontologische Struktur dieses Seienden, daß es *ist* in der Weise, sein Da zu sein. Es ist ›erleuchtet‹ besagt: an ihm selbst *als* In-der-Welt-sein gelichtet, *nicht durch ein anderes,* sondern so, daß es selbst die *Lichtung ist.* Nur einem existenzial so gelichteten Seienden wird Vorhandenes im Licht zugänglich, im Dunkel verborgen. Das Dasein *bringt sein Da von Hause aus mit,* seiner entbehrend ist es nicht nur faktisch nicht, sondern überhaupt nicht das Seiende dieses Wesens. *Das Dasein ist seine Erschlossenheit.«*

Demgegenüber verschlägt es natürlich nichts, daß gelegentlich (S. 172) vom **θαυμάζειν** als der Verwunderung gesprochen wird, die ins Nicht-Verstehen bringe: dies geschieht in Abhebung gegen die »Neugier«, welche ein Charakter des alltäglichen oder »verfallenden« Verstehens ist; hier ist darum die Verwunderung und das darin beschlossne Nicht-Verstehen das Ende bloß des alltäglichen Bescheidwissens, aber der Anfang eigentlichen Verstehens. – Ebensowenig vermag an dieser Grundthese Heideggers, daß Dasein das Sein der »Lichtung« ist, die Bestimmung etwas zu ändern, »daß es gleichursprünglich in der Wahrheit und Unwahrheit« ist (229). Denn diese Unwahrheit ist nichts anderes als jenes »Dunkel« auch, und dieses Dunkel ist nichts anderes als abgeblendetes Licht, nicht selber und eigenständig konstitutiv, sondern nur modal, gründend in der Lichtung.

7 Man vergleiche die folgenden beiden Zitate miteinander:

»Das Phänomen des Verfallens gibt auch nicht so etwas wie eine ›Nachtansicht‹ des Daseins, eine ontisch vorkommende Eigenschaft, die zur Ergänzung des harmlosen Aspekts dieses Seienden dienen mag. Das Verfallen enthüllt eine *wesenhafte* ontologische Struktur des Daseins selbst, die so wenig die Nachtseite bestimmt, als sie alle seine Tage in ihrer Alltäglichkeit konstituiert.« (Heidegger, *Sein und Zeit,* S. 179.) Und:

»So wir aber mit unserer Seele *in einer fremden Herberge* in dieser Welt sind und aber gewiß wissen, daß wir *wandern müssen,* entweder in Himmel zu Gott oder in die Hölle zum Teufel, und uns aber der Teufel nicht beliebet: so thun wir recht, daß wir das Himmelreich suchen und unsern Sinn und Gemüth darein versenken; denn da erlangen wir die schöne Perlenkrone für die Krone dieser Welt . . .«

(Jacob Böhme, *De triplici vita hominis.* WW Bd. IV, S. 67; Leipzig 1842.)

8 Von diesem Punkte aus muß der sehr ernste und eindringliche Versuch Herbert Marcuses, Heideggers Phänomenologie gleichsam aufzubrechen und aus ihrer noch gerade »bürgerlichen« Verfestigung herauszuführen zu einer neuen »konkreten Wissenschaft«, nämlich zu einer dialektischen Analyse des »Heute«, welche schließlich in der »verändernden Tat« ihre rechtmäßige Realisierung findet, gleichwohl eine Kritik erfahren. (Die Arbeit heißt: *Beiträge zu einer Phänomenologie des Historischen Materialismus* und findet sich in den »Philosophischen Heften« 1928, H. 1, S. 45ff.) Es scheint uns völlig zu-

treffend, wenn Marcuse innerhalb seiner Erörterung von H.s Begriff der »Geschichtlichkeit« an einen Punkt kommt, wo er sagen muß: »Hier stößt die Untersuchung notwendig auf die Fragen der materialen Konstitution der Geschichtlichkeit, einen Durchbruch, den Heidegger nirgend vollzieht oder auch nur andeutet (S. 56).« Indessen beginnt doch die entscheidende Unzulänglichkeit Heideggers für ein dialektisches Denken nicht erst dort, wo – mit M. zu reden – Heidegger den Versuch macht, die »Entschlossenheit ... auf *das einsame Dasein* zurückzuverweisen, anstatt sie zur Entschlossenheit der Tat vorzutreiben«, nicht erst also mitten im Raume der Analytik, sondern bereits »auf der Schwelle«. Marcuse formuliert den weiter- und aus der bürgerlichen Philosophie herausweisenden Ansatz Heideggers folgendermaßen:

> »Und wenn im Verlauf solcher Interpretationen die *offenbare* Verfallenheit der alltäglichen Existenz *wieder* vor die Möglichkeit eigentlichen, wahren Existierens gebracht wird, dann erhält diese Philosophie ihren höchsten Sinn als echte praktische Wissenschaft: als die Wissenschaft von den Möglichkeiten eigentlichen Seins und seiner Erfüllung in der eigentlichen Tat.« (a. a. O. S. 55.)

Hierin geht eben nicht erst das letzte Wort von der »Erfüllung in der eigentlichen Tat« über Heidegger hinaus, sondern es ist schon viel zu viel gesagt, daß in jener phänomenologischen Ontologie die Verfallenheit »vor« den Aspekt wahren Existierens »gebracht« werde, als ob die Alltäglichkeit auf diese Weise gerichtet werde; auch findet Heidegger gar nicht eine »offenbare« Verfallenheit aktuell vor, um sie, wenn auch nur im Ganzen, zu enthüllen und sie vor den Richtstuhl der Eigentlichkeit zu bringen. Freilich mag es demgegenüber nicht genug sein, auf die mehrfachen Verwahrungen Heideggers gegen die Interpretation hinzuweisen, die im Begriff der »Durchschnittlichkeit« eine Wertung oder einen niedrigeren Seinsgrad oder eine Verminderung der Existenzialität zu finden meint. Aber daß das »Verfallen« eine »*wesenhafte* ontologische Struktur« enthülle, und daß diese, Heideggersche, Eigentlichkeit die Uneigentlichkeit von Anfang an *braucht* und sie darum niemals wird verzehren, aber auch nicht einmal wird in abstracto richten können, daß schließlich beide Modalitäten eines und desselben Daseins sind, welches von allem der letzte Grund und in allem die letzte Instanz ist, und *über* welches darum *in keinem seiner Modi* mehr geurteilt werden kann, – dies alles mag denn allerdings doch der aufrichtigen Unbefangenheit, mit der Marcuse ein Stück Wegs mitgeht, eben diesen Weg zu verlegen geeignet sein. Es wird danach auch schwierig sein, die Möglichkeit einer solchen Synthese zuzugeben, wie er sie schließlich programmatisch entwirft: »Erst die Vereinigung beider Methoden: *eine dialektische Phänomenologie*, die eine Methode steter, äußerster Konkretion ist, vermag der Geschichtlichkeit menschlichen Daseins gerecht zu werden (59).« Das Proletariat ist ja nicht »ein Dasein«! (s. S. 68!)

9 Ähnlich zählt M. Beck das Unvertretbare auf (a. a. O. S. 42):

> »Es ist erstaunlich, daß H. nicht zu bemerken scheint, daß kein Anderer dem Menschen auch sein Essen und seine Verdauung und seine Fortpflanzung abnehmen kann! Ja nicht *einen* physiologischen Prozeß und nicht ein einziges Erlebnis kann mir ein Anderer abnehmen. Mein Leben in *allen* seinen Funktionen kann *nur* von mir gelebt werden – und also auch der Tod!«

10 Dieser Schein läßt so unmittelbar an Kierkegaard denken, daß es im Interesse der schärferen Fixierung der Heideggerschen Position liegt, hier deutlich abzuheben. Darum sei statt extensiver Darstellung des historischen Verhältnisses nur eine einzige prägnante Stelle zitiert, die sich im zweiten Teil der »Abschließenden unwissenschaftlichen Nachschrift« findet (*Gesammelte Werke* Bd. 7, deutsch von H. Gottsched, Jena 1910, S. 54):

> »Aber Existenzwirklichkeit läßt sich nicht mitteilen; und der subjektive Denker hat in seiner eigenen ethischen Existenz seine eigene Wirklichkeit. Wenn Wirklichkeit von einem Dritten verstanden werden soll, muß sie *als Möglichkeit verstanden* werden, und ein Mitteiler, der sich dessen bewußt ist, wird daher darauf achten, daß seine Existenzmitteilung, gerade *um auf Existenz hinzuzielen*, in *Form* der Möglichkeit geschehen muß. Eine Darstellung in Form der Möglichkeit *legt es, darin zu existieren*, dem Empfänger *so nahe*, als es zwischen Mensch und Mensch möglich ist.« (Kursiv von mir.)

Auch hier bewegt sich also das Philosophieren in »Möglichkeit«, aber dies ist nichts als die »Form« der »Mitteilung«, welche eben dadurch dringlich gemacht werden soll und so fähig als möglich, auf »Existenz« hinzuzielen und die »Realisierung« nahezulegen, nämlich dem Leser und Hörer als Einzelnen nahezulegen. Ontologisch, d.h. also Heideggerisch, wird aber die Möglichkeit gerade festgehalten und zum »Sein«, oder das Mitteilen zur »existenzialen Analytik«, welche nicht mehr darauf abzielt, von Dritten verstanden zu werden, sondern selber versteht, indem sie das Sich-selbst-verstehen des Daseins explizit auslegt. Hier gibt es sozusagen gar keinen »Dritten« mehr, dem etwas nahegelegt werden soll, sondern der Erste ist das Dasein, und der Zweite ist das Dasein (weil es ja reflexiv ist), und der Philosoph ist nur das Sprachrohr des selber »hermeneutischen« Daseins (vgl. z. B. S. 15 oben, *Sein und Zeit*). Oder: Heideggers Unternehmen ist es gerade, über den Status der »Vorschule« und des »unendlichen Interessiertseins am Existieren« hinauszukommen, und das Fazit aus den Kierkegaardschen Mitteilungen zu ziehen, das Existieren selbst als Seinsbestimmung mit hereinzubekommen und das Hinzielen zurückzubiegen, so daß nichts mehr und schon gar nicht das eigentliche Ziel draußen bleibt.

11 Allerdings gibt es in der Einleitung zu *Sein und Zeit* einen Satz, der recht entschieden gerade das Gegenteil auszudrücken scheint. Er lautet:

> »Die Frage der Existenz ist immer nur durch das Existieren selber ins Reine zu bringen.« (S. 12.)

Und weiter wird an dieser Stelle eine Voranzeige der Analytik gegeben, die deren Arbeit deutlich von solchem »Ins-Reine-bringen« der Existenz im Existieren zu scheiden scheint:

> »Das *hierbei* (sc. beim Existieren!) führende Verständnis seiner selbst nennen wir das *existenzielle*. Die Frage der Existenz ist eine ontische ›Angelegenheit‹ des Daseins. Es bedarf hierzu nicht der theoretischen Durchsichtigkeit der ontologischen Struktur der Existenz. Die Frage nach dieser zielt auf die Auseinanderlegung dessen, was Existenz konstituiert. Den Zusammenhang dieser Strukturen nennen wir die *Existenzialität*. Deren Analytik hat den Charakter nicht eines existenziellen, sondern *existenzialen* Verstehens.«

Hier ist offenbar das Geschäft des Philosophen als Analyse der strukturellen Konstitution von Existenz gegen das konkrete Existieren und sein »existenzielles« Verstehen klar abgegrenzt, so sehr, daß bei flüchtigem und freilich ungenauem Zusehen es sogar so scheinen mag, als verhielte sich solche philosophische Analytik fast gleichgültig gegen das faktische Existieren. Jener Satz, daß die Frage der Existenz nur durch das Existieren ins Reine zu bringen sei, ist ja nicht im Kierkegaardschen Sinne der Auftakt dazu, daß nun »unendliches Interesse« immer weiter auf das wirkliche Existieren zuspricht im Medium der Möglichkeit. Er mag viel eher wie eine »Abgrenzung« des Theoretischen gegen das Praktische, ja wie eine Abwehr des Praktischen, als welchem die Einmischung in die Analytik nicht zukomme, klingen. Indessen ist das Verhältnis doch nicht so einfach. Entscheidend ist vielmehr dies, *daß* diese hier geübte Analytik eben die Konstitution der Existenz oder auch die »Bedingungen ihrer Möglichkeit« untersucht, und daß ihr das Existieren-*können* das Fundament ist, auf dem sozusagen erst faktisch existiert werden kann, daß m. a. W. nicht erst dies konkrete Ins-Reine-bringen der

Existenzfrage, sondern schon das Apriori des »Könnens«, des »Vermögens« oder der »Möglichkeit« das *Sein* ausmacht! Das Sein aber braucht in der Tat nicht auf »Realisierung« zu warten, es kann vielmehr im »Faktisch-Existenziellen« höchstens *bezeugt* werden. Und damit ist wirklich die Perspektive angedeutet, in welcher das Ontisch-Existenzielle innerhalb der Fundamentalontologie ständig erscheint. So zum Beispiel heißt es in der Erörterung, ob ein eigentliches Ganzsein des Daseins möglich, nämlich »existenziell« möglich sei, folgendermaßen (S. 302):

> »In seiner existenziellen *Bezeugung* aufgezeigt und *zugleich existenzial* interpretiert wurde das eigentliche Sein-können des Daseins als Entschlossenheit.«

Oder – um die umgekehrte Blickrichtung zu demonstrieren – im gleichen Zusammenhang:

> Es ergibt sich »nichts weniger als die Forderung, diese existenzialen Phänomene auf *die in ihnen vorgezeichneten existenziellen Möglichkeiten* zu entwerfen, und diese existenzial ›zu Ende zu denken‹«.

Wieder anders heißt es auch, daß im selben »eigentlichen Ganzsein« das ontologische »Wesen« des Daseins (die Zeitlichkeit) einerseits »erfahren«, und zwar »phänomenal ursprünglich erfahren« werde, andrerseits »*sich*« selber, gleichsam von sich aus und ohne Zutun eines existierenden Vollzuges, »ursprünglich *bekunde*« (304). Schließlich sei dafür, daß das Sein-können hier das Sein ausmacht, zu den bereits oben im Text vorhandenen Belegen noch ein neuer zugefügt: nachdem nämlich dieses »eigentliche« Ganzseinkönnen des »Daseins« phänomenal aufgewiesen ist, fährt Heidegger fort (309): »Wenn mit diesem *Phänomen* eine *Seinsweise* des Daseins getroffen ist ...« Und wenn auch an dieser Stelle ausdrücklich betont wird, daß die Frage nach dem Ganzsein aus ihrem rein ontologisch-methodischen Stadium (worin gefragt wurde, ob das Dasein als ganzes zugänglich sein könne) in die Frage nach der »ontischen Möglichkeit« der Ganzheit »*zurückgehe*«, so bleibt eben auch dies ontische »Können« das rechte »Phänomen«, und dieses Phänomen ist selber schon die »Seinsweise«. Ist aber die Seinsweise erschlossen, so steht nichts Wesentliches mehr aus, – die Existenz ist wahrhaftig »zu *Ende* gedacht!«

12 Es muß hier am Ende der Darstellung der Heideggerschen Interpretation des Sterbens Anderer noch angemerkt werden, daß sich wesentliche Punkte dieser Interpretation in stark anklingender Form, wenn auch auf andere philosophische Zwecke hin, schon ausgesprochen finden in Karl Japsers' *Psychologie der Weltanschauungen*. Dort steht (3. Aufl. 1925, S. 261) zum Beispiel:

»Obgleich der individuelle Tod des eigenen Selbst zu manchen Zeiten anscheinend als völlig gleichgültig empfunden wurde, ist er doch mit Entstehen eines *individualistischen Selbstbewußtseins* die überall wiederkehrende einschneidende Grenze. Hier besteht überall eine einzigartige Beziehung des Menschen zu seinem *eigenen Tod,* unvergleichbar jeder allgemeinen oder besonderen *Erfahrung vom Tode des anderen,* des Nächsten. Es bleibt etwas gänzlich Inkommunikables, etwas ganz Geheimes, etwas ganz Einsames im Menschen, das er sich selbst nicht sagen, das er auch anderen nicht vermitteln kann.«

Es ist bereits hierin deutlich, daß der Gegenstand dieser Deskriptionen eine überdies noch historisch begrenzte psychologisch vorfindliche »Beziehung *zum* Tod« ist, die im weiteren denn auch noch ausdrücklich von ihrem Wozu abgeschieden wird:

Der Mensch »hat keine Erfahrung vom Tode, sondern immer nur von Beziehungen des Lebendigen zum Tode ...« »Der Tod ist etwas Unvorstellbares, etwas eigentlich Undenkbares. Was wir bei ihm vorstellen und denken, sind nur Negationen, und sind nur Nebenerscheinungen, sind nie Positivitäten. *So ›erfahren‹ wir im eigentlichen Sinn auch den Tod des Nächsten nicht.* Er verläßt uns und ist doch für uns derselbe; er ist und ist nicht.«

Der kursive Satz hat eine verblüffende Ähnlichkeit mit dem oft angeführten Heideggerschen Satze, daß wir das Sterben der Anderen nicht »im genuinen Sinne« erführen. Und doch meint der Satz bei Jaspers gerade, daß der Tod *nicht einmal* am Nächsten, geschweige am eignen Selbst, erfahrbar sei, das heißt: »der Tod« bleibt hier ganz entschieden »Grenze« und als solche unexplizierbar, nach seinem eignen Sein nicht befragbar, ist weit entfernt, in einer Konstitution erschlossen und überhaupt »verstanden« zu werden; während Heidegger ja gerade einen solchen »genuinen Sinn« positiv bereithält. Was Jaspers interessiert, ist nach seinen eignen eindeutigen und aufrichtigen Worten nichts als »dies ganz persönliche Verhalten zum Tode, die individuell erlebte *Reaktion* auf die Situation der Grenze des Todes«. Von solchen Reaktionen werden aufgeführt: die nihilistische, die buddhistische, die heraklitische Lehre vom ewigen Werden, die Goethesche tätig-weltliche Unsterblichkeitsidee, schließlich Kierkegaards Beziehung zum Absoluten in der irdischen Subjektivität. Die existenzial-*ontologische* »Reaktion« fehlt noch! Sie würde sich freilich auch heftig dagegen sperren, so untergebracht zu werden, da sie doch den Tod *selber* ausgelegt und nicht bloß auf ihn »reagiert« habe. Ist es aber so, dann muß die Ontologie auch als fixe Position *im Ganzen* und schon im ersten Auftritt einer (ihr zugehörigen)

»Wirklichkeit« gefaßt werden, und nicht bloß als Reaktion auf eine außerdem als Wozu alles Reagierens und als Basis des Verstehens und Vergleichens durchgehaltene »Grenzsituation«.

3. Kapitel
Der Tod in der Ganzheit des Daseins. (S. 154–210)

1 Einige Beispiele für den Einsatz des Terminus »Leitfaden« finden sich in *Sein und Zeit* S. 8, 11, 15, 19, 22, 23, 25, 26, 48, 49. Wie leicht einsichtig ist, wird das Vorkommen in den späteren Partien des Buches seltner.

2 Zitiert nach Friedrich Creuzer, *Symbolik und Mythologie der alten Völker*, Bd. IV, S. 113. Dort handelt der ganze § 11 von »Theseus«, der vorhergehende § 10 von »Minos, Theseus und Ariadne oder das Opfer der Pflugstiere zu Athen«.

3 Vgl. Heinrich Barth, *Ontologie und Idealismus* = *Zwischen den Zeiten* 1929, S. 524 und S. 527.

4 Diese Spannung zwischen den beiden Phasen der Ganzheitskonstruktion kommentiert Heinrich Barth mit folgendem Satze: »Der Imperativ des ›Werde, was du bist!‹ gehört sicher auf einen anderen Boden als denjenigen einer im Programm neutralen Daseinsinterpretation« (a.a.O. S. 518). Auf einen Boden nämlich – so dürfen wir wohl ergänzen –, der die direkte Rede zwischen Einzelnen ermöglicht, deren Einzelnheit oder Persönlichkeit zwar jeweils in einem Sein als einem theoretisch unfaßlichen, nur praktisch realisierbaren Wesensgesetz begründet ist, aber eben damit nicht im Sein *des* Daseins. Da hier als Existenzialontologie jedoch eine Einebnung jenes Imperativs und seine Einigung mit der »neutralen« Daseinsganzheit vollzogen ist, da also nicht das »Werde, was du bist!« selber, sondern eine neue, ganz bestimmt zu fixierende Figur sich darstellt, scheint uns die kritisch scheidende Bemerkung Barths die »Position« Heideggers doch nicht endgültig zu treffen. Es ist aber wohl auch im Sinne von Barths Kritik gelegen, wenn wir weiter versuchen, jene »Unsichtbarkeit« des Ich in der Ontologie, das doch zugleich in irgendeiner Weise im Dunklen zugegen und an der Konstitution der »Eigentlichkeit« beteiligt ist (vgl. a.a.O. S. 518), so prägnant als möglich zu fassen, den Weg, die Funktion und die Figur seines Verschwindens im Dasein ins Licht zu setzen. Denn auch diese Aufzehrung des »Werde, was du bist!« im ganzen Dasein trägt notwendig das Ihre dazu bei, die Macht des Daseins zu vervollkommnen; so wie es Barth (S. 519) scharf und lapidar beim Namen nennt: »Dieses Dasein entbehrt der

Begrenzung; es kennt keine Krisis. Es ist nahe daran, sich als ein Absolutes aufzutun.«

5 Heidegger zitiert also Dilthey im Sinne einer »phänomenologischen Charakteristik der Realität des Realen«, aber freilich habe Dilthey diese gegeben »ohne die ausdrückliche existenzial-ontologische Basis« (S. 209). Genauer bleibt für die ontologischen Interessen an Dilthey unbefriedigend, daß er »das ›Leben‹, ›hinter‹ das freilich nicht zurückzugehen ist, in ontologischer Indifferenz stehen ließ«. Als Nachfolger und getreuer Kommentator Diltheys hat Georg Misch diese ontologische Indifferenz des »Lebens« direkt gegen Heidegger zu rechtfertigen und durchzuhalten unternommen. Bei aller zugestandenen Energie des »Aufklärungszuges« hält Misch gleichwohl an einer letzten Unaufklärbarkeit, Unerschließbarkeit und in diesem Sinne »Irrationalität« des Lebensstromes fest, und er zitiert seinerseits ebenfalls Diltheys Worte, wenn er sagt: Wir haben uns an die »mannigfaltigen Weisen ein Mensch zu sein, die βίοι zu halten« (Philos. Anz. 1929, S. 311). Und er fährt selber fort, das Leben könne kein »Wie des Seins« darstellen, vielmehr die *Wurzel, die nicht ist, sondern lebt.*
Somit bleibt hier ein letztes Unerschließbares übrig, freilich keine harte Grenze, sondern eine produktive Dunkelheit, in welche immer wieder neu vorzudringen die Arbeit des Historikers ausmacht, und zu welcher dieser, der Historiker, überhaupt allein den Zugang hat. Darum auch kann die Erforschung des Menschen, die von Dilthey und Misch geübt wird, obwohl sie entschieden als Geschichte auftritt, doch niemals endgültig und streng dialektisch werden, denn sie findet immer in diesem letzten Schauer vor der »Produktivkraft« überhaupt, die das Leben repräsentiert, ihre fließende Grenze und ihre metaphysische Rechtfertigung zugleich. Gleichwohl ist sie weit eher auf dem Wege zur Dialektik als die Ontologie, da deren Aufschließung des Seins oder der Grenze der geschichtlichen Erkenntnis und Praxis ein viel kompakteres Hemmnis entgegensetzt als die mystische Hypostase des Lebensstroms, in welche die geschichtliche Arbeit der Dilthey-Schule jeweils ausläuft, aber eben auch eindringt.

6 D. Emanuel Hirsch: »Die Beisetzung der Romantiker in Hegels Phänomenologie«, in: *Die idealistische Philosophie und das Christentum.* Ges. Aufs., Gütersloh 1926.

7 Umgekehrt aber ist Heideggers ontologischer Satz als eine Anweisung zur Deutung der »Krankheit zum Tode« genommen worden in der Kierkegaard-Analyse Theodor Wiesengrund-Adornos. (*Kierkegaard, Konstruktion des Ästhetischen* – Beiträge zur Philosophie und ihrer Geschichte, Tübingen 1933.) »Das letzte Wort der existenziellen Dialektik« – heißt es dort S. 93 – »ist der Tod und mit Grund

hat Heidegger Kierkegaards Existieren als Sein zum Tode interpretiert, mag immer Kierkegaard solches Sein als Verzweiflung von sich weisen.« Hier ist also die Ontologisierung der Existenz zur Aufdeckung ihres wahren Gesichts dienlich geworden. Denn daß auch Kierkegaards »Existieren« selber »Verzweiflung« sei, zeigt sich wie mit einem Schlage in dem daselbst zitierten Satze der *Krankheit zum Tode* (*WW* VIII, S. 15): »Wenn der Tod die größte Gefahr ist, so hofft man auf Leben; wenn man aber die noch schrecklichere Gefahr kennen lernt, hofft man auf den Tod.« Gibt also hier das »Sein zum Tode« ein Stichwort, worin der »Boden« des Kierkegaardschen Subjektivismus zutage kommt – als Ontologie zwar, aber als »Ontologie der Hölle«, wo man auf den Tod hofft –, so ist es Aufgabe unserer Analyse, das logische Werden jenes Seins und die Funktion des Subjektivismus darin umgekehrt ans Licht zu bringen.

8 Diese Fragwürdigkeit im Verhältnis freier existenzieller Möglichkeiten zum ontologischen Fundament und seinen modalen Abwandlungen tritt denn auch bei Heidegger selber tatsächlich auf an der Stelle, wo er versucht, die Abhängigkeit aller »biographisch-historischen und ethnologisch-psychologischen Untersuchung des Todes« von dem vorausliegenden existenzialen Begriff des Todes nachzuweisen. Dort heißt es ferner:

> »Eine ›Typologie‹ des ›Sterbens‹ als Charakteristik der Zustände und Weisen, in denen das Ableben ›erlebt‹ wird, setzt schon den Begriff des Todes voraus.« (S. 247.)

Wie aber sieht dieser Voraussetzungszusammenhang aus, wenn etwa in einer solchen Typologie oder in einer konkreten »biographisch-historischen« Untersuchung die fraglose *Figürlichkeit* des Todes auf spätmittelalterlichen Totentanzbildern, worin sogar ein *Begriff* von ihm so wenig zugrunde liegt, daß (wie man nachgewiesen hat) dort »Tod« und »Toter« eine eigentümliche und innige Verbindung eingegangen sind, auftritt oder wenn versucht wird, die barocke Vergänglichkeits-Allegorik, welcher freilich schwer erlebnis-psychologisch beizukommen sein wird, zu deuten. Ohne Zweifel würde gerade der entscheidende Gehalt solcher Bilder, vor allem aber die Bedeutung der Bildform bzw. der allegorischen Form selber notwendig unter den Tisch fallen müssen, wenn sie nicht ab ovo historisch genommen werden, sondern wenn diese Gebilde in einem existenzialen Begriff vom Tode erst fundiert und auf diesem Fundament, das heißt als eine spezifische und ontologisch prinzipiell antizipierbare Weise des »Daseinsverständnisses«, allererst aufgebaut werden. Hier müßte eine konkrete geschichtliche Untersuchung, welche nämlich ihren Gegenstand nicht aus dem Sein oder gar als ein Derivat einer Seinsweise verstehen kann, um erfolgreich zu sein, nicht bloß auf die existenzialen »Voraussetzungen« Verzicht leisten, sondern geradezu von zerstörender Wirkung für den Anspruch sein, der hier von Heidegger erhoben wird.

(Vgl. in diesem Zusammenhang etwa den Abschnitt über die Allegorie in dem Buche von Walter Benjamin, *Der Ursprung des deutschen Trauerspiels*, Berlin 1928.)

9 Von dieser Analyse aus, die, wie uns scheint, die Motive im Seinsaufbau einigermaßen vollzählig und zugleich dessen verborgene Methode gründlich genug aufdeckt, muß die Darstellung, welche Siegfried Marck der Existenzialontologie unter dem Aspekt der Dialektik gewidmet hat, kritisiert werden. (Siegfried Marck: *Die Dialektik in der Philosophie der Gegenwart*, Tübingen 1929/31. Darin insbesondere I. Halbband S. 144 ff. und II. S. 149 ff.)

Auch Marck findet in oder hinter der ontologischen Sprache eine Bewegung. Aber seine etwas zu summarische und sozusagen aus dem Interesse seines Themas zu optimistische Betrachtung rächt sich damit, daß er, indem er dieser Bewegung nachgeht, darüber die tatsächliche Intention bald aus dem Auge verliert. Und nun konstruiert Marck nicht sowohl Heideggers Position nach (was die erste Aufgabe eines selber dialektischen kritischen Unternehmens sein müßte), als daß er vielmehr allzu früh dasjenige festhält, was er zu finden wünscht: eine Polarität von »Ich« und »Ist«.

> »Der Existentialismus selbst muß das platonische ›Sein der Geltung‹ anerkennen. Denn der ethische Wert ist prägnanter Exponent der Idee der *Objektivität*. Er wurzelt in jenem ›est‹ des Urteils, das auch die Existentialphilosophie voraussetzen muß.« – Damit »erhält auch der Begriff des Erkenntnisgegenstands wieder sein Recht«. – »Idee, Wert, Sein, Ding bilden gemeinsam den Problemkomplex des Platonismus.« (a. a. O. I, S. 164)

Die Reihe dieser Sätze, welche immer entschiedener die ethische Restauration eines zwar nicht transsubjektiven, aber doch der Subjektivität polar gegenübergesetzten Seins zeigt, damit zugleich aber immer weiter aus der präzisen Darstellung der Position Heideggers herausführt, macht schon ganz vergessen, daß es deren doch so deutliche Absicht gerade ist, hinter solche Polarität wie überhaupt hinter alle Subjekt-Objektspaltung in jedem Sinne zurückzugreifen und von ihrem so gewonnenen »tieferen« Grunde her die Begriffe vom Ich wie andererseits von »Idee, Wert, Ding, Geltung« zu destruieren. Marcks Deutung auf Dialektik hin ist, auch wenn wir von der fragwürdigen Aufweichung der Dialektik zur bloßen »Polarität« ganz absehen, auch darum recht ungenau, weil er sie bei Heidegger in dem

Gegensatz zwischen dem »Man« und dem eigentlichen Selbst auffindet und weil er diesen Gegensatz interpretiert als Spannung zwischen unmittelbar-subjektiver Existenz und objektivem, werthaftem Sinn.

»Die Existentialanalytik des unmittelbaren Daseins gerät in die Nähe zur Lebensphilosophie und hat dadurch notwendigerweise einen undialektischen Zug. *Daher* erscheint die Dialektik bei Heidegger erst mit der Unterscheidung des ›Man‹ und der eigentlichen Existenz, mit der Übernahme des platonischen Moments in sein Denken.« (a. a. O. S. 165)

Unsere eigene Analyse hat demgegenüber klar genug bewiesen, daß die verborgene Subjektivierung des Daseins (die dazu noch, eben weil verborgen, weit entfernt ist von einem Begriff des »Ich«) vielmehr gerade erst beim *eigentlichen* Existieren einsetzt, um dann von daher erst mittelbar das Man und die Alltäglichkeit zu färben; – vor allem aber ist dies subjektivierte Dasein nichts weniger als bereit, nun mit dem objektiven »Ist« in eine Dialektik zu treten. Der »Sinn« – als Seins-Sinn! – ist eben hier gerade nicht ein »Heteron« der Existenz, sondern diese soll, als offenbares Sein, wie es in der ontologischen Erschließung zutage kommt, schon von selber sinnvoll sein. Marck selber hat denn auch im später erschienenen zweiten Halbbande seines Buches, welcher nach der Veröffentlichung von Heideggers weiteren Schriften die ganze Frage noch einmal von neuem ventiliert, seine vorigen Auslegungen, freilich wesentlich nur ihrem systematischen Ergebnis nach, korrigiert. Er schreibt, vorsichtiger geworden, jetzt: »Sein Begriff des Daseins deckt sich in der Tat trotz aller Verwandtschaft zu ›anthropologischen‹ und kritisch psychologischen Tendenzen *nicht mit dem Begriff des Ich*« (II, S. 150). Aus dieser Erkenntnis ergeben sich für ihn zwar einige, vielleicht fruchtbare neue Benennungen (wie z. B. daß Heideggers Metaphysik »ausgesprochen *mystische* Züge« trage), indessen bleibt eine wirklich eindringende und auftreffende Kritik vom Gesichtspunkt der Dialektik auch hier noch aus.

10 Die Wendung »Aushalten der Möglichkeit« gemahnt so deutlich an das Pathos, in dem die Erfahrung und Erinnerung der Dinge wie des menschlichen Leidens bei Rainer Maria Rilke steht, daß bei dieser Gelegenheit einmal ausdrücklich auf die Bedeutung dieses Dichters für Heidegger, und zwar in erster Linie gerade für die Figur des eigentlichen Todes, hingewiesen werden muß. Man erinnere sich etwa, wie in den *Aufzeichnungen des Malte Laurids Brigge* (Leipzig 1920) das Sterben in den Pariser Krankenhäusern abgehoben wird gegen das des alten Kammerherrn Christoph Detlev Brigge auf Ulsgaard, welcher nämlich noch seinen »eigenen Tod« starb.

»Wie hätte der Kammerherr Brigge den angesehen, der von ihm verlangt hätte, er solle einen anderen Tod sterben, als diesen. Er starb *seinen* schweren Tod. – Und wenn ich die Anderen denke, die ich gesehen oder von denen ich gehört habe: es ist immer dasselbe. Sie alle haben einen eigenen Tod gehabt. Diese Männer, die ihn in der Rüstung trugen, innen, wie einen Gefangenen . . .« (1, S. 19).

Dagegen nun das schlechte Sterben, das Sterben des »Man« in seiner Alltäglichkeit, welches bei Rilke allerdings nicht sowohl eine ontologische als vielmehr eine historische Degeneration bezeugt.

»Jetzt wird in 559 Betten gestorben. Natürlich fabrikmäßig. – – Man stirbt, wie es gerade kommt; man stirbt den Tod, der zu der Krankheit gehört, die man hat (denn seit man alle Krankheiten kennt, weiß man auch, daß die verschiedenen letalen Abschlüsse zu den Krankheiten gehören und nicht zu den Menschen; und der Kranke hat sozusagen nichts zu tun).« (a. a. O. S. 8/9.)

Unverkennbar, wiewohl unter der Maske des uninteressierten phänomenologischen »schlichten Hinsehens« verborgen, steckt dieselbe eigentümliche Konzeption zweier Weisen zu sterben, die zugleich auch dort schon zwei freilich gegeneinander ausgespielte »existenziale Begriffe« vom Tod sind, in der terminologischen Unterscheidung, welche Heidegger zwischen »Sterben« und »Ableben« trifft.

»Sofern auch das Dasein seinen physiologischen, lebensmäßigen Tod ›hat‹, jedoch nicht ontisch isoliert, sondern mitbestimmt durch seine ursprüngliche Seinsart, das Dasein aber auch enden kann, ohne daß es eigentlich stirbt, andererseits qua Dasein nicht einfach verendet, bezeichnen wir dieses Zwischenphänomen als *Ableben. Sterben* aber gelte als Titel für die *Seinsweise,* in der das Dasein *zu* seinem Tode *ist.*« (S. 247.)

Hierin verrät sogar gerade die ausdrückliche Betonung dessen, daß es sich um eine nicht weiter begründete »terminologische« Differenz handelt, im Verein mit dem Umstand, daß die getroffene Unterscheidung im weiteren ohne alle Folgen bleibt, – schließlich auch noch die bloße Formalität, mit der versichert wird, auch das »Ableben« sei durch die ursprüngliche Seinsart des Daseins mitbestimmt, – dies alles verrät eine nur schwach und wenig gründlich verdeckte Tendenz. Eine Tendenz, die, einmal hervorgeholt, jener aufrichtiger ausgesprochenen Rilkes zum Verwechseln ähnlich sieht. Es ist der Versuch, einen letzten, durch keine Enteignung mehr gefährdeten, »existenziellen« Besitz einerseits festzuhalten, andererseits aber doch noch gegen den um sich greifenden Massenverschleiß entweder romantisch oder ontologisch abzuheben. In dem durch Reflexionen nur noch gestärkten und herausgetriebenen Bilde des »eigenen Todes« bei Rilke tritt diese

Tendenz noch eindringlicher vor Augen dadurch, daß als Lokal des Sterbens einerseits das feudale weiträumige Herrenhaus von Ulsgaard, andrerseits das Hôtel-Dieu zu Paris und die offenen Autodroschken, in denen man für zwei Francs pro Sterbestunde gefahren wird, beschrieben sind. Diese Deutlichkeit mußte freilich in einer Existenzialontologie, welche nur von »Möglichkeit« handelt, ausfallen. (Die gleiche frappierende Parallelität zwischen Rilke und Heidegger, die wohl durch Georg Simmel als Zwischenglied geistesgeschichtlich begreiflich zu machen ist, findet sich auch hinsichtlich der Bedeutung und des Gegensatzes von »Angst« und »Furcht«, obzwar Rilke seinerseits einfacher und nicht so phänomenologisch bloß ein »schlechtes Fürchten« gegen eine »wirkliche Furcht«, welche man erst oder wieder »lernen« müsse, abhebt. Vgl. a. a. O. II, S. 51/53.)

11 Vgl. hierzu *Ecce homo*, *WW* XV, S. 117. Ferner auch daselbst S. 118 (Nr. 2), wo es heißt:

»Will man eine Formel für ein solches Schicksal, *das Mensch wird?* – Sie steht in meinem Zarathustra.

– und wer ein Schöpfer sein will im Guten und Bösen, der muß ein Vernichter erst sein und Werthe zerbrechen.

– also gehört das höchste Böse zur höchsten Güte: diese aber ist die schöpferische.«

Es ist ohne weiteres einleuchtend und wohl auch implizit schon ausgesprochen worden, daß die bei Nietzsche noch aktuelle und mit aller Leidenschaft vollbrachte Arbeit der Einigung des Vernichtens (von »Werten«) mit dem Bejahen (des »Lebens«) für Heidegger sozusagen schon erledigt ist, aber gleichwohl als die verschwiegene geschichtliche Basis des »eigentlich ganzen Daseins« gelten muß. Trotzdem tritt das Motiv des »Schöpfers« auch bei Heidegger in anderem, später noch anzuführenden Zusammenhang (in der Schrift *Was ist Metaphysik?*) fast unverwandelt wieder hervor.

Schließlich gehört hierher noch die in unserem Text mehrfach verwendete Stelle Nr. 971 des *Willens zur Macht* (*WW* XVI, S. 347), wo es heißt:

»Menschen, die Schicksale sind, die, indem sie sich tragen, die ganze Art der *heroischen* Lastträger . . . « haben.

12 »Welche werden sich als die *stärksten* dabei erweisen? die mäßigsten, die, welche keine extremsten Glaubenssätze nötig haben, die, welche einen guten Teil Zufall, Unsinn nicht nur zugestehen, sondern lieben, die, welche vom Menschen mit einer bedeutenden Ermäßigung seines Wertes denken können, ohne dadurch klein und schwach zu werden.« (*WW* XV, S. 186. Vgl. auch XV, S. 48.)

Diese Merkmale sind es denn, welche in der Existenzialontologie freilich nicht mehr erwartet und vitalistisch-utopisch auskonstruiert, sondern im »Dasein« so untergebracht werden, daß sie, anstatt eine geschichtliche Aufgabe erst noch erfüllen zu müssen, vielmehr den Halt und die Selbständigkeit des nicht handelnden, sondern wesentlich nur sich verstehenden »Daseins« ausmachen.

Hierzu gehört denn auch die in unserem Text angeführte »Verachtung des kleinen Glücks«, das Nietzsche in der Form der »sogenannten Güte«, also als ethische Form, zu treffen sucht.

> »In der großen Ökonomie des Ganzen sind die Furchtbarkeiten der Realität (in den Affekten, in den Begierden, im Willen zur Macht) in einem unausrechenbaren Maaße nothwendiger als jene Form des kleinen Glücks, die sogenannte ›Güte‹.« (*WW* xv, S. 120.)

13 Vgl. dazu *Ecce homo*, den Abschnitt über *Also sprach Zarathustra* Nr. 8:

> »Zarathustra bestimmt einmal, mit Strenge, seine Aufgabe – es ist auch die meine –, daß man sich über den Sinn nicht vergreifen kann: er ist *jasagend* bis zur Rechtfertigung, bis zur Erlösung auch alles Vergangenen.
> – – Und wie ertrüge ich es, Mensch zu sein, wenn der Mensch nicht auch Dichter und Räthselrather und Erlöser des Zufalls wäre?« (*WW* xv, S. 100.)

Und über die Rolle der »Gebärden« findet sich im letzten Teil des *Willens zur Macht* der überaus pointierte Satz:

> »*Was ist vornehm?* –Daß man sich beständig zu repräsentieren hat. Daß man Lagen sucht, wo man beständig Gebärden nötig hat. Daß man das Glück der *großen Zahl* überläßt.«

14 Der allerdings mißverständliche Ausdruck »Selbstaufgabe« ist von S. Marck (a.a.O. I, S. 154) als Hinweis auf die Möglichkeit des Selbstmords verstanden worden. Indessen scheint uns außer Zweifel, daß der Selbstmord gerade nicht zu den »Möglichkeiten« des Daseins zählt, geschweige als »äußerste Möglichkeit« durch das Vorlaufen erschlossen wird. Die »Möglichkeit der Selbstaufgabe« bedeutet darum nichts anderes als eine freilich ungewöhnlich zugespitzte Wendung für den existenzialen Begriff des Todes, an der sich denn der ebenso gewagte wie andererseits dem Konflikt mit faktischen Mächten entzogene Rückzug Heideggers gerade auf den Tod als Fußpunkt des Selbst besonders drastisch aufweisen läßt.

15 In diesem Satze ist noch deutlich erkennbar, wie das Vorlaufen hier genau die Funktion übernimmt, die in der vitalistischen Philosophie nach Nietzsche der »Lebensstrom« inne hat. So stand bei Bergson die Unstarrheit und Kontinuität des »Werdens« auf gegen die »starren Ansichten«, die der Intellekt von ihm, bestenfalls kinematographisch

»aufnimmt« und auf die er, um praktisch werden zu können, sich »versteift«. (Vgl. insbesondere den Abschnitt »Werden und Form« in *Schöpferische Entwicklung*, S. 302–316, Jena 1921.)

Bergsons Kritik der am starren Denken orientierten Sprachgewohnheit, welche er (S. 315/316) am Exempel des Satzes »Das Kind wird zum Manne« durchführt, und die schließlich zur Statuierung einer evolutionslogischen echten Ausdrucksweise hinführt, nämlich zu dem anderen Satze »Zwischen Kind und Mann ist Werden«, – dies ist ein Vorspiel zu jener Rolle des »Vorlaufens« bei Heidegger. Einmal nämlich nach der Seite des »Zerbrechens der Versteifungen« oder – mit Bergson – der »imaginären Stillstände«. Zweitens aber – damit erinnern wir an frühere Analysen von Heideggers Sprache – auch insofern, als hier von Bergson genau eben dieselbe Wendung zum Verbalsubstantiv durchgeführt wird, welche der ontologischen Artikulation Heideggers schon vorausliegt.

> »Im ersten Satz (sc. »Das Kind wird zum Manne«) ist ›Werden‹ ein Verb von unbestimmter Bedeutung, dazu ausersehen, die Sinnlosigkeit zu maskieren, der man verfällt, sobald man dem Subjekt ›Kind‹ den Zustand ›Mann‹ beilegt. – Im zweiten Satz aber (sc. »Zwischen Kind und Mann ist Werden«) ist ›Werden‹ Subjekt. *Es rückt an erste Stelle. Es ist die Realität selber.* – – Dieses Mal endlich haben wir es mit der objektiven Bewegung selber zu tun, nicht mehr mit seiner kinematographischen Nachahmung.« (S. 316.)

Bergson noch vermochte die in sich selbst dunkle und unkontrollierbare »Produktivkraft« der Lebensbewegung bloß intuitiv zu erschauen. Indem sie aber bei Heidegger so sehr »an die erste Stelle gerückt« ist, daß der Name »Realität« nicht mehr zulangt und gegen den anderen Namen »Sein« ausgewechselt wird, wird es zugleich möglich, die Lebensbewegung zu »erschließen« und in einzelne (verbalsubstantivisch angesprochene) Bewegungen, von denen eine »Vorlaufen« heißt, zu gliedern. Dieselbe Veränderung bringt es mit sich, daß die noch distanzierte »intuitive Methode« zum Verschwinden gebracht ist, – das »Einswerden mit dem Leben« ist in der Ontologie soweit gediehen, daß die Methode vom sich verstehenden Dasein selber besorgt wird.

16 Solche heteronome Rechtfertigung liegt bei Heidegger auch dann nicht vor, wenn die Charaktere, in denen das Dasein »aus seinem Grunde« eigentlich ist und sich versteht, reicher entfaltet und geradezu zu einer »Größe des Daseins« herausgetrieben oder emporgesteigert sind. Diese Größe nämlich bleibt vollends leer, weil das Dasein allein ist und, eben als »Dasein« und nicht Mensch, weder eine faktische Welt hat, aus deren Durchdringung seine Größe sich bilden könnte,

noch auf jene verlorenen Jahrtausende herabschaut, welche ihm zu rechtfertigen aufgegeben sein könnte. (Denn es gibt ja, wie kaum noch ausdrücklich erinnert zu werden braucht, deswegen keine »Geschichte des Daseins«, weil das Dasein geschichtlich ist oder den Seinscharakter der Geschicht*lichkeit* enthält!) Solche reichere Charakteristik findet sich nämlich in der Schrift *Was ist Metaphysik?* (Bonn 1929) vornehmlich an der Stelle (S. 23), die von der »Grundstimmung der Angst« handelt:

> »Die Angst ist da. Sie schläft nur. Ihr Atem zittert ständig durch das Dasein: am wenigsten durch das ›ängstliche‹ und unvernehmlich für das ›Ja Ja‹ und ›Nein Nein‹ des Betriebsamen; am ehesten durch das verhaltene; am *sichersten* durch das im Grunde *verwegene.* Dieses aber geschieht nur aus dem, *wofür es sich verschwendet,* um so die *letzte Größe* des Daseins zu bewahren.
>
> Die Angst des Verwegenen duldet keine *Gegen*stellung zur Freude oder gar zum behaglichen Vergnügen des beruhigten Dahintreibens. Sie steht – *diesseits* solcher Gegensätze – im geheimen *Bunde* mit der Heiterkeit und Milde der schaffenden Sehnsucht.«

Dies sieht zuerst fast nach einer Typologie von »Daseinen« aus: das ängstliche, das betriebsame, das verhaltene, das verwegene Dasein. Recht verstanden aber ist – wie überhaupt in dieser Rede – die Sprache zwar unbefangener pathetisch und voller »entwerfend«, – wenn es aber ernst und beim Wort genommen würde, so sind alle diese scheinbar subjektiveren, gebärdenreicheren »Daseine« doch wieder nur Modi, die ihre fest markierten Abkunftsorte im *einen* ganzen Dasein und seinen Strukturen haben. Hält man aber nun die hier aufgeführten Charaktere eines »angstbereiten« Daseins nebeneinander – Verwegenheit, Sichverschwenden, Größe, Heiterkeit und Milde –, so fügen sie sich ohne Schwierigkeit zu einem Bilde zusammen, das dem sich repräsentierenden Vornehmen und die Welt von seinem Überschuß nährenden Übermenschen Nietzsches in allem nachgeht: nur in dem einen nicht, daß hier kein Mensch und auch kein Übermensch auftritt, sondern immer wieder das Dasein, das einstmals doch das Dasein *des* Menschen war, nun aber selbständig und ein Selbst geworden ist so sehr, daß es sogar seine eigene »Größe« hervorbringt. Und wenn es auch damit schon so phantastisch geworden ist, daß es eine Fülle von Gebärden mit sich führt wie ein Kostüm, so vermag es darum doch nicht, »heteronom zu rechtfertigen«, weil es in sich selbst, als Ganzheit, schon gerechtfertigt ist.

Zum Vergleich seien nun noch einige Nietzsche-Stellen angegeben, worin die gleichen Attitüden, welche hier dem Dasein zugehören, bereits aufgemalt sind, wenn auch auf unterschiedliche Figuren verteilt:

a) »*Größe*« (»Seelengröße«, »geistige Größe«, vor allem aber auch Machtgröße, hoher »Rang«, der in »Machtquantitäten« begründet ist) findet sich in Nietzsches Werk überall; als scharf abgehobener Charakter, der für die künftige »Rangordnung« durch »Züchtung« zu produzieren ist, zum Beispiel im *Willen zur Macht* XVI 343, auch 353.

b), »*Heiterkeit*« – als Merkmal des hohen Philosophen – zum Beispiel: *Wille zur Macht* Nr. 990.

»Ich vergaß zu sagen, daß solche Philosophen heiter sind und daß sie gern in dem Abgrund eines vollkommen hellen Himmels sitzen; ...« (*WW* XVI, S. 356).

c) »Verschwendung« (auch Reichtum), ebenfalls überall, zum Beispiel: Sprüche und Sentenzen XII, S. 255, Nr. 98. – Über *Reichtum* vgl. XVI, S. 329, Nr. 941.

d) »*Verwegenheit*«, als Kennzeichen der neu sich bildenden »herrschenden Klasse«: *Wille zur Macht WW* XVI, S. 336, Nr. 955.

e) Schließlich erkennen wir in der »schaffenden Sehnsucht« Heideggers jenes Motiv des »Schöpferischen« wieder, auf das bereits in Anmerkung 1, S. 114 hingewiesen wurde.

17 Mehr als bisher im Gange unserer Untersuchung liegen wohl in dem hier beschlossenen Abschnitt die innerphilosophischen Ansatzpunkte für eine *soziologische* Analyse der Position Heideggers bereit, deren Ausführung indessen nicht unsere Aufgabe ist.

18 Vgl. über die Eigentümlichkeit des existenzialen Verstehens und über die Differenz zwischen »Verstehen« und »Wissen« oben Kap. 1, § 9, insbesondere den Schluß.

19 Umgekehrt hat S. Marck (a. a. O. 1, S. 148) von einem »Vorrang des Seins vor dem Bewußtsein« bei Heidegger gesprochen. Der Schein, daß nämlich das *Wort* »Sein« unzweifelhaft einen Vorrang vor dem Wort »Bewußtsein« hat, das ja höchstens als Destruktionsgegenstand überhaupt vorkommt – der Schein also mag zu einer solchen These verführen. Im Grunde aber ist dies mindestens ebenso unzulässig, wenn nicht noch unangemessener, als unsere eigene oben versuchsweise eingeschaltete »idealistische« Auslegung. Ja man tut eigentlich am besten daran, jede derartige Antithese bei der Interpretation Heideggers überhaupt zu vermeiden, und anstatt dessen mit aller Deutlichkeit herauszuarbeiten, daß die Existenzialontologie, indem sie das Existieren als Fundament jeglicher Seinserschließung überhaupt von Anfang an wesentlich »hermeneutisch« nimmt, alle materialistisch-idealistische Diskussion über den »Vorrang« nicht sowohl dialektisch überwindet (was freilich auch nur eine Dialektik der Systeme, aber keine Dialektik der Fakten wäre) als vielmehr beiseite läßt.

20 Die Wendung, daß das Dasein »selbstmächtig« sei, ist vielleicht noch mißverständlich. Es ist deswegen ausdrücklich zu betonen, daß Heidegger in diesem Punkte jeden Anschein, als ob das Dasein etwa eine Herrschaft ausübe, vermieden und jeder Interpretation, die dieses Moment etwa (wozu M. Beck neigt) als imperialistisch herausstellt, den Weg verlegt hat. So heißt es zum Beispiel in *Was ist Metaphysik*? (S. 23) von den »Möglichkeiten des nichtenden Verhaltens«, es seien dies »Kräfte, in denen das Dasein seine Geworfenheit *trägt*, wenngleich *nicht meistert*«. Oder auch in *Kant und das Problem der Metaphysik* (S. 225/26):

> »Aller Entwurf – und demzufolge auch alles ›schöpferische‹ Handeln des Menschen – ist geworfener, d.h. durch die *ihrer* selbst *nicht mächtige* Angewiesenheit des Daseins auf das schon Seiende im ganzen bestimmt.«

Es ist somit sozusagen für die systematische Vorsicht Heideggers gerade von entscheidender Wichtigkeit, daß das Dasein an keinem Punkte und über nichts Herrscher, Meister oder Gebieter ist, da denn auch auf diese Weise seine eben erreichte Ganzheit wieder verloren oder doch gefährdet sein würde. Nicht einmal über sich selbst ist das Dasein mächtig, ihm genügt es vielmehr, seine »Geworfenheit« zu *tragen* und so von allem Kampfe a priori zurückgezogen in seiner Vereinzelung bloß »da zu sein«.

4. Kapitel
Hoffnung und Trost.
(S. 211–232)

1 Ernst Troeltsch hat in dem Aufsatz »Die Bedeutung des Begriffs der Kontingenz« (*Ges. Schr.* II S. 769ff., Tübingen 1922) in und aus dem Begriff der Kontingenz mehrere Momente entwickelt, deren Gehalt zwar aus seinen historischen Abwandlungen von Aristoteles über Scholastik und Mystik bis zu Hume, Leibniz und Kant geschöpft ist, welche Momente aber – für Troeltsch – gerade in dieser Geschichte die *universale* philosophisch-theologische Bedeutung des Begriffs bezeugen. Daß der Begriff, eben im Hinblick auf seine Geschichte, mehrdeutig ist (er bezeichnet sowohl »Tatsachenmaterial« gegenüber Gesetzen, als »Unbegreiflichkeit der Schöpfung«, als »Individualität« und »Einmaligkeit« als schließlich auch »das Neue« gegenüber der »kausalen Kontinuität«) – dies also ist für Troeltsch nur das Zeichen davon, daß eben hier ein universales Problem vorliegt, das er selber unmittelbar aus dem geschichtlichen »Überblick« heraus einer freilich antinomischen Lösung zuführt:

»Nach allen diesen Seiten hin enthält also das Problem der Kontingenz in nuce alle philosophischen Probleme, gerade so wie von der umgekehrten Seite her das Problem des Rationalismus sie alle umschließt. Es ist die Frage nach dem Verhältnis des Rationalen zum Irrationalen, des Tatsächlichen zum Begrifflichen, der Schöpfung zur Ewigkeit und Notwendigkeit der Welt. Die Ausgleiche sind unmöglich. Das wirkliche menschliche Denken besteht in der fortwährenden Verbindung beider.« (a.a.O. S. 777.)

Für unseren eigenen Zusammenhang ist es im Gegensatz dazu gerade das Wesentliche, daß kein derartiges allgemeines »Problem der Kontingenz« ausgebreitet wird, so wenig wie auch in diesem Begriff etwa ein eigener systematischer Standpunkt ausgesprochen sein soll. Er bezeichnet vielmehr nichts als das durch Kritik *zu rettende* Material einer Ganzheits-Philosophie, das dieser Ganzheit freilich überall da, wo die Kontingenz hervortritt, gefährlich wird.

2 Im Zuge einer theologischen, und zwar protestantischen Kritik der »Endlichkeits«-Metaphysik Heideggers, stellt auch Erdmann Schott mit Entschiedenheit die Frage: ». . . sind nicht der *verstandene* Tod und die *verstandene* Schuld gerade Verdeckungen von Tod und Schuld? Entziehen wir uns nicht dem Tode und der Schuld, indem wir sie zu Angelegenheiten unseres Verstehens machen?« (Schott, *Die Endlichkeit des Daseins nach Martin Heidegger* = Greifswalder Studien zur Lutherforschung und neuzeitlichen Geistesgeschichte 3, De Gruyter 1930, S. 18.) Und ebenso wie in dieser Anfrage der Heideggersche Begriff der »Verdeckung« umgedreht und gegen das Verstehen aufgeboten wird, so und noch deutlicher wird im folgenden der Modus des »Fliehens« der mythisch-idealistischen ›Sinn‹-gebung Heideggers als Mal angeheftet in der Absicht einer theologischen Ethik, die sich ganz anders als die Existenzialphilosophie der Natur verpflichtet weiß: »Im Verstehen geht es um einen Sinn, um eine Ganzheit, um Möglichkeiten. *Dürfen* wir dem Tod und der Schuld einen Sinn beilegen? *Fliehen* wir mit einer solchen Sinngebung nicht gerade vor ihrer *Sinnwidrigkeit*, weil diese uns unerträglich ist?« – Die Übereinstimmung dieser höchst einschneidenden und lapidaren theologischen Fragen mit unsrer eigenen Absicht ist um so glücklicher, als eben Lic. Schott sie gleichfalls völlig im Innern und im Material der »existenzialen« Sprache stellt, um gerade so den ontologischen Bau zu öffnen.

3 Offenbarung Johannis 3, Vers 7-8:

»Und dem Engel der Gemeinde zu Philadelphia schreibe: Das sagt der Heilige, der Wahrhaftige, der da hat den Schlüssel Davids, der auftut, und niemand schleußt zu, der zuschleußt, und niemand tut auf: Ich weiß deine Werke. *Siehe, Ich habe vor dir gegeben eine offene Tür, und niemand kann sie zuschließen;* denn du hast eine kleine Kraft, und hast mein Wort behalten, und hast meinen Namen nicht verleugnet.«

Ganz ebenso hat das reale Bild des Schließens eine Stelle auch Offenbarung 1, Vers 17-18:

»Fürchte dich nicht! Ich bin der Erste und der Letzte und der Lebendige. Ich war tot; und siehe, ich bin lebendig von Ewigkeit zu Ewigkeit, und *habe die Schlüssel der Hölle und des Todes.«* – Nämlich um Hölle und Tod zu öffnen, um uns von der Gefangenschaft zu befreien, – nicht um sie (wie in der Existenzialontologie) zu *»erschließen«* und derart erst oder wieder in sie hineinzuführen! Solches Erschließen von Sein erhebt den Tod als diesseitig und die »Nichtigkeit« zum Sinn ihrer selbst.

4 Ein solcher fertiger Begriff der Kontingenz nämlich wird von Caspar Nink S. J., der das ganze Gewicht scholastischer Tradition dabei hinter sich weiß, Heidegger bedächtig richtend entgegengehalten (*Grundbegriffe der Philosophie Martin Heideggers* = Philos. Jb. d. Görresges. 45. Bd. 1932; S. 143/44): »Der für die Philosophie grundlegend bedeutsame Begriff der Kontingenz ist nicht in seinem ursprünglichen Sinn dargestellt ... und daher auch nicht ausgewertet ...« »Die Kontingenz oder Zufälligkeit besagt: Ein Gegenstand ist seinem Wesen nach indifferent gegen Bestimmungen, die er tatsächlich hat oder haben kann; diese kommen zum Wesen des Gegenstands hinzu, als etwas, was nicht in seinem Wesen enthalten ist; sie sind infolgedessen dem Gegenstand *kontingent, zufällig; zufällig,* das ist sie fallen dem Gegenstand als etwas zu, was nicht mit seinem Wesen gegeben ist.« Diesergestalt wird der Begriff dem katholischen Philosophen tauglich, die existenzialontologische Identifikation von Wesen und Existenz auseinander zu sprengen (S. 145): »Allein es ist deshalb nicht wesensnotwendig, daß menschliches Dasein faktisch existiert, weil der Mensch seinem Wesen nach gegen seine Existenz *indifferent* ist.« Daß in Heideggers Position »Existenz« intentionell gar nicht als kontingent auftritt, und daß das kontingente Material der Konstruktion dieser »Existenz« erst bei Auflösung des Sprachzusammenhangs zutage tritt, – dies muß verborgen bleiben, wenn Begriffen derart die Würde von Institutionen zugebilligt wird.

5 Vgl. Jacob Böhme, *Sämtliche Werke,* Hrsg. K.W. Schiebler, IV. Bd. Leipzig 1842. Sämtliche Zitate entstammen der Schrift *De triplici vita hominis* (1620). Das erste Zitat daselbst 18. Kap. S. 249. Das zweite 14. Kap. S. 211.

6 Das »Lesen der Chiffreschrift« ist neuerdings von Karl Jaspers gegen

alle Ontologie, als Wesen der Metaphysik ausgearbeitet worden. (Vgl. Karl Jaspers, *Philosophie*, Berlin 1932 III. Bd. *Metaphysik*.) Die Möglichkeit der Metaphysik wird dort in Feindschaft gegen die Ontologie gerettet als der Prozeß des Transzendierens, als das ständig unruhige und unsichere, niemals zu Resultaten gelangende »kontemplative Sichversenken in unbeständige und vieldeutige Chiffreschrift« (Das. S. 160):

»Mit der Einsicht in die Zerrissenheit des Seins für mich, sofern ich Dasein und mögliche Existenz bin, hört daher das Verlangen nach Ontologie auf, um sich in den Impuls zu verwandeln, das Sein, das ich nie als wissend erwerben kann, durch Selbstsein zu gewinnen. – – Aber Transzendenz ist nur diesem in Entscheidung gewonnenen Sein zugänglich. An die Stelle des Seins der Ontologie tritt das immer geschichtliche, nie schlechthin allgemeingültige Dasein der Chiffre.«

7 Es kann und soll hier nicht die Absicht sein, eine vollständige »geistesgeschichtliche« Ableitung der Position Heideggers zu geben. Wenn aber negative oder positive Beziehungen zwischen ihr und anderen Philosophien, welche in der Geschichte der Philosophie bereits verzeichnet sind, einbezogen werden, so nur mit dem einen Ziel, eben dasselbe, was in unserer Analyse, solange sie noch ganz auf Heideggers Werk selber beschränkt war, schon heraustrat, nun noch einmal auf andere Weise sichtbar zu machen. Als Versuch historischer Lokalisierung aber muß der Aufweis solcher Beziehungen, der also hier vielmehr nur benutzt wird und nicht selber Resultat werden soll, lückenhaft bleiben. Denn es kann in dieser Arbeit nichts daran gelegen sein, dieselbe Position, die sie gleichsam als ein »Lokal« darstellt, und in solchem Sinne durchgängig kritisch »lokalisiert«, nun wiederum in einer *nur* philosophie-geschichtlichen Betrachtung in dem eigenen Gang solcher Geschichte mitgehen zu heißen oder auch sie in dem festen System dieser Geschichte einzubauen. Denn dies ist notwendig die Verführung, die in aller Geistesgeschichte liegt: diese Geschichte ist immer nur *eine*, und mögen die Gegensätze in ihrem Inneren noch so groß sein, so sind es doch immer bloß Gegensätze und somit Beziehungen *innerhalb* der einen Geschichte; diese selbst aber hat im Prinzip nirgend eine Bruchstelle. Eben deswegen ist es, wenn man Geistesgeschichte schreibt, zwar wohl möglich, zu kritisieren, aber auch die eigene Kritik ist sofort wieder auf dem gleichen Boden und in der gleichen Reihe angekommen, in der auch der Gegner steht. Für uns hingegen geht es gerade darum, aus dieser Reihe zu treten und die fragliche Position so sehr von allen Seiten zu fixieren und sichtbar zu machen, daß alles »Eigene«, wie schon mehrfach ange-

merkt wurde, in dieser Aufgabe völlig verschwindet, ohne aber in der Weise des Geschichtsschreibers im Stoff und Objekt etwa »aufzugehen«, denn das hieße sich an das Objektive zu verlieren. Hier soll vielmehr die Position Heideggers in einer solchen Weise fixiert und analysiert werden, daß sie nicht als objektives Gebilde hingenommen und damit herrschend wird, sondern im Gegenteil gerade als solches erst kenntlich und so aufgeklärt werden kann.

8 Später, im Zusammenhang seines neuen Aufrisses der Existenzialontologie als »Metaphysik« hat Heidegger diese von der Idee der Wissenschaft deutlich abgehoben. Vgl. *Was ist Metaphysik?* S. 28:

> »Daher erreicht keine Strenge einer Wissenschaft den Ernst der Metaphysik. Und Philosophie kann nie am Maßstab einer Idee der Wissenschaft gemessen werden.«

Im Unterschied von diesen Sätzen, die scharf von Husserl abrücken, haben die grundsätzlichen Erörterungen über das Verhältnis der Ontologie zu den Wissenschaften und Theorien überhaupt in *Sein und Zeit* noch viel eher den Charakter von Abgrenzungen nach der Zuständigkeit und nach einer Ordnung der Bereiche, etwa im Sinne von Husserlschen »Begründungszusammenhängen«.

9 Hier liegen wohl auch die tieferen Motive von Heideggers Kritik, genauer »Destruktion« des Hegelschen Zeitbegriffes, die sich freilich lediglich an das formale Schema der »Negation der Negation« hält. (s. *Sein und Zeit*, § 82, S. 428–436.)

10 Solcher Beginn eines Erfahrens würde denn freilich die Bestimmtheit des »nackten Daß« als *geschichtliche* Bestimmtheit erweisen. Wobei dies »Daß« selber gerade unerschließbar bleiben, nicht die Bestimmtheit »fundieren«, sondern nur noch als So und So dieser und dieser Welt anzutreffen sein würde.

Nachweise

Die erste der *Petites Perceptions* wurde für den Almanach des Deutschen PEN-Zentrums der Bundesrepublik niedergeschrieben, der unter dem Titel *Federlese* 1967 in München erschienen ist. – Mit der zweiten und dritten verknüpft, wurde sie von neuem veröffentlicht in dem von Eberhard Stammler herausgegebenen Band *Wer ist das eigentlich – der Mensch?*, München 1973; doch ist die Anordnung jetzt verändert. Alle übrigen Stücke werden hier zum ersten Mal gedruckt. Die Bezeichnung *Petite perception* bildete die Überschrift schon jener ersten Publikation, sie geht auf einen Begriff von Gottfried Wilhelm Leibniz zurück.

Der Essay »Hauch, Laut und Einbildung« erschien zuerst in der »Frankfurter Allgemeinen Zeitung« vom 24. März 1962 und wurde dann in den Band *Kriterien, Ein Lesebuch* aufgenommen, der 1965 im Insel Verlag herauskam.

»Montaignes Tod« erschien am 13. September 1942 in der »Frankfurter Zeitung«, also aus Anlaß der dreihundertfünfzigsten Wiederkehr von Montaignes Todestag. Der Essay ist auch in der Sammlung *Figuren der Fabel* enthalten, die 1950 im Suhrkamp Verlag herauskam; sie umfaßte überwiegend Arbeiten aus der Zeit der Diktatur. »Pascals Tod«, eine Art Gegenstück zu dem vorigen, erschien zwanzig Jahre später, am 18. August 1962, aus Anlaß der dreihundertsten Wiederkehr von Pascals Tod, in der »Frankfurter Allgemeinen Zeitung«. Die Zitate aus den *Pensées* folgen der Übersetzung von Ewald Wasmuth (Berlin 1937), diejenigen aus anderen Schriften und Zeugnissen den Übersetzungen von Wolfgang Rüttenauer (*Vermächtnis eines großen Herzens,* Leipzig 1938, und *Briefe,* Leipzig 1935).

Der verstandene Tod ist der unveränderte Text der Dissertation, die 1931 der Philosophischen Fakultät der Johann-Wolfgang-Goethe-Universität zu Frankfurt vorgelegt wurde. Referent war Paul Tillich. Die Promotion fand Anfang 1932 statt. Im Druck erschien die Arbeit 1934 im Verlag von S. Hirzel in Leipzig in einer Reihe von »Studien und Bibliographien zur Gegenwartsphilosophie«, die der Privatdozent Dr. Werner Schingnitz herausgab. In diesem einzigen Falle lautete der Verfassername »Adolf Sternberger«, weil die akademische Behörde verlangt hatte, daß er mit dem Taufschein übereinstimme.

D. St.

Von Dolf Sternberger
erschienen im Insel Verlag

Gefühl der Fremde. 1958
Begriff des Politischen. 1961
Grund und Abgrund der Macht. Kritik der Rechtmäßigkeit heutiger Regierungen. 1962
Über Jugendstil. Mit farbigen Abbildungen. 1977
Schriften Band I: Über den Tod. 1977
Schriften Band II: Drei Wurzeln der Politik. 1978
Schriften Band III: Herrschaft und Vereinbarung. 1980
Schriften Band IV: Staatsfreundschaft. 1980
Schriften Band V: Panorama oder Ansichten vom 19. Jahrhundert. 1981
Schriften Band VI: Vexierbilder des Menschen. 1981

Von Dolf Sternberger
erschienen im Suhrkamp Verlag

Figuren der Fabel. Essays. 1950
›Ich wünschte ein Bürger zu sein‹. Neun Versuche über den Staat. 1967. *edition suhrkamp* Band 224
Panorama oder Ansichten vom 19. Jahrhundert. 1974. *suhrkamp taschenbuch* Band 179
Gerechtigkeit für das neunzehnte Jahrhundert. Zehn historische Studien. 1975. *suhrkamp taschenbuch* Band 244
Heinrich Heine und die Abschaffung der Sünde. Mit einem Nachtrag 1975. 1976. *suhrkamp taschenbuch* Band 308

Alphabetisches Gesamtverzeichnis der suhrkamp taschenbücher